Endometriose verstehen und bewältigen

Endometriose verstehen und bewältigen

Springer Nature More Media App

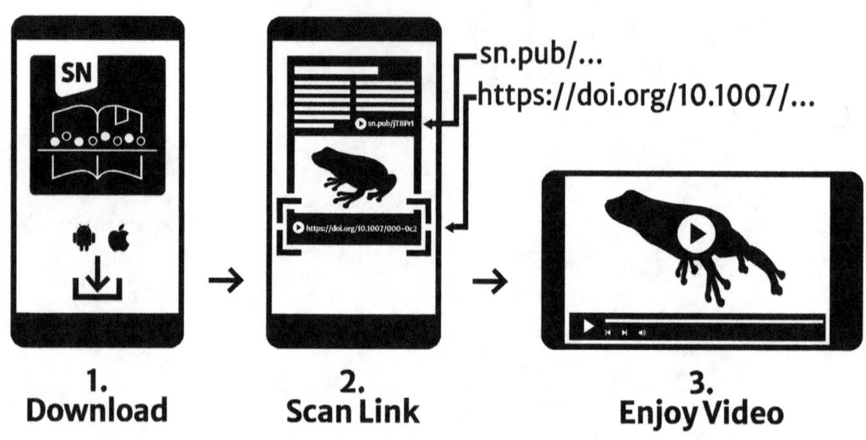

Support: customerservice@springernature.com

Endometriose verstehen und bewältigen

Andrea Falconnier · Volker Schulte

Schmerzen lindern durch Bewegung und Resilienz

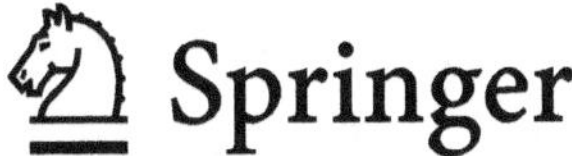

Andrea Falconnier
www.falconnier.ch
Beckenbodenphysiotherapie &
Sexualtherapie-Praxis
Pratteln, Baselland, Schweiz

Volker Schulte
traf academy
Gesundheitsmanagement
Kehrsatz, Bern, Schweiz

Die Online-Version des Buches enthält digitales Zusatzmaterial, das berechtigten Nutzern durch Anklicken der mit einem „Playbutton" versehenen Abbildungen zur Verfügung steht. Alternativ kann dieses Zusatzmaterial von Lesern des gedruckten Buches mittels der kostenlosen Springer Nature „More-Media-App" angesehen werden. Die App ist in den relevanten App-Stores erhältlich und ermöglicht es, das entsprechend gekennzeichnete Zusatzmaterial mit einem mobilen Endgerät zu öffnen.

ISBN 978-3-662-72773-7   ISBN 978-3-662-72774-4   (eBook)
https://doi.org/10.1007/978-3-662-72774-4

Die Deutsche Nationalbibliothek verzeichnet diese Publikation in der Deutschen Nationalbibliografie; detaillierte bibliografische Daten sind im Internet über https://portal.dnb.de abrufbar.

Vorwort

Diagnose Endometriose – Ein persönlicher Blick auf die Erkrankung

Die erste direkte Begegnung mit der Erkrankung Endometriose fand vor 15 Jahren in der physiotherapeutischen Praxis statt. Es war ein scheinbar gewöhnlicher Arbeitstag, doch der Termin mit einer jungen Patientin sollte den Grundstein für eine tiefere Auseinandersetzung mit dieser komplexen Erkrankung legen – sowohl auf fachlicher als auch auf persönlicher Ebene.

Die Patientin litt unter starken Schmerzen im Beckenbereich, insbesondere bei sexueller Aktivität, was sich erheblich auf ihre Lebensqualität und ihre Beziehung auswirkte. Ihre Schilderungen, ihre Verzweiflung und das lange Ringen um eine Diagnose und angemessene Behandlung standen stellvertretend für viele andere betroffene Frauen. Erst über eine gezielte vaginale Behandlung, begleitet von gezielter Bewegungstherapie und einem bewussten Einbezug der psychischen und partnerschaftlichen Ebene, konnte sie nach einiger Zeit eine deutliche Verbesserung erfahren.

Dieser Moment – als sich die Symptome signifikant besserten – war nicht nur für die Patientin ein Wendepunkt, sondern auch für die therapeutische Arbeit von mir. Er zeigte auf eindrückliche Weise, wie viel Potenzial in einem interdisziplinären und ganzheitlichen Behandlungsansatz liegt.

Diese und viele weitere Erfahrungen in der Zusammenarbeit mit betroffenen Frauen sowie die fachliche Expertise von Prof. Dr. Volker Schulte führten zu der Entscheidung, dieses Buch gemeinsam zu verfassen. Unser Ziel ist es, sowohl medizinisch fundierte Informationen als auch praktische Ansätze zu vermitteln, die im Alltag von Menschen mit Endometriose wirksam und umsetzbar sind.

Das Thema Endometriose wird in der öffentlichen Wahrnehmung nach wie vor unzureichend berücksichtigt. Viele Betroffene durchlaufen eine jahrelange Leidensgeschichte, ohne angemessene medizinische oder therapeutische Hilfe zu erhalten. Gleichzeitig ist Endometriose eine weit verbreitete, chronische Erkrankung mit tiefgreifenden Auswirkungen auf die körperliche, psychische und soziale Gesundheit.

Dieses Buch möchte dazu beitragen, das Verständnis für Endometriose zu vertiefen, Aufklärung zu leisten und praxisnahe Bewältigungsstrategien aufzuzeigen. Dabei verbinden wir wissenschaftliche Erkenntnisse mit therapeutischer Erfahrung – mit dem klaren Fokus auf Lebensqualität, Selbstwirksamkeit und ganzheitliche Gesundheit.

Endometriose betrifft Millionen Menschen weltweit – und beeinflusst auch ihr Umfeld. Deshalb richtet sich dieses Buch nicht nur an Betroffene, sondern ebenso an Partner*innen, Eltern, Freund*innen, Arbeitgeber*innen und Kolleg*innen. Besonders Partner*innen fühlen sich oft völlig hilflos und ohne Anlaufstelle. Sie stehen daneben, wenn Schmerz den Alltag bestimmt, und spüren gleichzeitig, wie ihre eigene Ohnmacht wächst.

In der Sexualität bleiben viele Paare wie eingefroren: Nähe wird zu einem Ort der Angst, wo eigentlich Liebe sein sollte. Partner*innen beginnen, die Schuld bei sich zu suchen – sie fragen sich, ob sie etwas falsch machen, ob sie der Grund für die Schmerzen sind. Und doch wird aus dem, was sie sich am sehnlichsten wünschen – die geliebte Person zu lieben und ihr nah zu sein – paradoxerweise der Auslöser von Leid.

Dieses Buch möchte all diesen unausgesprochenen Gefühlen Raum geben, Partner*innen eine Stimme verleihen und genau jene Themen ans Licht holen, über die sonst so oft geschwiegen wird.

Unser Anliegen ist es, mit diesem Werk dazu beizutragen, Endometriose sichtbar zu machen und das Verständnis dafür zu fördern. Wir möchten fundiertes Wissen vermitteln, Orientierung bieten und Zuversicht stärken – klar, ehrlich und ohne Tabus. Denn Endometriose betrifft weit mehr als den Körper: Sie berührt Beziehungen, Beruf, Intimität und das Selbstverständnis. Deshalb ist es umso wichtiger, dass niemand diese Herausforderungen allein bewältigen muss.

Andrea Falconnier
Volker Schulte

Danksagung

Wir möchten diesen Moment nutzen, um allen Menschen herzlich zu danken, die zur Entstehung dieses Buches beigetragen haben. Die Arbeit an diesem Werk war nicht nur fachlich bereichernd, sondern auch persönlich bewegend. Unser gemeinsames Anliegen war es, ein Buch zu schaffen, das betroffenen Menschen praxisnahes Wissen, Orientierung und Hoffnung vermittelt.

Ein besonderer Dank gilt *Hannah Winkler (Beckenbodenphysiotherapeutin MSc, Aarau, Schweiz),* deren wissenschaftlich fundierte Recherchen und strukturierte Aufbereitung der Inhalte den Grundstein für dieses Buch gelegt haben. Ihre fundierte Arbeit war von unschätzbarem Wert für die medizinische und therapeutische Qualität des Textes.

Ein herzlicher Dank geht an *Lorena Dynio* und *Philipp Bisang,* (Luzern, Schweiz), für ihre sorgfältige und engagierte Unterstützung bei der sprachlichen und inhaltlichen Überarbeitung des Manuskripts. Ihre präzisen Rückmeldungen, ihr kritischer Blick und ihr Feingefühl für Sprache haben wesentlich zur Qualität dieses Buches beigetragen. Danke euch beiden für eure Zeit, Geduld und euer Mitdenken!

Ein großes Dankeschön geht an *Veronika Käch (Physiotherapeutin MSc, Beckenbodenphysiotherapeutin, Sexualtherapeutin, Arlesheim, Schweiz)* für ihre fachliche Unterstützung und wertvolle Begleitung bei der inhaltlichen Vertiefung. Ihr Wissen hat das Buch sowohl fachlich als auch menschlich bereichert.

Für die visuelle Gestaltung danken wir *Christine Sponchia (Fotografin & Videografin, Pratteln, Schweiz)* von Herzen. Sie hat mit Feingefühl, Kreativität und Professionalität sämtliche Fotos und Videos erstellt und damit die Inhalte des Buches eindrucksvoll ergänzt und erlebbar gemacht.

Ein herzlicher Dank gilt auch *Tina Mazzola (Ernährungsberaterin, Zürich, Schweiz)*, spezialisiert auf Endometriose. Sie hat im Kapitel zur Ernährung mit großer fachlicher Kompetenz und Erfahrung wichtige Inhalte beigesteuert, die Betroffenen Orientierung und konkrete Unterstützung bieten.

Unser besonderer Dank gilt den *Ärzt*innen sowie weiteren Fachpersonen aus dem Gesundheitswesen – darunter Osteopath*innen, Physiotherapeut*innen, Psycholog*innen und Trainer*innen* – die uns mit ihrem Fachwissen, ihren Einschätzungen und persönlichen Zitaten unterstützt haben. Ihre Expertise hat das Buch inhaltlich vertieft und wesentlich dazu beigetragen, Endometriose aus verschiedenen fachlichen Perspektiven greifbar zu machen.

Ebenso möchten wir den *Lektor*innen, Redakteur*innen und dem gesamten Team des Springer Verlags* danken, die mit großer Sorgfalt und Professionalität zur Umsetzung dieses Projekts beigetragen haben.

Nicht zuletzt danken wir allen *Patientinnen*, deren Geschichten uns berührt, inspiriert und in unserer Arbeit bestärkt haben. Viele von ihnen – ebenso wie *Partner*innen, Angehörige, Arbeitgeber*innen* und *Kolleg*innen* – haben ihre Erfahrungen mit uns geteilt und im Rahmen von Fallbeispielen zur Verfügung gestellt. Ihre Offenheit und Bereitschaft, ihr Erleben sichtbar zu machen, haben diesem Buch Tiefe, Echtheit und Menschlichkeit verliehen. Sie zeigen, wie wichtig es ist, Endometriose nicht nur medizinisch, sondern auch gesellschaftlich zu verstehen – mit all ihren Herausforderungen, aber auch mit ihren Möglichkeiten zur Heilung, Selbstbestimmung und Hoffnung.

Zur punktuellen Unterstützung bei sprachlichen Formulierungen und der Gliederung einzelner Abschnitte wurde das KI-Sprachmodell ChatGPT (OpenAI) eingesetzt. Alle Inhalte wurden jedoch vollständig von der Autorin selbst recherchiert, verfasst, überarbeitet und verantwortet.

Unser tiefster Dank gilt auch unseren *Familien, Freund*innen und Wegbegleiter*innen*, die uns über den gesamten Prozess hinweg getragen haben – mit Geduld, Verständnis und Zuspruch.

Wir hoffen sehr, dass dieses Buch eine hilfreiche und stärkende Begleitung auf dem Weg zu einem besseren Umgang mit Endometriose sein kann.

Competing Interests Die Autor*innen haben keine für den Inhalt dieses Manuskripts relevanten Interessenskonflikte.

Inhaltsverzeichnis

Über die Autoren

Andrea Falconnier, Hauptautorin, Beckenbodenphysiotherapeutin, Sexualtherapeutin, Krisenbegleiterin, Sportphysiotherapeutin und Personal Trainer.

Prof. Dr. Volker Schulte Co-Autor, Spezialist für Leadership Coaching, Positive Psychologie und Resilienz. Er promovierte in Politikwissenschaften und ist an mehreren Hochschulen in Forschungs- und Publikationsprojekten tätig.

1

Endometriose und ihre Auswirkungen auf das Sexualleben

Endometriose verändert Leben – leise, tiefgreifend, oft unsichtbar. Sie bringt Schmerzen, die nicht enden, und Fragen, auf die es lange keine Antworten gibt. Der Alltag wird zu einem Balanceakt zwischen Erschöpfung, Funktionieren und dem verzweifelten Wunsch nach einem Stück Normalität.

Die Krankheit greift nicht nur den Körper an, sondern auch das Selbstbild, die Beziehung zu sich selbst und zu anderen Menschen. Für viele Betroffene ist Sexualität untrennbar mit Angst verbunden – Angst vor stechendem Schmerz, vor Zurückweisung, vor dem eigenen Körper. Dyspareunie und Vaginismus verwandeln Nähe in einen Auslöser für Anspannung, manchmal sogar für Scham.

Auch Partner*innen spüren die wachsende Distanz, die Sprachlosigkeit, das unsichtbare Gewicht, das unmerklich auf der Beziehung lastet. Doch inmitten dieser Belastung gibt es Wege zurück. Ganzheitliche Ansätze wie Beckenbodenphysiotherapie, achtsame Körperarbeit, vaginale und Yoni-Massagen können Schmerzen lindern, Verspannungen lösen und das Vertrauen in den eigenen Körper langsam zurückbringen. Ergänzt durch psychologische Begleitung und offene Gespräche entsteht Raum für gegenseitiges Verstehen, für neue Formen von Intimität – und für Lust, die nicht länger von Angst überschattet ist.

Dieses Kapitel bricht das Schweigen, gibt Wissen, Hoffnung und Mut. Denn Endometriose braucht Sichtbarkeit. Und vor allem: Gehör und Mitgefühl.

A. Falconnier und V. Schulte, *Endometriose verstehen und bewältigen*, https://doi.org/10.1007/978-3-662-72774-4_1

1.1 Was ist Endometriose? – Ein einfühlsamer Überblick

Vielleicht haben Sie gerade erst die Diagnose erhalten. Vielleicht suchen Sie schon seit Jahren nach Antworten. Oder Sie begleiten einen geliebten Menschen, der mit dieser Erkrankung lebt. Ganz gleich, wo Sie auf diesem Weg stehen – dieses Kapitel ist für Sie geschrieben.

Es soll nicht nur informieren, sondern auch Verständnis schaffen und Mut machen. Es ist ein erster Schritt auf dem Weg, Endometriose in ihrer ganzen Komplexität zu begreifen – körperlich, emotional und sozial. Dieses Kapitel bietet Ihnen Wissen, Impulse und Unterstützung. Denn auch mit Endometriose ist ein erfülltes, selbstbestimmtes Leben möglich – in Ihrem Tempo, auf Ihre Weise.

Je länger ich mit betroffenen Frauen arbeite, desto klarer wurde mir, wie tiefgreifend Endometriose in intime Lebensbereiche eingreift – oft weit über das körperlich Sichtbare hinaus. Besonders das Thema Sexualität begegnete mir immer wieder, in Gesprächen voller Scham, Unsicherheit und Tränen.

Ich wurde berührt – nicht nur von dem Schmerz meiner Patientinnen, sondern von ihrer Verletzlichkeit, ihrer Stärke, ihrem unausgesprochenen Kampf. Dieses Leiden, das so oft im Verborgenen stattfindet. Dieses „Nicht-Sex-haben-Können", das mehr ist als ein körperliches Symptom. Es ist ein Verlust an Intimität, an Verbindung, an Selbstverständlichkeit. Und zugleich eine tiefe Quelle von Scham und Isolation (Della Corte et al. 2020).

Als Therapeutin wusste ich um die Symptome. Aber erst in der Begegnung mit diesen Frauen – ihren Geschichten, ihren Tränen, ihrem Schweigen – begann ich zu verstehen, was Endometriose wirklich bedeutet.

Und dann kam dieser Moment, eine Umarmung. Ein Partner, der mir mit glasigen Augen dankte. Weil seine Frau, nach langer Zeit, zum ersten Mal wieder Nähe zulassen konnte – ohne Angst, ohne Schmerzen. Weil meine Therapie, mein Einsatz, ein Stück Lebensqualität zurückgebracht hatte. Das war der Augenblick, in dem mir klar wurde: Ich kann wirklich etwas bewirken.

Eine weitere Patientin werde ich nie vergessen. Sie war es, bei der ich zum ersten Mal wirklich verstand, was Endometriose anrichten kann – jenseits von Lehrbüchern und Theorien. Jahrelang hatte sie gelitten: unter Schmerzen, unter einem aufgeblähten Bauch, unter dem ständigen Gefühl, nicht richtig entleeren zu können. Immer wieder bekam sie dieselben Ratschläge: mehr Bewegung, mehr Ballaststoffe, gesünder leben. Man sah sie an, als fehle es ihr an Disziplin – dabei war sie schlicht machtlos gegen etwas, das niemand sehen wollte.

Und dann lag sie da – auf dem Operationstisch. In Narkose. Still. Ihre Geschichte war mir vertraut, aber was ich in diesem Moment sah, traf mich mit voller Wucht.

Frau Dr. Grabherr, Gynäkologin und Endometriose-Expertin, die auch selbst operiert, öffnete mir die Tür zu einer anderen Realität. Bei der Bauchspiegelung offenbarte sich das ganze Ausmaß der Krankheit: Der Darm war durchzogen von Verwachsungen, regelrecht eingeschnürt, fast wie gefesselt. Das Endometriosegewebe hatte sich ausgebreitet wie ein stumm wucherndes Netz – auf den Eierstöcken, an der Blase, tief im Gewebe. Es hatte über Jahre still gewütet, Entzündungen ausgelöst, Narben gezogen, Strukturen miteinander verklebt. Der Durchgang im Darm war beinahe vollständig blockiert. Kein Mensch hätte „einfach gesünder leben" können in diesem Zustand.

Sie konnte nichts dafür. Und doch hatte sie all die Schuld, die Frustration und die Erschöpfung mit sich getragen – allein.

Dieser Eingriff war ein Wendepunkt für mich. Was ich dort sah, ließ mich nicht mehr los. Es war, als ob jemand einen Vorhang zur Seite gezogen hätte – und plötzlich wurde mir klar, wie viel Schmerz ungesehen bleibt. Wie viele Frauen mit einem Lächeln im Gesicht durchs Leben gehen, während in ihrem Inneren ein ständiger Kampf tobt.

Ich war nicht länger nur Therapeutin. Ich wurde zur Verbündeten. Zur aufmerksamen Zuhörerin. Zur entschiedenen Mitstreiterin. Und zur Verfechterin eines neuen, ganzheitlichen Blicks auf diese komplexe, oft missverstandene Erkrankung.

Doch um wirklich helfen zu können, müssen wir zunächst verstehen, womit wir es zu tun haben. Denn Endometriose ist nicht nur „schmerzhafte Regelblutung" oder „ein bisschen Bauchweh". Es ist eine chronische, oft sehr schmerzhafte Erkrankung, bei der Gewebe, das der Gebärmutterschleimhaut (Endometrium) ähnelt, außerhalb der Gebärmutterhöhle wächst (Saunders & Horne 2021).

Diese sogenannten Endometrioseherde können nahezu überall im Bauchraum auftreten – besonders häufig im kleinen Becken, an den Eierstöcken, Eileitern, der Blase, dem Darm und dem Bauchfell (Bulun et al. 2019). Seltener finden sich Herde am Zwerchfell oder sogar in der Lunge.

Dabei steht die Schwere der Symptome nicht zwingend im Zusammenhang mit dem Ausmaß der Herde. Einige Frauen haben ausgeprägte Endometriose und kaum Beschwerden, andere leiden bei nur geringen Befunden unter intensiven Schmerzen. Diese Diskrepanz ist Teil der diagnostischen Herausforderung.

Typische Symptome der Endometriose umfassen (Giudice et al. 2023):

- Starke Regelschmerzen (Dysmenorrhoe), oft ab der ersten Periode
- Schmerzen beim Geschlechtsverkehr (Dyspareunie)
- Schmerzen beim Stuhlgang oder Wasserlassen – meist zyklusabhängig
- Chronische, oft nichtzyklusabhängige Beckenschmerzen
- Starke oder unregelmäßige Monatsblutungen
- Blähbauch („Endo-Belly") und Verdauungsbeschwerden
- Erschöpfung, Müdigkeit (Griffiths et al. 2024), reduzierte körperliche Leistungsfähigkeit
- Emotionale Belastungen, depressive Verstimmungen, Angst, Rückzug

Diese Symptome sind oft diffus, überlagern sich mit anderen Erkrankungen und werden nicht selten als „normale" Menstruationsbeschwerden verkannt – ein wesentlicher Grund für die lange Zeitspanne bis zur Diagnose.

Adenomyose ist eine verwandte, aber eigenständige Erkrankung (Donnez et al. 2024). Hier wächst endometriumähnliches Gewebe direkt in die Muskulatur der Gebärmutter ein. Auch diese Gewebeveränderung ist zyklisch aktiv und kann erhebliche Beschwerden verursachen: starke, langanhaltende Regelblutungen, ein Druck- oder Schweregefühl im Unterbauch, Schmerzen beim Geschlechtsverkehr sowie chronische Unterleibsschmerzen. Häufig bestehen Mischformen von Endometriose und Adenomyose, was Diagnose und Therapie zusätzlich erschwert.

Emira, 29 Jahre

Ein Tag mit Endometriose – kein Ausnahmezustand, sondern Alltag.

07:00 Uhr – Der Wecker klingelt. Ich liege still, horche in mich hinein. Manchmal ist der Schmerz sofort da. Heute ist es eher dumpf, ein Ziehen im Rücken, ein Stechen im Unterbauch. Ich bleibe noch liegen – 15 min länger, in der Hoffnung, dass es erträglicher wird.

08:15 Uhr – Ich dusche. Langsam. Jede Bewegung fühlt sich an wie durch dicken Nebel. Mein Bauch ist aufgebläht, ich nenne es meinen „Endo-Belly". Die Jeans passt nicht. Ich greife zur Leggings – wieder.

09:00 Uhr – Der Laptop steht bereit, Homeoffice. Ich habe ein Meeting mit Kamera, aber ich fühle mich nicht präsentabel. Ich kann mich nicht konzentrieren, muss mich zwingen, Sätze zu formulieren, die vorher leicht waren.

12:30 Uhr – Essen? Irgendwie ja, aber mein Magen ist empfindlich. Ich nehme etwas leicht Verdauliches, mache mir Fencheltee. Mein Körper fühlt sich fremd an, unzuverlässig.

14:00 Uhr – Ich sage einen Termin ab. Wieder. Ich schäme mich nicht mehr – aber es tut trotzdem weh, so oft erklären zu müssen, warum ich „heute nicht kann".

17:00 Uhr – Ich gehe spazieren. Sanft, langsam. Ich versuche, mit meinem Körper Frieden zu schließen. Achtsamkeit, sagen sie. Atmen. Spüren. Ich versuche es.

21:00 Uhr – Ich liege im Bett. Mein Partner fragt, ob wir kuscheln wollen. Ich zucke innerlich. Nähe? Heute nicht. Ich brauche Ruhe. Nicht, weil ich ihn nicht liebe – sondern weil mein Körper nicht kann. Ich erkläre es. Er versteht. Wieder.

23:30 Uhr – Ich liege wach. Denke an morgen. Hoffe, dass der Schmerz nicht stärker wird. Ich will funktionieren. Ich will leben. Und gleichzeitig: Ich bin müde. Aber auch stolz. Weil ich es trotzdem mache – jeden Tag.

Der Weg zur Diagnose ist für viele Betroffene lang – und oft mit Frustration, Erschöpfung und einem schleichenden Zweifel an sich selbst verbunden. Studien zeigen (Davenport et al. 2023), dass es im Durchschnitt acht bis zwölf Jahre dauert (De Corte et al. 2025), bis die Erkrankung zweifelsfrei erkannt wird. Acht bis zwölf Jahre voller Fragen, Arzttermine, Symptombeschreibungen – und doch ohne greifbare Antwort.

In dieser Zeit, ohne Diagnose erleben viele Frauen etwas, das schwer in Worte zu fassen ist: Sie spüren, dass etwas nicht stimmt. Sie fühlen den Schmerz, Monat für Monat, manchmal täglich. Und dennoch hören sie immer wieder Sätze wie:

„Das ist halt die Periode."
„Sie sind einfach schmerzempfindlich."
„Vielleicht sollten Sie sich weniger stressen."

Was bleibt, ist das Gefühl, nicht ernst genommen zu werden – vom medizinischen System, aber manchmal auch vom eigenen Umfeld. Und langsam beginnt es zu nagen: am Vertrauen in die eigene Wahrnehmung, in den eigenen Körper und in die eigene Meinung.

Dabei ist genau das so entscheidend: gehört, gesehen und verstanden zu werden. Denn eine frühzeitige Diagnose kann vieles bewirken – medizinisch, psychisch und emotional.

Sie sind nicht empfindlich – Sie sind aufmerksam. Der Körper sendet Signale, die gesehen werden wollen. Es ist keine Schwäche, darauf zu hören, sondern ein Akt von Selbstachtung.

Sybille, 25 Jahre

Mit 14 bekam ich meine erste Periode – und damit auch meine ersten Schmerzen. Ich lag manchmal stundenlang zusammengerollt im Bett, mit Wärmflasche und Schmerzmitteln, die kaum halfen. In der Schule hieß es: „Das geht vorbei. Stell dich nicht so an." Ich habe es geglaubt. Jahrelang.

Erst mit Anfang 20 begann ich zu merken, dass das nicht „normal" ist. Ich konnte kaum noch arbeiten, musste oft absagen, fühlte mich unzuverlässig. Beim Sex hatte ich Angst vor dem Schmerz. Trotzdem bekam ich jahrelang nur beruhigende Worte: „Zyklusbeschwerden", „Vielleicht psychisch?", „Ein Kind bekommen hilft bestimmt."

Nach fast zehn Jahren ständiger Schmerzen und Zweifeln landete ich endlich bei einer Gynäkologin, die zuhörte. Sie schickte mich zur Bauchspiegelung – und da war sie: eine ausgeprägte Endometriose im kleinen Becken, mit Herden an den Eierstöcken, der Blase, dem Darm. Es war einer der schlimmsten und zugleich befreiendsten Momente meines Lebens.

Heute habe ich eine OP hinter mir, eine Therapeutin an meiner Seite und – zum ersten Mal – das Gefühl, nicht mehr schuld zu sein. Ich lerne, auf meinen Körper zu hören, statt ihn zu bekämpfen. Und ich wünsche mir, dass kein Mädchen mehr zehn Jahre auf Antworten warten muss.

Eine gezielte Behandlung kann helfen, chronische Schmerzen zu lindern und das Fortschreiten der Beschwerden zu verlangsamen oder sogar zu stoppen (Abril-Coello et al. 2023). Auch Verwachsungen und Organveränderungen lassen sich unter Umständen begrenzen.

Trotz dieser Diagnose ist eine Schwangerschaft für viele Frauen möglich – und gerade eine frühzeitige Therapie eröffnet oft überhaupt erst die Chance, den Kinderwunsch zu verwirklichen.

Doch es geht um mehr als nur körperliche Gesundheit: Wer versteht, was im eigenen Körper vor sich geht, gewinnt ein neues Gefühl von Selbstbestimmung. Kann Entscheidungen treffen. Kontrolle zurückgewinnen. Und innerlich wachsen.

Zur Diagnose gehören mehrere Bausteine: Ein ausführliches Anamnesegespräch, in dem nicht nur Zyklus, sondern auch Schmerzen, Lebensumstände und Begleitsymptome ernst genommen werden. Eine gynäkologische Tastuntersuchung, ein spezialisierter Ultraschall (Crump et al. 2024) – idealerweise durch ein erfahrenes Team. Und wenn der Verdacht sich erhärtet, eine diagnostische Bauchspiegelung (Laparoskopie), die aktuell als Goldstandard gilt. Nur so kann die Diagnose gesichert und das Ausmaß der Endometrioseherde sichtbar gemacht werden.

Wichtig ist auch, Risikofaktoren frühzeitig in den Blick zu nehmen. Zwar führen sie nicht automatisch zu einer Erkrankung – doch sie können Anlaß sein, genauer hinzusehen (As-Sanie et al. 2025):

- Eine familiäre Vorbelastung, z. B. wenn Mutter oder Schwester betroffen sind
- Ein früher Menstruationsbeginn, oft schon vor dem 11. Lebensjahr
- Kurze Zyklen, starke oder besonders lange Blutungen
- Ein sehr schlanker Körperbau oder niedriger BMI
- Frühe traumatische Erfahrungen – körperlich oder seelisch – die Einfluss auf das Schmerzempfinden und das vegetative Nervensystem nehmen können

Diese Faktoren sind keine Schuldzuweisungen. Aber sie machen deutlich, wie vielschichtig und individuell Endometriose sein kann – und wie wichtig es ist, frühzeitig genau hinzusehen, zuzuhören, Raum zu geben.

Denn je mehr Sie über Endometriose wissen, desto klarer können Sie für sich eintreten. Desto gestärkter können Sie sich im medizinischen System bewegen – mit der Haltung:

Ich weiß, was ich fühle
Ich vertraue meinem Körper
Ich darf Antworten erwarten

Endometriose ist mehr als eine gynäkologische Diagnose, sie ist eine komplexe Erfahrung, die Körper, Psyche und Alltag prägt. Verstehen ist der erste Schritt: zu mehr Selbstvertrauen und einem liebevolleren Umgang mit sich selbst. Denn wer sich informiert, kann sich behaupten. Und wer sich gesehen fühlt, ist nicht mehr allein.

Und ganz wichtig: Sie sind nicht allein.

1.2 Schmerzen und ihre Auswirkungen auf die Sexualität

Schmerz ist mehr als ein körperliches Symptom. Er beeinflusst Denken, Fühlen, Beziehungserleben – und nicht zuletzt die Sexualität. Gerade bei Endometriose kann Schmerz zu einem dauerhaften Begleiter werden, der weit über die Menstruation hinauswirkt und das intime Miteinander nachhaltig verändert.

Viele Frauen mit Endometriose berichten davon, dass Sexualität für sie mit Unsicherheit, Überwindung oder sogar Angst verbunden ist. Was einst mit Lust, Nähe und Freude verknüpft war, wird zu einem Bereich der Vorsicht, Anspannung – oder des Rückzugs. Das Erleben der eigenen Sexualität verändert sich tiefgreifend, oft schleichend – aber mit großer Wirkung auf Selbstbild und Partnerschaft (Norinho et al. 2020).

Die häufigste Form sexualitätsbezogener Schmerzen bei Endometriose ist die Dyspareunie – Schmerzen beim Geschlechtsverkehr (Del Forno et al. 2024). Doch Schmerz ist nicht nur ein körperliches Signal. Er hinterlässt Spuren. Nicht nur im Gewebe – sondern auch im Nervensystem, in der Wahrnehmung, im Erleben.

Wird Schmerz über längere Zeit erlebt, verändert sich die Art, wie das Nervensystem auf Reize reagiert. Es entwickelt ein Schmerzgedächtnis: Der Körper „merkt" sich schmerzhafte Erfahrungen und schaltet in einen vorsorglichen Alarmzustand – selbst dann, wenn keine akute Gefahr besteht. Berührungen, Bewegungen oder sexuelle Aktivität, die ursprünglich neutral oder angenehm waren, können plötzlich als Bedrohung wahrgenommen werden.

Diese Sensibilisierung wirkt sich auch auf das vegetative Nervensystem aus – das System, das unsere inneren Abläufe steuert, oft unbewusst: Herzschlag, Atmung, Verdauung, Durchblutung. In einem Zustand ständiger Alarmbereitschaft kommt es zu einer dauerhaften Anspannung, insbesondere im sensiblen Bereich des Beckenbodens.

Der Beckenboden ist ein fein abgestimmtes Netzwerk aus Muskeln, das nicht nur Kontinenz und Haltung unterstützt, sondern auch wesentlich zur sexuellen Erregung und Lust beiträgt. Bei vielen Frauen mit Endometriose gerät dieser sensible Bereich jedoch durch chronische Schmerzen, wiederkehrende Verspannungen, innere Rückzugsmechanismen oder operative Eingriffe aus dem Gleichgewicht. Die Folge kann eine dauerhaft angespannte, sogenannte überaktive oder hypertone Beckenbodenmuskulatur sein – ein Zustand, der Symptome wie Druckgefühle, Schmerzen beim Geschlechtsverkehr oder beim Stuhlgang sowie ein dauerhaftes Empfinden innerer Anspannung verstärken kann. Anhaltende Muskelanspannung kann die lokale Durchblutung verringern. Die betroffenen Gewebe – Schleimhäute, Muskeln, Nerven – erhalten weniger Sauerstoff, was zu einem Gefühl von Brennen, Stechen oder Druck führen kann. Gleichzeitig entstehen sogenannte myofasziale Triggerpunkte – empfindliche Verhärtungen im Muskelgewebe, die selbst leichte Berührungen als Schmerz weiterleiten.

Hinzu kommen Verwachsungen – durch Endometrioseherde verursachte Verklebungen im Gewebe, die Strukturen miteinander verbinden, die eigentlich beweglich sein sollten. Diese können Dehnung und Bewegung beim Geschlechtsverkehr schmerzhaft oder sogar unmöglich machen.

So entsteht ein Teufelskreis:

Schmerz → Angst → Muskelanspannung →

Minderdurchblutung → mehrSchmerz →

Vermeidung → Isolation

Das Erleben des eigenen Körpers verändert sich tiefgreifend. Viele Frauen beschreiben ein Gefühl des Fremdseins im eigenen Körper, eine innere Trennung zwischen „Ich" und „Körper". Lust weicht Kontrolle, Vorfreude wird durch Vorsicht ersetzt. Sex wird zu etwas, das „geschafft" werden muss – oder ganz gemieden wird.

Doch genau an diesem Punkt setzt ganzheitliche Begleitung an. Durch Verständnis, Entlastung, therapeutische Körperarbeit und einen bewussten, sanften Zugang zum eigenen Empfinden kann dieser Kreislauf durchbrochen werden. Der Körper darf wieder ein sicherer Ort werden.

Auch für Partner*innen ist die veränderte Sexualität eine oft übersehene Herausforderung (Facchin et al. 2020). Sie stehen an der Seite eines geliebten Menschen, der unter Schmerzen leidet – und erleben dabei ihre eigene Ohnmacht. Sie möchten da sein, entlasten, etwas beitragen. Doch oft wissen sie nicht wie. Was gestern Nähe bedeutete, kann heute Überforderung sein. Was Trost spenden soll, wird plötzlich zu viel.

Timo, 32 Jahre

Als meine Freundin mir sagte, dass sie Endometriose hat, wusste ich ehrlich gesagt kaum, was das bedeutet. Ich hatte schon mal davon gehört, aber ich dachte: „Regelschmerzen, das kriegen wir hin." Ich hatte keine Ahnung, was das wirklich heißt.

Die ersten Monate war ich oft überfordert. Es gab Tage, an denen sie kaum aufstehen konnte, Nächte, in denen sie weinend neben mir lag. Ich fühlte mich hilflos. Ich wollte sie trösten, ihr etwas abnehmen – aber ich konnte ihr nicht helfen. Und das war das Schlimmste.

Auch unsere Sexualität hat sich verändert. Ich merkte, dass sie sich zurückzog – nicht, weil sie mich nicht liebt, sondern weil ihr Körper nicht mitmacht. Anfangs war ich verletzt. Ich fragte mich: Mache ich etwas falsch? Bin ich zu fordernd? Oder einfach zu machtlos?

Mit der Zeit habe ich gelernt, dass Nähe viele Formen haben kann. Dass Zärtlichkeit nichts mit Leistung zu tun hat. Dass ich auch ohne Antwort da sein kann – einfach als Mensch, der sie liebt.

Ich glaube, viele Partnerinnen und Partner schweigen, weil sie nicht wissen, ob sie das Recht haben, über ihre Gefühle zu sprechen. Man will nicht egoistisch wirken. Aber man hat eben auch Angst. Um die Beziehung. Um die gemeinsame Zukunft. Um sie.

Was mir geholfen hat? Zuhören. Reden, auch wenn es schwerfällt. Und akzeptieren, dass ich nicht immer etwas lösen kann. Manchmal reicht es, einfach da zu sein. Ihre Hand zu halten. Zu sagen: Du bist nicht allein. Und das auch zu meinen.

Viele Partner fühlen sich zurückgewiesen – nicht aus mangelnder Liebe, sondern weil jede Berührung ein Risiko birgt. Ein Risiko, aus Versehen Schmerz auszulösen. Ein Risiko, falsch verstanden zu werden. Und irgendwann entsteht daraus ein Schweigen: nicht aus Desinteresse, sondern aus Unsicherheit. Und manchmal auch aus Angst.

Bin ich zu aufdringlich? Oder zu zurückhaltend?
Darf ich noch den Wunsch nach Sexualität äußern – oder ist das egoistisch?
Was, wenn ich sie unter Druck setze, ohne es zu wollen?
Wie kann ich mich selbst noch zeigen – mit meinen eigenen Bedürfnissen, ohne schlechtes Gewissen?

Diese Fragen sind real. Und sie sind erlaubt.

Denn nicht nur der Körper der Betroffenen verändert sich. Auch die Beziehung verändert sich. Die Rollen verschieben sich. Nähe bekommt neue Bedeutungen. Berührung wird neu verhandelt. Oft ist es nicht der Mangel an Liebe – sondern der Mangel an Worten, an Wegen, an gemeinsamem Wissen, der die größte Distanz schafft.

Hier kann ein achtsames Gespräch der erste Schritt sein. Kein Gespräch über Leistung oder Erwartungen – sondern über Wahrnehmung, über Bedürfnisse, über Grenzen.

Fragen, die helfen können:

- Wie fühlt sich dein Körper gerade an – in Momenten der Nähe?
- Welche Berührungen sind im Moment schön – und welche sind zu viel?
- Wann fühlst du dich sicher? Wann fühlst du dich gesehen?
- Wie könnte Nähe heute für uns aussehen – auch ohne Sexualität?
- Wie kann ich da sein, ohne dich zu überfordern?
- Was wünsche ich mir selbst – und wie kann ich es aussprechen, ohne Schuldgefühle zu erzeugen?

Solche Fragen sind keine Rezepte. Aber sie sind Türen. Türen zu einem neuen Miteinander – achtsam, langsam, ehrlich. Sexualität muss nicht auf Penetration reduziert werden. Und Nähe beginnt oft nicht im Schlafzimmer, sondern im Alltag: beim gemeinsamen Atmen, im Zuhören, in einem zärtlichen Blick, der sagt: *„Ich bin hier"*.

Und doch: Auch Gespräche stoßen an Grenzen, wenn der Schmerz den Raum einnimmt. Deshalb braucht es in vielen Fällen mehr, wie z. B.:

- *Beckenbodenphysiotherapie*, die auch Partner*innen miteinbeziehen kann – z. B. in der Kommunikation über Berührung.
- *Paar- oder Sexualtherapie* kann einen geschützten Raum schaffen für Trauer, Wut, Schuldgefühle und Sehnsucht.
- *Psychologische Begleitung* auch für Partner*innen – um ihre Rolle, ihr Mitgefühl, ihre eigene Überforderung zu reflektieren.
- *Gemeinsame Rituale*, die nicht mit Sexualität beginnen, sondern mit Nähe: gemeinsam atmen, sich in Stille halten, Massagen geben, ohne Ziel, ohne Leistungsdruck.

Denn eine Beziehung ist nicht krank, nur weil der Körper schmerzt. Aber sie braucht Zuwendung – genau wie der Mensch, den sie trägt. Zuwendung bedeutet, sich selbst zuzuhören. Und einander. Es bedeutet, hinzuschauen, wo es weh tut – ohne Schuld, ohne Scham. Und sich gemeinsam zu fragen: Was ist jetzt möglich? Was fühlt sich gut an – für dich, für mich, für uns?

Eine Patientin beschrieb es so:

> **Pia, 33 Jahre**
>
> „Ich dachte, mit mir stimmt etwas nicht. Ich wollte Nähe, aber mein Körper machte nicht mit. Ich fühlte mich wie abgeschnitten – von mir selbst und von meiner Beziehung. Erst als ich mich ernst nahm, wirklich ernst, und mir professionelle Hilfe suchte, begann ich zu begreifen: Es gibt Alternativen. Es gibt Hoffnung."

Diese Stimmen sind keine Einzelfälle. Sie erzählen von Verzweiflung – aber auch von Aufbruch. Von Momenten, in denen etwas kippt: vom Aushalten zum Handeln, vom Verstummen zum Sprechen, vom Rückzug zur Verbindung.

Veränderung geschieht nicht über Nacht. Sie ist kein gerader Weg.

Aber sie beginnt – oft ganz leise – mit dem inneren Entschluss: Ich darf für mich sorgen.

Mit Geduld. Mit Mitgefühl. Und mit einem Körper, der lernen darf, sich wieder sicher zu fühlen. Denn Heilung ist nicht nur das Verschwinden von Symptomen – sondern das Wiederentdecken von Vertrauen. In den Körper. In Nähe. In sich selbst.

Schmerz verändert, wie wir Nähe spüren – wie wir berührt werden wollen, wie wir uns selbst empfinden. Doch wer die Zusammenhänge versteht – zwischen Beckenboden, Nervensystem und dem Schmerzgedächtnis – gewinnt neue Handlungsspielräume. Sexualität darf neu gedacht werden: nicht als Pflicht oder Funktion, sondern als freier Raum, in dem Entscheidungen möglich sind. Ein Raum, der Zeit lässt, in dem Vertrauen wachsen darf.

Auch Nähe kann neue Formen annehmen. Sie zeigt sich nicht nur in Berührung, sondern im gemeinsamen Atmen, im offenen Gespräch, in einem Blick, der trägt. Intimität beginnt dort, wo Ehrlichkeit und Achtsamkeit ihren Platz finden – und wo das, was möglich ist, genug sein darf.

Im nächsten Kapitel wenden wir uns zwei Diagnosen zu, die im Zusammenhang mit Endometriose häufig auftreten, aber oft im Schatten bleiben: Vaginismus und Dyspareunie – zwei Zustände, die Sexualität schmerzhaft oder sogar unmöglich machen können.

Abschn. 1.3 ist eine Einladung zum Verstehen – und zum Neubeginn. Für alle, die mehr über ihren Körper erfahren möchten. Und für alle, die nicht aufgeben wollen, an Lust und Nähe zu glauben.

1.3 Vaginismus und Dyspareunie – Wenn Intimität zur Herausforderung wird

Sexualität ist für viele Frauen mit Endometriose ein schmerzbesetztes Thema – nicht nur auf körperlicher, sondern auch auf emotionaler Ebene. Was eigentlich ein Ausdruck von Nähe, Vertrauen und Lust sein könnte, wird zur Quelle von Angst, Unsicherheit und Rückzug (Privitera et al. 2023). Zwei Begriffe tauchen dabei immer wieder auf: Dyspareunie und Vaginismus. Sie beschreiben zwei unterschiedliche, aber oft miteinander verknüpfte Zustände, die weit über das rein körperliche Erleben hinausgehen – und die das

Selbstbild, das Beziehungserleben und die psychische Gesundheit tief beeinflussen können.

Dyspareunie bezeichnet medizinisch schlicht „Schmerzen beim Geschlechtsverkehr". Doch hinter dieser nüchternen Definition verbirgt sich ein komplexes Geschehen. Die Art, Intensität und Lokalisation der Schmerzen sind sehr individuell. Manche Frauen berichten von brennenden, stechenden Schmerzen beim Eindringen. Andere erleben tiefe Schmerzen, als würde „etwas innerlich reißen". Und wieder andere spüren zunächst nichts – und kämpfen Stunden nach dem Geschlechtsverkehr mit einem dumpfen, anhaltenden Schmerz, der sich über den gesamten Beckenbereich zieht.

Katharina, 38 Jahre

„Ich liebe meinen Mann. Aber ich habe mich oft vor der körperlichen Nähe gefürchtet. Schon beim Gedanken an Penetration wurde mein Körper angespannt. Wenn es dann doch zum Sex kam, habe ich innerlich abgeschaltet – wie in Trance. Danach lag ich oft stundenlang mit einer Wärmflasche im Bett und weinte leise, damit er es nicht hört."

Bei Frauen mit Endometriose können unterschiedliche Ursachen zu Dyspareunie führen: Entzündliche Prozesse im kleinen Becken, Endometrioseherde in schmerzempfindlichen Arealen wie dem Douglas-Raum, Verwachsungen nach Operationen oder ein chronisch verspannter Beckenboden. Oft ist es eine Kombination aus körperlichen und emotionalen Faktoren, die den Schmerz verstärken.

Viele Frauen schildern, dass sie den Geschlechtsverkehr „über sich ergehen lassen" – begleitet von Schuldgefühlen, Angst vor Zurückweisung und dem Wunsch, dem Partner oder der Partnerin etwas Gutes zu tun. Auf Dauer entsteht so eine Spirale aus Schmerz, Rückzug und emotionaler Entfremdung – sowohl vom Gegenüber als auch vom eigenen Körper.

Während Dyspareunie oft mit Entzündungen, Narben und chronischen Verspannungen zusammenhängt, ist Vaginismus ein Zustand, bei dem sich die Muskulatur rund um die Vagina unwillkürlich verkrampft – sobald etwas eingeführt werden soll: ein Tampon, ein Finger, ein Spekulum oder ein Penis (Raveendran & Rajini 2024). Die Reaktion geschieht nicht bewusst. Sie ist ein reflexartiger Schutzmechanismus – eine Art muskulärer Notfallreflex des Körpers, der häufig mit früheren Schmerzerfahrungen oder emotionalen Verletzungen verknüpft ist.

> **Olivia, 29 Jahre**
>
> „Ich wollte so gerne Intimität zulassen – aber jedes Mal, wenn mein Partner nur in die Nähe meiner Vagina kam, spannte sich alles an. Es war, als würde mein Körper sagen: ‚Stopp! Gefahr!' Ich habe mich dafür geschämt und gedacht, mit mir stimmt etwas nicht. Erst später habe ich verstanden: Mein Körper hat einfach versucht, mich zu schützen."

Mögliche Ursachen für Vaginismus sind vielfältig: Schmerzhafte erste sexuelle Erfahrungen, traumatische Erlebnisse wie sexuelle Gewalt oder invasive medizinische Eingriffe, aber auch erlernte Schamgefühle, religiös-kulturelle Prägungen oder wiederholte schmerzassoziierte Erfahrungen durch Endometriose.

Die betroffenen Frauen berichten häufig von einem inneren Konflikt: Der Wunsch nach Nähe ist da – aber gleichzeitig sendet der Körper das Signal „Gefahr". Diese Diskrepanz kann zu einem tiefen Gefühl von Kontrollverlust führen, zu Scham und Selbstentfremdung.

Sowohl bei Dyspareunie als auch bei Vaginismus spielt der Beckenboden eine zentrale Rolle. Er ist nicht nur ein muskuläres Konstrukt, das Organe trägt und Funktionen wie Urinhalten oder Geburten unterstützt. Er ist auch ein Speicher für emotionale Spannungen, Traumata und chronischen Stress.

Bei Frauen mit Endometriose ist der Beckenboden oft dauerhaft angespannt (Del Forno et al. 2023) – als Reaktion auf die ständigen Schmerzen. Diese muskuläre Schutzspannung verringert die Durchblutung, erhöht die Schmerzempfindlichkeit und erschwert das lustvolle Erleben. Nicht selten führen selbst sanfte Berührungen im Intimbereich zu reflexhaften Verkrampfungen.

> **Nina, 24 Jahre**
>
> „Ich hatte nie gelernt, wie sich ein entspannter Beckenboden anfühlt. Ich dachte, diese dauerhafte Anspannung sei normal. Erst in der Physiotherapie habe ich gemerkt, wie viel Druck ich unbewusst gehalten habe – jeden Tag, rund um die Uhr."

Weder Dyspareunie noch Vaginismus sind endgültige Zustände. Beide können mit einem integrativen, achtsamen Therapieansatz gut behandelt werden (Cosgriff et al. 2024). Entscheidend ist, den Fokus nicht auf „Funktion" oder „Leistung" zu legen – sondern auf Sicherheit, Selbstwahrnehmung und emotionale Heilung.

Der Heilungsprozess ist individuell und nicht linear. Rückschritte gehören dazu – ebenso wie überraschende Fortschritte. Entscheidend ist die innere Haltung: Nicht mehr gegen den Körper zu kämpfen, sondern ihn als Verbündeten zu sehen.

Viele Frauen berichten, dass schon kleine Veränderungen in der Wahrnehmung einen Unterschied machen können: ein sanftes Nein, das ausgesprochen wird. Ein Moment der Berührung, der nicht zu Schmerz führt. Ein Gespräch, das nicht vermieden wird. Es geht nicht um schnelle Lösungen, sondern um neue Erfahrungen, die sich langsam im Körper verankern dürfen.

Dieses Kapitel soll Mut machen. Die sexuelle Gesundheit ist ein wichtiger Teil des Wohlbefindens – auch mit Endometriose. Es geht nicht darum, einem Ideal zu entsprechen. Sondern darum, sich selbst wieder spüren zu lernen. Schritt für Schritt.

Vaginismus und Dyspareunie sind keine persönlichen Schwächen – sie sind kluge Schutzmechanismen eines überlasteten Körpers. Sie verdienen kein Schweigen und keine Scham, sondern Mitgefühl und Verständnis.

Mit therapeutischer Begleitung, achtsamer Körperarbeit und einem liebevolleren Blick auf sich selbst kann Intimität neu entstehen: frei von Angst, frei von Druck. Nicht um zu „funktionieren", sondern um sich selbst wieder mit Sicherheit, Würde und Gefühl begegnen zu können.

Im nächsten Abschn. 1. 4 wenden wir uns einem sehr praktischen und zugleich sensiblen Thema zu: der heilenden Kraft der vaginalen Massage – und wie achtsame Berührung zu einem Weg der Rückverbindung werden kann.

1.4 Die heilende Kraft der vaginalen Massagen und Yoni-Massage (Riedl 2006) – Wege zur Schmerzreduktion und Luststeigerung

Wenn der eigene Körper sich zurückzieht, wenn Berührung zur Bedrohung wird und Intimität Schmerz auslöst – dann verlieren viele Frauen mit Endometriose nicht nur das Vertrauen in Nähe, sondern auch in sich selbst. Die Verbindung zum eigenen Beckenbereich, einst vielleicht ein Ort von Lebendigkeit, Freude oder Sinnlichkeit, verwandelt sich in eine Landschaft der Abwehr. Dort, wo einst Lust war, herrschen nun Verspannung, Unwohlsein oder gar Taubheit. Und doch: Der Körper ist kein starrer Zustand. Er ist lebendig, lernfähig – und er kann nicht nur Schmerz erinnern, sondern auch heilsame Erfahrungen neu integrieren.

Ein kraftvoller, wenn auch sensibler Weg zurück zur Verbindung mit dem eigenen Körper ist die achtsame vaginale Massage – eine Berührung, die nicht verletzen will, sondern unterstützt, nicht fordernd, sondern einladend. Sie kann ein Wendepunkt sein: Weg vom Funktionieren, hin zum Spüren. Weg vom Aushalten, hin zum Fühlen.

Die therapeutische vaginale Massage, auch intravaginale myofasziale Behandlung genannt, ist eine spezialisierte Technik innerhalb der Beckenbodenphysiotherapie. Sie wird von qualifizierten Therapeut*innen in einem geschützten, professionellen Rahmen durchgeführt. Ziel ist nicht sexuelle Erregung, sondern das achtsame Lösen von Spannungen, Verklebungen und sogenannten Triggerpunkten im vaginalen und perinealen Gewebe.

Viele Frauen mit Endometriose tragen tief verankerte Verspannungen im Beckenboden – oft unbewusst, manchmal über Jahre hinweg. Die Ursachen sind vielfältig: chronische Schmerzen, operative Narben, emotionale Überforderung, wiederholte schmerzhafte gynäkologische Eingriffe. Der Körper hat gelernt, sich zu schützen. Doch dieser Schutz kostet Kraft – und oft auch Lebensqualität.

> **Miriam, 26 Jahre**
>
> „Nach meiner dritten Operation konnte ich kaum noch sitzen, ohne dass sich mein ganzer Körper zusammenzog. Es fühlte sich an, als würde ich mich ständig verteidigen – gegen Schmerz, gegen Berührung, gegen mich selbst. Als meine Physiotherapeutin mit der vaginalen Behandlung begann, war ich misstrauisch. Ich hatte Angst vor Nähe, vor Kontrollverlust. Doch sie begegnete mir mit einer solchen Ruhe und Achtung, dass ich langsam Vertrauen fassen konnte. Zum ersten Mal ließ mein Körper ein Stück weit los. Ich musste nichts leisten, nichts aushalten, nichts verstecken. Ich durfte einfach da sein. Und mit jedem Termin konnte ich ein wenig mehr zulassen – Nähe, Berührung, sogar Mitgefühl. Das war für mich der Anfang von echter Heilung."

Die Wirkung dieser Therapie entfaltet sich auf mehreren Ebenen. Durch gezielte, sanfte Berührungen kann die Muskelspannung reduziert, die Durchblutung verbessert und das Gewebe entstresst werden (Del Forno et al. 2021). Noch wichtiger jedoch: Die Patientin erlebt sich selbst – in einem Moment von Sicherheit, Würde und körperlicher Selbstwirksamkeit.

Die vaginale Massage ist mehr als eine physiotherapeutische Maßnahme. Sie ist ein achtsamer Dialog – zwischen Therapeut*in und Patientin, aber auch zwischen der Frau und ihrem eigenen Körper. Sie eröffnet einen Raum, in dem nichts erwartet wird. In dem der Körper einfach da sein darf, ohne zu funktionieren, ohne etwas leisten oder verändern zu müssen. Ein Raum, in dem auch das Müssen eine Pause hat.

Wirkungsbereiche können sein:

- Linderung bei Dyspareunie oder Vaginismus: Durch Entspannung der tiefen Beckenbodenmuskulatur und positive Reize anstelle von Schmerz
- Reduktion von Narbenschmerzen: Insbesondere nach Operationen, bei Verwachsungen oder perinealen Traumata
- Verbesserung der Wahrnehmung: Viele Frauen berichten von einer „Wiederbelebung" ihres Empfindens – jenseits von Schmerz
- Regulation des Nervensystems: Chronischer Schmerz macht „laut". Sanfte, gezielte Berührung kann diesen Alarm wieder dämpfen
- Emotionale Integration: Belastende Gefühle wie Scham, Angst oder frühere Verletzungen können im Rahmen der Behandlung bewusst wahrgenommen und verarbeitet werden.

> **Silvia, 32 Jahre**
>
> „Ich dachte immer, mein Becken sei ein Kampfplatz – angespannt, verletzt, etwas, das es zu ertragen galt. Ich hatte keinen Zugang mehr dazu, es fühlte sich fremd an, wie abgetrennt vom Rest meines Körpers. Erst durch diese ruhige, fast meditative Berührung habe ich gespürt: Da ist auch Weichheit. Da ist Leben. Ich bin nicht kaputt. Ich bin fühlend. Es war, als würde mein Körper mir eine Sprache zeigen, die ich längst verlernt hatte – eine Sprache aus Vertrauen, Wärme und Verbindung. Zum ersten Mal seit Jahren war da kein Widerstand mehr. Nur Raum, um mich selbst zu spüren".

Ihr Körper hat viel getragen. Und vielleicht trägt er noch immer.

Doch in ihm lebt auch eine leise Kraft, die sich erinnert: an Weichheit, an Verbindung, an Würde. Sie dürfen sich in Ihrem eigenen Tempo neu begegnen – mit Geduld, mit Zärtlichkeit, mit dem Wissen, dass Heilung nicht linear verläuft.

Die vaginale Massage, wie sie in der Physiotherapie Anwendung findet, ist eine therapeutisch-medizinische Methode. Sie folgt klaren fachlichen Rahmenbedingungen und zielt darauf ab, Spannung zu lösen, Körperwahrnehmung aufzubauen und Schmerz zu lindern.

Daneben gibt es andere Formen der achtsamen Berührung, die in einem ganz anderen Kontext stehen – jenseits des medizinischen Rahmens.

Eine davon ist die Yoni-Massage. Sie entstammt der tantrischen Körperarbeit und kann – außerhalb der therapeutischen Praxis – eine Möglichkeit sein, dem eigenen Körper auf neue, nährende Weise zu begegnen.

Das Wort „Yoni" stammt aus dem Sanskrit und bezeichnet den weiblichen Genitalbereich – sinngemäß übersetzt als „heiliger Raum". Eine Formulierung, die bereits andeutet: Hier geht es nicht um Funktionalität, sondern um Würdigung.

Im Zentrum steht die bewusste, absichtslose Berührung. Die Yoni-Massage ist kein Heilversprechen – sondern ein Ritual der Rückverbindung. Sie findet manchmal im Kontext körperorientierter Therapie oder ganzheitlicher Begleitung statt, häufig aber auch im privaten Rahmen, zum Beispiel mit einem einfühlsamen Partner oder einer Partnerin.

Mögliche Wirkungen:

- Wiederentdecken von Sinnlichkeit – ohne Leistungsdruck
- Transformation von alten Mustern oder verletzenden Erfahrungen
- Selbstakzeptanz und neues Körpervertrauen
- Linderung von Scham und Abwertung des eigenen Körpers

Die Yoni-Massage darf niemals übergriffig sein. Sie setzt absolute Freiwilligkeit, offene Kommunikation und die jederzeitige Möglichkeit zum Abbruch voraus. Ihre Wirkung kann sich nur entfalten, wenn sich die Frau sicher, selbstbestimmt und respektiert fühlt.

Nicht jede Frau möchte oder kann sich sofort auf professionelle Berührungsarbeit einlassen. Und das ist vollkommen in Ordnung.

Auch kleine, alltägliche Rituale der Selbstzuwendung können heilsam sein – ein achtsames Eincremen, ein warmer Blick in den Spiegel, ein Moment bewusster Atmung.

Es geht nicht darum, etwas zu „erreichen". Es geht darum, wieder in Beziehung zu treten: mit sich selbst, mit dem eigenen Körper, mit dem, was innen leise ruft.

Mögliche erste Schritte:

- *Eine Hand auf dem Unterbauch ruhen lassen und den Atem spüren*
- *Die Vulva im Spiegel betrachten – mit Neugier, ohne Urteil*
- *Sanfte Berührungen mit Öl oder Gleitgel – nicht sexuell, sondern erkundend*
- *Wärme spüren – etwa durch eine Wärmflasche oder ein warmes Bad*
- *Den Beckenboden spüren – beim Sitzen auf einem aufgerollten Frottiertuch und sanften, kreisenden Bewegungen des Beckens.*

Bevor Sie beginnen, schaffen Sie sich eine Atmosphäre, in der Sie sich wirklich sicher und geborgen fühlen. Das kann ein warmer Raum sein, weiches Licht; vielleicht eine Kerze, leise Musik oder einfach nur Stille. Eventuell möchten Sie sich zudecken, bequem hinlegen, ein Kissen im Rücken oder ein Tuch über den Bauch legen. Erlauben Sie sich, diesen Raum ganz für sich zu gestalten – ohne Erwartungen, ohne Zeitdruck.

Wenn Sie spüren: Jetzt ist ein guter Moment, dann dürfen Sie sich langsam einem der Schritte annähern. Nicht als Pflicht, sondern als Einladung. Spüren Sie, was möglich ist; heute, in diesem Moment.

Diese Schritte wirken still, vielleicht unspektakulär. Aber sie öffnen einen Raum, in dem Sie wieder willkommen sind – in sich selbst.

Susanne, 27 Jahre

„Ich habe angefangen, meinem Körper zuzuhören. Erst ganz leise, fast zögerlich. Lange Zeit war da nur ein inneres Rauschen – Schmerz, Anspannung, Misstrauen. Doch irgendwann kam etwas anderes dazu: ein Hauch von Weichheit. Eine Stelle, die nicht wehtat. Ein Atemzug, der nicht blockierte. Zum ersten Mal habe ich gespürt: Da ist mehr als Schmerz. Da ist auch Sanftheit. Und manchmal – ganz unerwartet – sogar ein kleines bisschen Freude. Das war für mich wie ein neues Kapitel. Kein großes Aha-Erlebnis, sondern ein stiller Moment, in dem ich mich selbst ein Stück mehr angenommen habe."

Nicht jede Methode passt zu jeder Frau. Und das muss sie auch nicht.

Worum es geht, ist nicht das „Tun" – sondern das Fühlen. Im eigenen Tempo, auf der eigenen Spur.

Vielleicht begleitet Sie eine erfahrene Therapeutin.

Vielleicht tasten Sie sich in Eigenregie an erste Körperrituale heran.

Vielleicht brauchen Sie noch Zeit, um überhaupt neugierig zu werden.

All das ist richtig. Denn Ihr Körper ist kein Projekt. Er ist ein Zuhause.

Und nur Sie entscheiden, wann und wie Sie die Tür öffnen.

Lia, 33 Jahre

„Ich bin meinem Körper wieder begegnet – nicht mehr als Gegnerin, die kämpft oder sich abwehrt, sondern als Verbündete, die zuhört und vertraut. Früher habe ich ihn oft ignoriert oder bekämpft, aus Angst vor Schmerz und Enttäuschung. Doch mit der Zeit habe ich gelernt, aufmerksam zu sein, auch auf die leisen Signale, die vorher untergingen.

Diese Veränderung hat mein ganzes Erleben tiefgreifend gewandelt. Ich fühle mich nicht mehr getrennt von mir selbst, sondern ganz. Es ist, als hätte ich eine neue Sprache entdeckt – eine Sprache des Respekts, der Sanftheit und der Akzeptanz. Mein Körper ist nicht mehr nur ein Ort des Leidens, sondern ein Zuhause, in dem ich mich sicher fühlen darf."

Ob therapeutisch begleitet oder selbst gewählt – achtsame Berührung ist kein Ziel, sondern ein Weg. Sie muss nichts leisten, sondern darf einfach sein: eine Einladung, sich selbst wieder zu spüren – in Sicherheit, in Würde, in Beziehung.

Der Körper ist mehr als sein Schmerz – er ist Heimat, Stimme und Kraft. Und es ist möglich, sich in ihm wieder willkommen zu fühlen.

Im nächsten Abschn. 1.5 werden die psychologischen und emotionalen Auswirkungen der Endometriose genauer beleuchtet. Dabei wird gezeigt, wie chronische Schmerzen nicht nur den Körper, sondern auch das Selbstbild, das Beziehungserleben und die seelische Gesundheit tiefgreifend beeinflussen können.

1.5   Emotionale und psychologische Folgen für Betroffene und Partner*innen

„Endometriose bedeutet mit chronischen, oft intensiven Schmerzen zu leben, die den Körper und die Psyche stark belasten können. Diese Schmerzen sind keine Einbildung – sie sind eine Realität, die oftmals auch das Selbstbild der Betroffenen und deren Beziehungserleben negativ beeinflusst.

Heilung heißt hier nicht, den Schmerz einfach wegzudenken, sondern Wege zu finden, wie man trotz der Endometriose wieder Vertrauen in den eigenen Körper fassen kann. Achtsame Berührung und eine behutsame Rückverbindung mit sich und dem eigenen Körper sind dabei essenziell.

Durch professionelle Begleitung in einem individuell angepassten Tempo kann der Heilungsprozess zusätzlich unterstützt werden.“

Lea Sturm, M. Sc. Fachpsychologin für Psychotherapie FSP, Basel.
Betroffene leben nicht nur mit Schmerzen, sondern mit einer ständigen Unsicherheit: Was wird heute möglich sein? Wird mein Körper wieder gegen mich arbeiten? Muss ich mich rechtfertigen – bei der Arbeit, in der Partnerschaft, vor mir selbst?

Viele Frauen berichten davon, dass Endometriose ihnen nach und nach den Boden unter den Füßen weggezogen hat – nicht plötzlich, sondern schleichend. Mit jedem Zyklus ein Stück mehr. Der Schmerz wird zur Routine, die Erschöpfung zum Dauerzustand, das Gefühl von Normalität rückt in weite Ferne. Was außen oft „funktionierend" wirkt, ist innen ein permanentes Ringen mit Grenzen, Selbstzweifeln und dem Wunsch nach Entlastung.

Der seelische Schmerz beginnt oft lange vor der Diagnose. Viele erleben über Jahre, wie ihre Beschwerden bagatellisiert werden – in der Familie, in der Schule, im medizinischen System. Aussagen wie: *„Das ist bei manchen Frauen eben so.", „Stell dich nicht so an.", „Du bist halt besonders schmerzempfindlich"* hinterlassen Spuren. Sie verunsichern, sie machen einsam. Und sie graben sich ein – als innere Stimmen, die irgendwann beginnen, an der eigenen Wahrnehmung zu zweifeln.

> **Emma, 34 Jahre**
>
> „Irgendwann dachte ich wirklich, ich bilde mir das alles nur ein. So oft wurde ich vertröstet, nicht ernst genommen, weggelächelt. Mit der Zeit habe ich angefangen, selbst an mir zu zweifeln – an meinem Körper, an meinem Gefühl, an meiner Wahrnehmung.".

Dieses frühe Infragestellen des eigenen Erlebens hinterlässt tiefe Spuren – es ist keine Nebensache. Es wird zum psychologischen Nährboden für Selbstzweifel, Angst und emotionale Erschöpfung. Wer immer wieder hört, dass der eigene Schmerz übertrieben sei, beginnt, sich selbst infrage zu stellen – mit weitreichenden Folgen für das Selbstwertgefühl und die psychische Stabilität.

Die psychischen Folgen von Endometriose sind vielfältig (Liel 2021). Manche Frauen entwickeln diffuse Symptome wie Reizbarkeit, Konzentrationsprobleme, Schlafstörungen oder innere Leere. Andere erleben manifeste seelische Erkrankungen – allen voran Depressionen und Angststörungen. Chronischer Schmerz verändert das zentrale Nervensystem (Volcheck et al. 2023), schwächt die emotionale Resilienz und kann zu einem Gefühl der dauerhaften Überforderung führen.

Hinzu kommt: Viele Frauen erleben sich als nicht mehr belastbar, als „nicht normal", als fremd im eigenen Körper. Diese Entfremdung kann dazu führen, dass sie sich zurückziehen, soziale Kontakte abbrechen oder beginnen, über sich selbst zu schweigen.

> **Nadine, 25 Jahre**
>
> „Ich habe gelernt zu funktionieren. Zu arbeiten, zu lächeln, zu schweigen. Von außen sah alles normal aus – aber innerlich war ich ständig am Rand.
>
> Ich war erschöpft vom Aushalten, vom Verbergen, vom Immer-weitermachen. Es war, als würde ich ein Leben führen, das an mir vorbeiläuft, während mein Körper still um Hilfe ruft. Doch niemand hört es. Nicht einmal ich selbst – lange Zeit."

Diese emotionale Isolation wird häufig durch die Unsichtbarkeit der Erkrankung verstärkt. Weil man von außen „gesund" aussieht, wird das innere Leiden nicht erkannt – und damit auch nicht ernst genommen. Diese Erfahrung, nicht gesehen zu werden, zählt zu den größten seelischen Belastungen im Leben mit Endometriose.

Es ist okay, erschöpft zu sein. Sie müssen nicht immer stark sein. Auch Traurigkeit, Wut oder Angst haben ihren Platz und verdienen Mitgefühl, nicht Bewertung.

Auch Partnerschaften stehen unter Druck. Endometriose greift ein in Intimität, Sexualität, Familienplanung, gemeinsame Zukunftsvorstellungen. Schmerzen beim Geschlechtsverkehr, Hormonbehandlungen, unerfüllter Kinderwunsch oder ständige Arzttermine können Nähe erschweren – körperlich wie emotional. Viele Partner*innen fühlen sich hilflos, ausgeschlossen oder überfordert. Nicht selten entstehen Schuldgefühle, Spannungen oder Missverständnisse.

Manche Beziehungen vertiefen sich in dieser Zeit – durch Offenheit, durch gemeinsames Wachsen an der Herausforderung. Andere geraten ins Wanken. Denn das Leben mit einer chronischen Erkrankung verändert Rollenbilder, Dynamiken, Kommunikationsmuster. Wer stark sein will, kann sich oft nicht mehr zeigen. Wer helfen will, findet keine Worte. Wer liebt, erlebt vielleicht auch Wut und Ohnmacht.

> **Lukas, 38 Jahre – Partner einer Betroffenen**
>
> „Ich wollte sie verstehen. Ich wollte da sein, zuhören, helfen. Aber oft fühlte ich mich wie ein Statist in einem Drama, dessen Handlung ich nicht kannte – und in dem ich keine Rolle hatte.
>
> Ich habe gespürt, dass etwas in ihr leidet, etwas, was ich nicht greifen konnte. Und ich wusste nicht, ob mein Schweigen richtig war – oder mein Fragen. Manchmal hatte ich Angst, alles nur noch schlimmer zu machen.
>
> Gleichzeitig wollte ich nichts mehr, als dass sie sich mit mir sicher fühlt. Aber oft stand ich einfach nur daneben – sprachlos, machtlos, traurig." Es braucht Raum, Zeit und Unterstützung, um solche Spannungen zu verarbeiten. Beziehung ist in dieser Konstellation nicht selbstverständlich – sie muss gepflegt, geschützt und manchmal auch neu verhandelt werden.

Endometriose verändert das Selbstverständnis – nicht nur in Bezug auf Gesundheit, sondern auch in Bezug auf Weiblichkeit, Körperlichkeit, Sexualität und gesellschaftliche Erwartungen. Viele Betroffene empfinden ihren Körper als „versagend", „unberechenbar" oder sogar als „Feind". Das kann zu einem tiefen Gefühl von Entfremdung führen – vom eigenen Körper ebenso wie vom sozialen Umfeld.

Das Bild der „starken Frau", die alles meistert, wird dabei oft zur Falle. Viele kämpfen mit einem inneren Konflikt: zwischen dem Bedürfnis nach Ruhe und dem Druck, weiterhin zu funktionieren. Dieses permanente Aushalten zehrt an der Seele – besonders, wenn keine Erlaubnis da ist, auch einmal schwach, bedürftig oder verzweifelt zu sein.

Jasmin, 27 Jahre

„Lange habe ich gedacht, ich darf mich nicht hängen lassen. Ich muss stark sein – für mich, für andere, einfach immer funktionieren. Doch irgendwann wurde die Last zu schwer, und ich konnte nicht mehr.

Es war ein Moment der Erschöpfung, in dem ich begriff, dass Stärke auch heißt, sich Schwäche eingestehen zu dürfen. Dass es okay ist, nicht immer kämpfen zu müssen, sondern auch loszulassen und Hilfe anzunehmen." Es ist wichtig, die emotionalen und psychologischen Auswirkungen von Endometriose endlich ernst zu nehmen – und sie nicht als „Nebenschauplatz" zu behandeln. Psychotherapie, körperorientierte Verfahren, Selbsthilfegruppen und psychosoziale Beratung können helfen, das seelische Gleichgewicht wiederzufinden. Es braucht Räume, in denen die ganze Erfahrung Platz haben darf – auch die dunklen Gefühle, die Angst, die Wut, die Scham.

Auch Partner*innen sollten einbezogen werden. Sie sind nicht nur Begleiter*innen, sondern oft selbst emotional stark involviert. Ihre Fragen, Ängste und Belastungen verdienen ebenso Gehör – und Unterstützung.

Trotz aller Belastung berichten viele Frauen auch von Momenten innerer Klärung. Die Erfahrung, auf sich selbst zurückgeworfen zu sein, kann schmerzhaft – aber auch transformierend sein. Es entstehen neue Werte, neue Prioritäten, neue Wege. Nicht aus Romantisierung des Leidens – sondern aus der Notwendigkeit, sich selbst neu kennenzulernen. In diesem Prozess kann auch Resilienz entstehen: nicht als „Stärke um jeden Preis", sondern als leise, echte Kraft, mit dem zu leben, was ist – und sich darin nicht zu verlieren.

Viele Frauen mit Endometriose erleben ihren Körper zunächst als etwas, das sie enttäuscht, im Stich lässt, „verrücktspielt". Doch Resilienz entsteht oft auch durch eine neue Beziehung zum eigenen Körper – nicht als Objekt der Diagnose, sondern als lebendiges Gegenüber. *Durch Körperwahrnehmung, Achtsamkeit, Bewegung oder therapeutische Berührung kann sich wieder Vertrauen aufbauen:*

Paula, 39 Jahre

„Mein Körper ist nicht mein Feind, sondern ein Teil von mir – mit all seinen Schwächen und Stärken. Er zeigt mir, was ich brauche, auch wenn der Schmerz manchmal bleibt und mich herausfordert. Ich habe nicht aufgehört zu leiden, doch ich habe gelernt, mich in diesem Leid nicht zu verlieren. Stattdessen habe ich begonnen, meinem Körper zuzuhören und ihm mit mehr Verständnis und Mitgefühl zu begegnen. Das hat mir geholfen, wieder mehr Ruhe und Verbindung zu mir selbst zu finden."

> **Schreiben schafft inneren Raum**
>
> Ein Tagebuch, ein paar Sätze am Morgen oder Abend, ganz ohne Zensur, können helfen, Gedanken, Schmerz oder Überforderung zu sortieren. Auch freie Worte wie „Heute ist …", „Ich fühle …", „Ich wünsche mir …" können zu kleinen Ankern werden, wenn vieles in Bewegung ist. Schreiben bringt Klarheit, um sich selbst zu begegnen.

Der Weg mit Endometriose ist selten gerade. Es ist ein Weg voller Kurven, Rückschläge, innerer Kämpfe – aber auch ein Weg der Rückbesinnung, der Selbstbegegnung, der Transformation. Viele Betroffene beschreiben ihn als eine Art Initiation: in eine tiefere Selbstverantwortung, in neue Formen von Beziehung, in einen reiferen Zugang zur eigenen Weiblichkeit.

Die Seele leidet mit – oft schon lange vor der Diagnose. Endometriose kann das Selbstbild erschüttern, Beziehungen belasten, innere Isolation schaffen. Doch auch Resilienz kann wachsen: durch Selbstmitgefühl, therapeutische Räume, ehrliche Gespräche. Es ist kein Zeichen von Schwäche, Hilfe anzunehmen, sondern ein Akt der Selbstfürsorge.

Im folgenden Abschn. 1. 6 richten wir den Blick auf gesellschaftliche Strukturen und medizinische Versorgung – und fragen: Wie können Gesundheitssysteme, Arbeitgebende und Politik dazu beitragen, dass Endometriose nicht länger im Schatten steht, sondern als das anerkannt wird, was sie ist – eine tiefgreifende, systemische Herausforderung mit Körper und Seele?

1.6 Gesellschaftliches Schweigen – und der leise Wandel

Endometriose betrifft weltweit etwa jede zehnte menstruierende Person (Taylor et al. 2021) – und doch bleibt sie weitgehend unsichtbar. Diese Unsichtbarkeit ist kein Zufall, kein individuelles Versäumnis, sondern das Ergebnis, eines lange gewachsenen gesellschaftlichen Schweigens. Es ist ein Schweigen, das früh beginnt – oft bereits mit der ersten Menstruation, wenn jungen Mädchen beigebracht wird, über ihre Schmerzen zu lächeln, den Tampon diskret in der Hand zu verstecken und bloß nicht „aufzufallen".

Was mit stiller Anpassung beginnt, verfestigt sich über die Jahre: in Arztpraxen, in Klassenzimmern, im Büro, in der Partnerschaft – und nicht selten auch in den eigenen vier Wänden. Viele Frauen lernen früh, dass ihre Beschwerden nicht „wirklich schlimm" seien, dass sie „normal" seien, oder dass man „da eben durchmüsse". Und so lernen sie, zu funktionieren. Sie lernen, dass weiblicher Schmerz nicht politisch ist, sondern privat – bestenfalls zu ignorieren, schlimmstenfalls zu relativieren.

Diese gesellschaftliche Erwartung, Schmerzen still zu ertragen, speist sich aus einem kulturellen Narrativ: dass wahre Stärke im Durchhalten liege. Dass Weiblichkeit sich über Anpassung definiere. Dass Zyklusbeschwerden eben dazugehören – aber nicht laut, nicht öffentlich, nicht fordernd.

Die Folgen dieser kollektiven Verinnerlichung sind gravierend: Viele Betroffene fühlen sich nicht nur körperlich krank, sondern auch isoliert, verunsichert und unsichtbar. Die Tabuisierung der Menstruation wirkt als systemischer Verstärker von medizinischer Fehldiagnose, psychischer Belastung und mangelnder politischer Aufmerksamkeit. Denn was nicht benannt wird, wird auch nicht beforscht. Was nicht sichtbar ist, wird nicht priorisiert. Und was nicht anerkannt ist, wird nicht geschützt.

Petra, 32 Jahre

„Ich wusste jahrelang nicht, dass ich Endometriose habe. Ich dachte, ich sei einfach nicht belastbar. Dass ich übertreibe. Dass mit mir etwas nicht stimmt."

Gesellschaftliches Schweigen ist nicht neutral. Es ist nicht bloß Abwesenheit von Sprache – es ist auch Abwesenheit von Handlung.

Sichtbarwerden kann klein beginnen. Ein Gespräch mit einer Freundin, ein geteilter Text, ein Satz beim nächsten Arztbesuch: „Ich habe Endometriose – und ich wünsche mir, dass das ernst genommen wird."

Und doch: es beginnt sich etwas zu verändern. In den letzten Jahren ist ein zartes, aber wachsendes öffentliches Bewusstsein für Endometriose entstanden. Immer mehr Betroffene durchbrechen das Schweigen – sie erzählen ihre Geschichten, schreiben Bücher, gründen Initiativen, sprechen in Podcasts, fordern Raum in sozialen Netzwerken und in der politischen Debatte. Sie schaffen damit nicht nur Sichtbarkeit, sondern auch Solidarität – und ein neues kollektives Wissen.

In vielen Ländern entstehen inzwischen nationale Endometriose-Strategien, Aufklärungskampagnen, spezialisierte Zentren, eigene ICD-Klassifikationen, und in einigen Regionen sogar arbeitsrechtliche Schutzregelungen. Was lange als individuelles Schicksal galt, wird zunehmend als gesellschaftliche Herausforderung verstanden.

> **Patrizia, 38 Jahre**
>
> „Früher hielt ich meine Stille für Stärke. Ich dachte, wenn ich alles mit mir selbst ausmache, bin ich stark. Heute weiß ich: Wahre Stärke zeigt sich, wenn ich mich zeige – mit allem, was ist."

> **Eline, 34 Jahre.**
>
> „Endometriose hat mich verändert. Ja. Aber sie hat mich nicht gebrochen. Ich habe gelernt, mich mitzuteilen – mit meiner Geschichte, meinem Schmerz, meinem Erleben. Und genau dadurch bin ich nicht mehr allein."

Der leise gesellschaftliche Wandel ist ein Anfang. Aber er reicht nicht. Denn individuelle Geschichten können Strukturen sichtbar machen – aber nicht allein verändern. Was es braucht, ist ein systematisches, interdisziplinäres Umdenken in Bildung, Gesundheitspolitik, Forschung und Arbeitswelt. Ein Wandel, der nicht vom guten Willen Einzelner abhängt – sondern als gesellschaftlicher Auftrag verstanden wird.

Zentrale Handlungsfelder:

- *Schulische Bildung:* Menstruation, Zykluswissen und reproduktive Gesundheit gehören in den Lehrplan – nicht als Fußnote im Biologieunterricht, sondern als selbstverständlicher Bestandteil von Körperwissen und Gesundheitskompetenz.
- *Medizinische Aus- und Weiterbildung:* Die Lehrpläne für Medizinstudierende, Pflegekräfte und Psychotherapeutinnen müssen die Komplexität von Endometriose abbilden – interdisziplinär, praxisnah und patientinnenzentriert.
- *Forschung:* Es braucht deutlich mehr öffentliche und private Fördermittel für die Endometrioseforschung – in den Bereichen Schmerzmedizin, Psychosomatik, Immunologie, Reproduktionsmedizin und Public Health.
- *Gesundheitspolitik:* Nationale Gesundheitsstrategien müssen Endometriose als chronische Erkrankung anerkennen – mit klar definierten Versorgungswegen, finanzieller Absicherung, und einem barrierearmen Zugang zu spezialisierter Behandlung.
- *Arbeitswelt:* Unternehmen und Gesetzgeber müssen chronische Erkrankungen wie Endometriose in arbeitsrechtliche Rahmenbedingungen integrieren – etwa durch flexible Arbeitszeitmodelle, mehr Sensibilisierung im Betrieb und niedrigschwellige Unterstützungsangebote.

Sprache ist mehr als Ausdruck – sie ist Handlung. Wer über Endometriose spricht, verändert Realität. Allein das Wort auszusprechen im Gespräch, beim Arzttermin, im Büro, kann ein Akt von Sichtbarkeit sein. Auch scheinbar kleine Formulierungen haben Wirkung:

Statt „Ich habe Bauchweh" zu sagen: „Ich habe Endometriose und Schmerzen."

Statt „Das ist unangenehm": „Das ist schmerzhaft." So entsteht ein neues Klima – eines, das nicht nur Symptome benennt, sondern Erfahrungen anerkennt.

So wichtig institutionelle Reformen sind – echter Wandel beginnt im Alltag. Im Gespräch zwischen Freund*innen. Im mutigen Satz in der Arztpraxis: *„Ich habe das Gefühl, ich werde nicht gehört." Im Blick auf die Tochter, der man sagt: „Dein Schmerz ist real. Und du darfst darüber sprechen."*

Dieser Kulturwandel ist nicht laut. Aber er ist konsequent. Er verändert nicht nur das gesellschaftliche Klima – sondern auch die individuelle Erfahrung von Krankheit. Denn wer gehört wird, kann heilen. Und wer gesehen wird, muss nicht länger schweigen.

Das Schweigen war nicht Ihr Fehler.

Wenn Ihr Schmerz übersehen oder nicht ernst genommen wurde, dann lag das nicht an Ihnen. Ihre Erfahrung zählt – und sie verdient es, gehört zu werden.

Jede Frau, die sich zeigt, teilt mehr als ihre Geschichte. Sie schenkt ein neues Bild von Stärke, ein anderes Narrativ.

Wenn heute eine junge Person hört: *„Du bildest dir das nicht ein. Dein Schmerz ist real."* – dann beginnt Veränderung. Vielleicht nicht sofort. Aber sie beginnt – und sie wirkt.

Sichtbarkeit ist kein Selbstzweck. Sie ist ein Geschenk – an die, die nach uns kommen.
Damit nicht jede Generation erst leiden muss, bevor sie verstanden wird.

Endometriose ist keine Privatsache.
Sie ist ein gesellschaftliches Thema – medizinisch, politisch, strukturell.
Schweigen schützt nicht. Es isoliert.

Sichtbarkeit aber schafft Verbindung:
Sie bringt Aufklärung, Verständnis – und Solidarität.
Jede Stimme, die sich zeigt, ist Teil des Wandels.

Denn kollektive Veränderung beginnt oft mit individuellem Mut.

Im folgenden Abschn. 1. 7 richten wir den Blick auf die Wissenschaft. Was sind die Erkenntnisse und Fortschritte?

1.7   Was sagt die Wissenschaft? Erkenntnisse, Fortschritte und offene Fragen

Endometriose gehört zu den am häufigsten auftretenden gynäkologischen Erkrankungen – und gleichzeitig zu den am meisten unterschätzten (Endometriosis, o. J.). Obwohl die Krankheit bereits im 19. Jahrhundert erstmals medizinisch beschrieben wurde, bestehen bis heute erhebliche Versorgungslücken. Betroffene sehen sich weiterhin mit langen Diagnosewegen, unzureichender Aufklärung und einer Behandlung konfrontiert, die häufig auf dem Prinzip von Versuch und Irrtum basiert.

Die Ursachen dafür sind vielfältig – doch zentral ist: Endometriose war über Jahrzehnte hinweg kein medizinisches Forschungsfeld mit Priorität. Erst in den letzten zwei Jahrzehnten ist ein spürbarer wissenschaftlicher Aufbruch zu verzeichnen, der der komplexen Realität der Betroffenen zunehmend gerecht wird. Die Forschung nähert sich dabei dem an, was Patientinnen oft intuitiv längst wissen: Endometriose ist keine isolierte „Frauenkrankheit", sondern ein vielschichtiges, systemisches Geschehen – mit immunologischen, neurologischen, hormonellen und genetischen Dimensionen.

Bei Endometriose siedelt sich Gewebe, das der Gebärmutterschleimhaut ähnelt, außerhalb der Gebärmutter an – etwa an den Eierstöcken, im Douglas-Raum, auf dem Bauchfell, an Darm, Blase, Zwerchfell oder sogar an weiter entfernten Organen. Diese Herde verhalten sich wie Endometrium: Sie bauen sich im Zyklus auf, bluten bei der Menstruation mit – können aber nicht abfließen. Dadurch entstehen chronische Entzündungen, Zysten, Narben und Verwachsungen.

Das Ausmaß der Beschwerden steht jedoch oft in keinem linearen Verhältnis zu dem, was sich operativ oder bildgebend nachweisen lässt (Saunders & Horne 2021). Manche Betroffene mit kleineren Läsionen leiden unter extremen Schmerzen, andere mit ausgedehnter Endometriose spüren kaum Symptome. Diese Diskrepanz ist eine der größten Herausforderungen für Forschung und Praxis.

In den letzten Jahren haben sich verschiedene Forschungsrichtungen etabliert, die Endometriose nicht mehr als rein gynäkologische, sondern als systemische Erkrankung begreifen.

Einige Schlüsselbereiche:

1. *Immunologische Faktoren*
   Viele Studien deuten darauf hin, dass das Immunsystem bei Endometriose anders funktioniert als bei Gesunden (Abramiuk et al. 2022). Makrophagen – eigentlich zuständig für die Beseitigung von „fehlplatziertem" Gewebe – scheinen bei Endometrioseherden paradoxerweise deren Wachstum zu fördern (Jeljeli et al. 2020). Auch erhöhte Spiegel entzündungsfördernder Zytokine wurden festgestellt. Die chronische Entzündungsbereitschaft gilt mittlerweile als zentrales Merkmal der Erkrankung.

2. *Genetik und familiäre Häufung*
   Eine genetische Prädisposition gilt als wahrscheinlich: Wenn Mutter oder Schwester betroffen sind, erhöht sich auch das eigene Risiko. Genome-wide association studies (GWAS) haben erste Genloci identifiziert (Rahmioglu et al. 2023 & Shigesi et al. 2025), die mit Endometriose in Verbindung stehen – insbesondere solche, die an Immunregulation, Hormonstoffwechsel und Zelladhäsion beteiligt sind. Die genetische Komponente wird künftig auch bei der Entwicklung individualisierter Therapieansätze eine Rolle spielen.

3. *Neurologie und Schmerzgedächtnis*
   Endometriose ist eine Erkrankung mit hohem Schmerzpotenzial – aber nicht nur aufgrund der Läsionen selbst. Chronische Schmerzen können das zentrale Nervensystem so verändern, dass auch nach Entfernung der Herde Schmerzen bestehen bleiben (zentralisierte Schmerzverarbeitung). Diese neurobiologischen Veränderungen führen zu einem Schmerzgedächtnis – ein Phänomen, das in der Schmerzmedizin zunehmend in den Fokus rückt.

4. *Hormonelle Regulation*
   Endometriose ist östrogenabhängig – das erklärt auch, warum hormonelle Therapien in vielen Fällen wirken. Gestagene oder GnRH-Analoga können das Fortschreiten der Erkrankung verlangsamen (Vannuccini et al. 2022). Allerdings sind diese Therapien nicht für alle geeignet: Nebenwirkungen, Kinderwunsch und individuelle hormonelle Reaktionen machen die Behandlung komplex. Zudem zeigen neue Studien, dass sich auch lokale Hormonumgebungen in den Endometrioseherden von der systemischen Hormonlage unterscheiden können.
   Die Laparoskopie gilt derzeit als Goldstandard der Diagnostik – sie ermöglicht Sichtbefund und gegebenenfalls sofortige chirurgische Intervention. Doch die Invasivität dieses Verfahrens ist hoch, und viele Frauen erleben eine jahrelange Odyssee bis zu diesem Punkt.

Deshalb arbeitet die Forschung intensiv an alternativen Diagnosemethoden:

- Blutbasierte Biomarker (z. B. CA-125, Mikro-RNAs) zur frühzeitigen Erkennung
- Liquid Biopsy: Analyse zirkulierender RNA, DNA und Proteine
- Nichtinvasive Bildgebung: verbesserte Ultraschalltechniken, funktionelle MRT-Verfahren
- Mikrobiom-Analysen, die Zusammenhänge zwischen Darmflora und entzündlicher Aktivität untersuchen

Diese Fortschritte sind vielversprechend – noch befinden sich viele Ansätze in der Studienphase, doch die klinische Anwendung rückt näher.

Multimodale Therapie: der ganzheitliche Weg

Die Behandlung von Endometriose folgt heute keinem einheitlichen Schema, sondern orientiert sich an individuellen Symptomen, Lebensplänen und Co-Morbiditäten.

Bewährt haben sich multimodale Konzepte, die verschiedene Ebenen integrieren:

- *Medikamentöse Hormontherapie:* zur Zyklusunterdrückung und Rückbildung aktiver Herde
- *Chirurgie:* zur Entfernung von Läsionen, Zysten und Verwachsungen
- *Spezialisierte Schmerztherapie:* inkl. transkutaner elektrischer Nervenstimulation (TENS), medikamentöser Kombinationstherapien
- *Psychotherapie:* zur Unterstützung bei chronischer Belastung, Schmerzverarbeitung, sexuellen Funktionsstörungen
- *Physiotherapie/Beckenbodentraining:* bei myofaszialen Dysfunktionen
- *Ernährungsmedizin/Lifestyle-Modifikation:* anti-entzündliche Diäten, Mikronährstofftherapie, Achtsamkeit, Yoga

Weltweit entstehen spezialisierte Endometriosezentren, Registerstudien, interdisziplinäre Forschungsnetzwerke. Besonders richtungsweisend sind Entwicklungen wie:

- *Partizipative Forschung:* Betroffene werden aktiv in Studiengestaltung und Interpretation eingebunden – ein Paradigmenwechsel, der zu praxisnäheren Ergebnissen führt.
- *Personalisierte Medizin:* Genetische, epigenetische und molekulare Profile sollen künftig helfen, individuell passende Therapien zu entwickeln.

- *Digitale Gesundheit:* Apps und Tracker zur Symptomverfolgung liefern wichtige Daten – und unterstützen Patientinnen im Selbstmanagement.
- *Forschung zu sozialen Determinanten:* Endometriose wird zunehmend auch unter geschlechtspolitischen, sozialen und arbeitsrechtlichen Aspekten erforscht.

Trotz aller Erfolge bleibt vieles zu tun. Es fehlen noch immer flächendeckende Aufklärung, verlässliche Versorgungsstrukturen und spezifische Fortbildungen für Ärzt*innen. Auch die Forschung braucht eine stärkere Förderung – insbesondere in Bereichen, die jenseits der klassischen Schulmedizin liegen, wie Schmerzforschung, Psychoneuroimmunologie oder Umweltmedizin.

> **Eva, 35 Jahre alt**
>
> «Ich wünsche mir, dass unsere Töchter in einer Welt aufwachsen, in der weibliche Gesundheit sichtbar, selbstverständlich und ernst genommen wird."

Endometriose ist ein medizinisches, gesellschaftliches und politisches Thema. Und Wissenschaft allein kann nicht heilen – aber sie kann sichtbar machen, was lange übersehen wurde. Sie kann Orientierung geben, wo Unsicherheit herrscht. Und sie kann Hoffnung stiften – auf eine Versorgung, die nicht nur behandelt, sondern versteht.

Forschung ist unverzichtbar – doch Ihr Erleben ist ebenso bedeutend.

Die Wissenschaft kann erklären, aber Ihr Körper erzählt eine ganz eigene, individuelle Geschichte.

Die Endometrioseforschung entwickelt sich weiter: interdisziplinär, partizipativ, systemisch. Erkenntnisse aus Immunologie, Schmerzforschung und Diagnostik eröffnen neue Wege. Doch Wissen allein reicht nicht.

Heilung braucht mehr – eine Versorgung, die zugänglich ist. Fachkräfte, die zuhören. Und eine Haltung, die das Wissen der Betroffenen nicht nur anerkennt, sondern als essenziellen Teil der Lösung versteht.

Literatur

Abramiuk, M., Grywalska, E., Małkowska, P., Sierawska, O., Hrynkiewicz, R., & Niedźwiedzka-Rystwej, P. (2022). The Role of the Immune System in the Development of Endometriosis. *Cells, 11*(13), 2028. https://doi.org/10. 3390/cells11132028

Abril-Coello, R., Correyero-León, M., Ceballos-Laita, L., & Jiménez-Barrio, S. (2023). Benefits of physical therapy in improving quality of life and pain associated with endometriosis: A systematic review and meta-analysis. *International Journal of Gynaecology and Obstetrics: The Official Organ of the International Federation of Gynaecology and Obstetrics*, 162(1), 233–243. https://doi. org/10. 1002/ ijgo. 14645

As-Sanie, S., Mackenzie, S. C., Morrison, L., Schrepf, A., Zondervan, K. T., Horne, A. W., & Missmer, S. A. (2025). Endometriosis: A Review. *JAMA*, 334(1), 64–78. https://doi. org/10. 1001/jama. 2025. 2975

Bulun, S. E., Yilmaz, B. D., Sison, C., Miyazaki, K., Bernardi, L., Liu, S., Kohlmeier, A., Yin, P., Milad, M., & Wei, J. (2019). Endometriosis. *Endocrine Reviews*, 40(4), 1048–1079. https://doi. org/10. 1210/er. 2018-00242

Cosgriff, L., Ramanathan, A., & Iglesia, C. B. (2024). Pelvic Floor Disorders and Sexual Function: A Review. *Obstetrics and Gynecology Clinics of North America*, 51(2), 241–257. https://doi. org/10. 1016/j. ogc. 2024. 02. 001

Crump, J., Suker, A., & White, L. (2024). Endometriosis: A review of recent evidence and guidelines. *Australian Journal of General Practice*, 53(1–2), 11–18. https://doi. org/10. 31128/AJGP/04-23-6805

Davenport, S., Smith, D., & Green, D. J. (2023). Barriers to a Timely Diagnosis of Endometriosis: A Qualitative Systematic Review. Obstetrics & Gynecology, 142(3), 571. https://doi.org/10.1097/AOG.0000000000005255

De Corte, P., Klinghardt, M., von Stockum, S., & Heinemann, K. (2025). Time to Diagnose Endometriosis: Current Status, Challenges and Regional Characteristics-A Systematic Literature Review. *BJOG: An International Journal of Obstetrics and Gynaecology*, 132(2), 118–130. https://doi. org/10. 1111/1471-0528. 17973

Del Forno, S., Arena, A., Pellizzone, V., Lenzi, J., Raimondo, D., Cocchi, L., Paradisi, R., Youssef, A., Casadio, P., & Seracchioli, R. (2021). Assessment of levator hiatal area using 3D/4D transperineal ultrasound in women with deep infiltrating endometriosis and superficial dyspareunia treated with pelvic floor muscle physiotherapy: Randomized controlled trial. *Ultrasound in Obstetrics & Gynecology: The Official Journal of the International Society of Ultrasound in Obstetrics and Gynecology*, 57(5), 726–732. https://doi. org/10. 1002/uog. 23590

Del Forno, S., Cocchi, L., Arena, A., Pellizzone, V., Lenzi, J., Raffone, A., Borghese, G., Paradisi, R., Youssef, A., Casadio, P., Raimondo, D., & Seracchioli, R. (2023). Effects of Pelvic Floor Muscle Physiotherapy on Urinary, Bowel, and Sexual Functions in Women with Deep Infiltrating Endometriosis: A Randomized Controlled Trial. *Medicina (Kaunas, Lithuania)*, 60(1), 67. https://doi. org/10. 3390/medicina60010067

Del Forno, S., Raspollini, A., Doglioli, M., Andreotti, A., Spagnolo, E., Lenzi, J., Borghese, G., Raimondo, D., Arena, A., Rodriguez, E., Hernandez, A., Govoni, F., & Seracchioli, R. (2024). Painful sexual intercourse, quality of life and sexual function in patients with endometriosis: Not just deep dyspareunia. *Archives of Gynecology and Obstetrics*, 310(4), 2091–2100. https://doi. org/10. 1007/ s00404-024-07643-7

Della Corte, L., Di Filippo, C., Gabrielli, O., Reppuccia, S., La Rosa, V. L., Ragusa, R., Fichera, M., Commodari, E., Bifulco, G., & Giampaolino, P. (2020). The Burden of Endometriosis on Women's Lifespan: A Narrative Overview on Quality of Life and Psychosocial Wellbeing. *International Journal of Environmental Research and Public Health, 17*(13), 4683. https://doi. org/10. 3390/ ijerph17134683

Donnez, J., Stratopoulou, C. A., & Dolmans, M.-M. (2024). Endometriosis and adenomyosis: Similarities and differences. *Best Practice & Research. Clinical Obstetrics & Gynaecology, 92*, 102432. https://doi. org/10. 1016/j. bpobgyn. 2023. 102432

Endometriosis. (o. J.). Abgerufen 23. Juli 2025, von https://www. who. int/newsroom/fact-sheets/detail/endometriosis

Facchin, F., Buggio, L., & Saita, E. (2020). Partners' perspective in endometriosis research and treatment: A systematic review of qualitative and quantitative evidence. *Journal of Psychosomatic Research, 137*, 110213. https://doi. org/10. 1016/j. jpsychores. 2020. 110213

Giudice, L. C., Oskotsky, T. T., Falako, S., Opoku-Anane, J., & Sirota, M. (2023). Endometriosis in the era of precision medicine and impact on sexual and reproductive health across the lifespan and in diverse populations. *The FASEB Journal, 37*(9), e23130. https://doi. org/10. 1096/fj. 202300907

Griffiths, M. J., Horne, A. W., Gibson, D. A., Roberts, N., & Saunders, P. T. K. (2024). Endometriosis: Recent advances that could accelerate diagnosis and improve care. *Trends in Molecular Medicine, 30*(9), 875–889. https://doi. org/10. 1016/j. molmed. 2024. 06. 008

Jeljeli, M., Riccio, L. G. C., Chouzenoux, S., Moresi, F., Toullec, L., Doridot, L., Nicco, C., Bourdon, M., Marcellin, L., Santulli, P., Abrão, M. S., Chapron, C., & Batteux, F. (2020). Macrophage Immune Memory Controls Endometriosis in Mice and Humans. *Cell Reports, 33*(5), 108325. https://doi. org/10. 1016/j. celrep. 2020. 108325

Liel, M. (2021). *Endometriose und Psyche: Ursachen, Auswirkungen und Bewältigungsstrategien.* Komplett-Media.

Norinho, P., Martins, M. M., & Ferreira, H. (2020). A systematic review on the effects of endometriosis on sexuality and couple's relationship. *Facts, Views & Vision in ObGyn, 12*(3), 197–205.

Privitera, G., O'Brien, K., Misajon, R., & Lin, C.-Y. (2023). Endometriosis Symptomatology, Dyspareunia, and Sexual Distress Are Related to Avoidance of Sex and Negative Impacts on the Sex Lives of Women with Endometriosis. *International Journal of Environmental Research and Public Health, 20*(4), 3362. https://doi. org/10. 3390/ijerph20043362

Rahmioglu, N., Mortlock, S., Ghiasi, M., Møller, P. L., Stefansdottir, L., Galarneau, G., Turman, C., Danning, R., Law, M. H., Sapkota, Y., Christofidou, P., Skarp, S., Giri, A., Banasik, K., Krassowski, M., Lepamets, M., Marciniak, B., Nõukas, M., Perro, D., … Zondervan, K. T. (2023). The genetic basis of endometriosis and comorbidity with other pain and inflammatory conditions. *Nature Genetics*, *55*(3), 423–436. https://doi. org/10. 1038/s41588-023-01323-z

Raveendran, A. V., & Rajini, P. (2024). Vaginismus: Diagnostic Challenges and Proposed Diagnostic Criteria. *Balkan Medical Journal*, *41*(1), 80–82. https://doi. org/10. 4274/balkanmedj. galenos. 2023. 2022-9-62

Riedl, M. (2006). *Yoni-Massage: Entdecke die Quellen weiblicher Liebeslust; [sinnlich, energetisch, spirituell]* (Orig.-Ausg). Nietsch.

Saunders, P. T. K., & Horne, A. W. (2021). Endometriosis: Etiology, pathobiology, and therapeutic prospects. *Cell*, *184*(11), 2807–2824. https://doi. org/10. 1016/j. cell. 2021. 04. 041

Shigesi, N., Harris, H. R., Fang, H., Ndungu, A., Lincoln, M. R., International Endometriosis Genome Consortium, 23andMe Research Team, Cotsapas, C., Knight, J., Missmer, S. A., Morris, A. P., Becker, C. M., Rahmioglu, N., & Zondervan, K. T. (2025). The phenotypic and genetic association between endometriosis and immunological diseases. *Human Reproduction (Oxford, England)*, *40*(6), 1195–1209. https://doi. org/10. 1093/humrep/deaf062

Taylor, H. S., Kotlyar, A. M., & Flores, V. A. (2021). Endometriosis is a chronic systemic disease: Clinical challenges and novel innovations. *Lancet (London, England)*, *397*(10276), 839–852. https://doi. org/10. 1016/S0140-6736(21)00389-5

Vannuccini, S., Clemenza, S., Rossi, M., & Petraglia, F. (2022). Hormonal treatments for endometriosis: The endocrine background. *Reviews in Endocrine & Metabolic Disorders*, *23*(3), 333–355. https://doi. org/10. 1007/s11154-021-09666-w

Volcheck, M. M., Graham, S. M., Fleming, K. C., Mohabbat, A. B., & Luedtke, C. A. (2023). Central sensitization, chronic pain, and other symptoms: Better understanding, better management. *Cleveland Clinic Journal of Medicine*, *90*(4), 245–254. https://doi. org/10. 3949/ccjm. 90a. 22019

2

Beckenbodenphysiotherapie als Schlüssel zur Schmerzlinderung

Wenn Schmerzen chronisch werden, verändert sich oft auch das Verhältnis zum eigenen Körper. Berührung kann sich fremd, sogar bedrohlich anfühlen – und doch liegt genau darin eine kraftvolle Ressource. Dieses Kapitel widmet sich der heilsamen Wirkung von Massage und Körperarbeit bei Endometriose: vom Nacken bis zum Becken, von der Faszie bis zur Seele.

Insbesondere die vaginale Behandlung bietet die Möglichkeit, tief liegende Verspannungen zu lösen und Schmerzen direkt dort zu begegnen, wo sie entstehen. Spezialisierte Methoden – wie die vaginale Massage der Beckenbodenmuskulatur – und achtsame Berührungen an Bauch, Rücken, Beinen und Gesicht helfen nicht nur körperlich, sondern auch emotional. Sie können das Nervensystem beruhigen, Ängste abbauen und das Vertrauen in den eigenen Körper langsam wieder aufbauen.

Wärme, Selbstmassage und ein geschützter Raum können zu Ritualen der Selbstfürsorge werden – kleine Anker im Alltag, die Halt geben. Auch

Ergänzende Information Die elektronische Version dieses Kapitels enthält Zusatzmaterial, auf das über folgenden Link zugegriffen werden kann https://doi.org/10.1007/978-3-662-72774-4_2. Die Videos lassen sich durch Anklicken des DOI Links in der Legende einer entsprechenden Abbildung abspielen, oder indem Sie diesen Link mit der SN More Media App scannen.

A. Falconnier und V. Schulte, *Endometriose verstehen und bewältigen*,
https://doi.org/10.1007/978-3-662-72774-4_2

Partner*innen können durch Anleitung und Kommunikation einfühlsam einbezogen werden. Dieses Kapitel zeigt, wie achtsame Berührung nicht nur ein Werkzeug der Linderung ist, sondern zu einem Schlüssel für Selbstbestimmung, Heilung und neue Lebensqualität werden kann – ein Weg, um den eigenen Körper nicht länger als Feind, sondern als Verbündeten zu erleben.

Die Schmerzen der meisten Frauen mit Endometriose sind so intensiv, dass sie ihren Alltag und die Lebensfreude stark beeinträchtigen (Maulenkul et al. 2024). Hier bieten eine Ganzkörper-Massage und vaginale Behandlung einen Lichtblick – sie sind nicht nur Methoden zur Entspannung, sondern wertvolle Instrumente zur Schmerzlinderung und zur Förderung der Heilung.

Endometriose verursacht starke Schmerzen und führt häufig dazu, dass sich Ihre Beckenbodenmuskulatur dauerhaft verspannt (Muallem et al. 2023). Diese Verspannungen schränken die Durchblutung ein und verstärken den Schmerz – ein echter Teufelskreis.

Wenn zusätzlich ein sexuelles Trauma vorhanden ist, wird der Zugang zu diesem sensiblen Bereich noch schwieriger. Gefühle von Scham und die Narben emotionaler Verletzungen machen es oft schwer, den eigenen Körper als Quelle von Wohlbefinden wahrzunehmen.

Stellen Sie sich vor, wie eine sanfte, aber gezielte Massage die tiefen Schichten Ihres Gewebes erreicht und Verspannungen löst. Diese Berührung lindert nicht nur den körperlichen Schmerz, sondern unterstützt auch Ihren emotionalen Heilungsprozess. Berührungen schenken ein tiefes Gefühl von Liebe und Selbstzuwendung.

Vielleicht haben Sie sich selbst über Jahre nicht mehr liebevoll berührt oder sich Zuwendung geschenkt. Das führt oft dazu, dass die Körperwahrnehmung abnimmt und der positive Bezug zum eigenen Intimbereich verloren geht. Durch achtsame Berührung kann dieser liebevolle Zugang zum Körper wiedergefunden werden.

Sara, 24 Jahre

Sara, eine meiner Patientinnen, hatte mit genau diesen Themen zu kämpfen. Ihr Leben war geprägt von Endometriose und den tiefen Narben einer traumatischen Erfahrung. Im Alter von 18 Jahren wurde sie vergewaltigt und währenddessen stark gewürgt. Dieses erschütternde Erlebnis, kombiniert mit den anhaltenden Schmerzen der Endometriose, führte dazu, dass sie sich von ihrem Körper entfremdete und ihn vor allem als Quelle von Schmerz und Leid wahrnahm.

Durch die behutsame Körperarbeit begann Sara jedoch Schritt für Schritt, eine neue Verbindung zu sich selbst aufzubauen. Sie konnte nicht nur körperliche Verspannungen lösen, sondern auch ein tieferes Gefühl von Heilung und Selbstliebe erfahren.

Zu Beginn der Therapie war es deutlich spürbar, wie Saras Körper gegen jede Berührung ankämpfte, besonders im Bereich des Halses und des Intimbereichs. In einer geschützten Atmosphäre, mit sanftem Licht und entspannender Musik, arbeiteten wir gemeinsam daran, dass sie während der Behandlungen mehr und mehr in der Lage war, sich zu entspannen und den Kontakt zu ihrem Körper wieder zu spüren.

Der Wendepunkt kam, als sie begann, sich auf ihren Heilungsprozess zu konzentrieren – insbesondere durch vaginale Massagen, die speziell darauf abzielten, die Verspannungen im Beckenbereich zu lösen. Diese Massagen waren viel mehr als bloße körperliche Berührungen. Ich spürte, wie sich ein tiefer Akt der Befreiung vollzog – ein Loslassen von alten Schmerzen und Traumata, die über Jahre hinweg in ihrem Körper gespeichert waren. Jede Berührung schien eine Schicht von Angst und Schmerz abzutragen, und Sara begann langsam, ihren Körper wieder zu spüren und als ihren eigenen anzunehmen.

Saras Geschichte ist eine von vielen, die zeigen, wie wichtig es ist, den Körper in seiner Gesamtheit zu sehen – als Ort, der sowohl physische als auch emotionale Wunden tragen kann. Ihre Reise zur Heilung ist ein kraftvolles Zeugnis dafür, dass es möglich ist, aus den Tiefen des Schmerzes und der Trauer wieder aufzutauchen und einen Weg zu finden, sich selbst wieder zu lieben und zu schätzen.

Gibt es auch bei Ihnen seelische Wunden? Gibt es Punkte, welche Sie einengen? Starten Sie den Weg und suchen Sie sich einen liebevollen Umgang mit Ihnen selbst!

Für viele Menschen mit Endometriose gehören chronische Schmerzen zum Alltag. Diese Schmerzen beschränken sich jedoch längst nicht nur auf die Tage der Menstruation oder die Regionen, in denen sich Endometrioseherde befinden (Karp & Stratton 2023). Viele Betroffene erleben ein breites Spektrum an Beschwerden: Schmerzen beim Geschlechtsverkehr, beim Sitzen, beim Wasserlassen, beim Stuhlgang oder ganz allgemein ein diffuses Druck- oder Brenngefühl im Becken. Was diese Schmerzen oft gemeinsam haben: Sie hängen nicht nur mit den Endometrioseherden selbst zusammen, sondern mit muskulären Spannungszuständen im Beckenboden.

Die meisten gynäkologischen Behandlungen richten den Fokus auf die hormonelle oder chirurgische Behandlung der Endometriose. Was dabei oft übersehen wird: Der Körper reagiert auf chronische Schmerzen, innere Entzündungen und Operationen mit Schutzmechanismen – einer davon ist die dauerhafte Anspannung des Beckenbodens. Im Laufe der Zeit kann sich ein sogenanntes myofasziales Schmerzsyndrom entwickeln (Phan et al. 2021), bei dem verspannte Muskeln und gereizte Nerven zusätzliche Schmerzen verursachen – unabhängig von aktiven Endometrioseherden.

Hier setzt die Beckenbodenphysiotherapie an. Sie ist weit mehr als nur ein „Beckenbodentraining", wie es nach der Geburt empfohlen wird. Vielmehr handelt es sich um eine spezialisierte therapeutische Methode, die darauf abzielt, Verspannungen zu erkennen, Triggerpunkte zu behandeln und den Körper wieder in ein Gleichgewicht zu bringen. Für viele Endometriose-Patientinnen ist die gezielte Arbeit mit dem Beckenboden ein entscheidender Baustein auf dem Weg zur Schmerzlinderung und mehr Lebensqualität (Mansfield et al. 2022).

In diesem Kapitel erfahren Sie:

- warum der Beckenboden bei Endometriose so oft betroffen ist,
- wie Verspannungen und Triggerpunkte entstehen,
- wie vaginale Massagen gezielt zur Entspannung beitragen können,
- welche Selbsthilfemethoden Sie zu Hause anwenden können,
- und wie Sie Beckenbodenarbeit mit Achtsamkeit und Resilienztraining kombinieren.

Wenn Sie bereits viele Therapien ausprobiert haben und sich fragen, warum die Schmerzen trotzdem bleiben – dann könnte der Beckenboden ein fehlendes Puzzlestück sein. Dieses Kapitel möchte Ihnen zeigen, wie Sie diesen Bereich des Körpers besser verstehen und gezielt unterstützen können.

2.1   Warum der Beckenboden so wichtig ist

Der Beckenboden (Abb. 2.1) ist eine komplexe, aber oft übersehene Muskelgruppe, die wie ein fein abgestimmtes Netz am unteren Ende des Rumpfes liegt. Sie erstreckt sich zwischen Schambein, Steißbein und den beiden Sitzbeinhöckern – ähnlich einer Hängematte, die alles im Beckenbereich stützt. Dieser Muskelverbund erfüllt lebenswichtige Aufgaben: Er hält Blase, Gebärmutter und Enddarm an Ort und Stelle, sichert die Kontrolle über Urin und Stuhlgang und spielt eine zentrale Rolle beim Geschlechtsverkehr sowie bei Schwangerschaft und Geburt. Dazu stützt er das Becken.

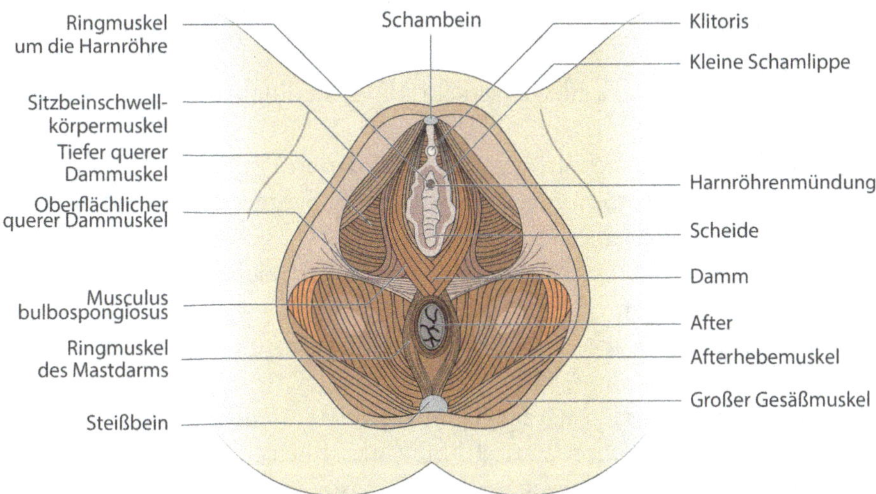

Abb. 2.1 Weibliche Beckenbodenmuskulatur nach „Beckenbodengymnastik" von H. Höfler. Darstellung der wichtigsten Muskeln des Beckenbodens zur Veranschaulichung von Lage und Funktion

Für Frauen mit Endometriose ist der Beckenboden besonders relevant und zugleich besonders verletzlich. Die ständige Reizung durch Entzündungsprozesse, Operationen, Vernarbungen oder Verwachsungen führt nicht selten zu einer dauerhaften Anspannung dieses Muskelsystems (Del Forno et al. 2021). Diese Anspannung entsteht oft unbewusst als Schutzreaktion des Körpers auf Schmerz – vergleichbar mit einem ständigen Zusammenziehen der Schultern bei Stress. Auch emotionale Belastungen wie Scham, Angst oder traumatische Erlebnisse – etwa durch schmerzhafte gynäkologische Untersuchungen, langjährige Fehldiagnosen oder sexualisierte Gewalt (Dugan et al. 2023) können sich körperlich im Beckenboden niederschlagen.

Ein gesunder Beckenboden arbeitet im Einklang mit Atmung, Haltung und Bewegung. Er ist elastisch, durchblutet und in der Lage, sich sowohl anzuspannen als auch zu entspannen. Bei chronischen Schmerzen – wie sie bei Endometriose häufig auftreten – verliert er diese Flexibilität. Die Folge sind muskuläre Dysbalancen (Moreira da Cunha et al. 2024), sogenannte myofasziale Triggerpunkte, Druck- und Brennschmerzen oder ein ständiges Gefühl von innerem Zug und Enge.

Die Beschwerden, die daraus entstehen, sind vielfältig – und oft nicht direkt als „Beckenbodenproblem" erkennbar.

Dazu gehören:

- Schmerzen beim Geschlechtsverkehr (Dyspareunie), besonders bei tiefer Penetration
- Schmerzen beim Sitzen, insbesondere auf harten Flächen
- Probleme beim Wasserlassen oder Stuhlgang (Schmerzen, Harndrang, unvollständige Entleerung)
- Ein Ziehen im unteren Rücken, das keiner orthopädischen Ursache zugeordnet werden kann
- Ein Gefühl von Druck, Schwere oder innerer Unruhe im Becken

Diese Symptome werden häufig fehlinterpretiert – entweder als rein gynäkologisch oder als psychosomatisch. In Wirklichkeit liegt die Ursache nicht selten in einem dauerhaft verspannten, überlasteten oder überempfindlichen Beckenboden. Gerade bei Endometriose kann sich daraus ein zusätzlicher Schmerzkreislauf entwickeln: *Der Schmerz führt zu Anspannung, die Anspannung verstärkt die Schmerzen, ein Teufelskreis, der ohne gezielte Therapie schwer zu durchbrechen ist (Butler und Moseley 2016).*

Die gute Nachricht ist: Der Beckenboden ist trainierbar – nicht nur im Sinne von Kräftigung, sondern vor allem im Sinne von Wahrnehmung, Entspannung und Koordination. Eine gut geführte Beckenbodenphysiotherapie kann helfen, die Selbstregulation des Körpers wiederherzustellen, chronische Spannungen zu lösen und langfristig das Schmerzempfinden zu verändern (Moreira da Cunha et al. 2024).

Für viele Betroffene ist das bewusste Arbeiten mit dem Beckenboden der Moment, in dem sie das Gefühl zurückgewinnen, selbst etwas tun zu können – nicht gegen den Schmerz, sondern mit dem Körper. Genau darin liegt das heilende Potenzial dieser oft unterschätzten Muskelgruppe.

Clara, 34 Jahre

Ich wusste gar nicht, dass man so verkrampft sein kann, ohne es zu merken. Ich dachte, das seien einfach meine ‚Endometriose-Schmerzen'. Erst durch die Beckenbodenphysiotherapie habe ich verstanden, dass mein Körper bereits seit Jahren im Dauerspannungsmodus war.

2.2 Verspannungen und Triggerpunkte – Ursachen für Schmerzen

Chronische Schmerzen bei Endometriose entstehen nicht nur durch die sichtbaren Herde oder Zysten. Vielmehr entwickelt sich im Laufe der Zeit ein komplexes Schmerzbild, das auch die Muskulatur, das Fasziengewebe und das Nervensystem betrifft. Ein besonders betroffener Bereich ist – wie bereits im vorherigen Abschnitt beschrieben – der Beckenboden.

Wenn der Körper über Monate oder Jahre hinweg Schmerzen erfährt, reagiert er mit einer Art innerer Schutzspannung. Der Beckenboden wird dabei oft unbewusst dauerhaft angespannt, um die als gefährlich oder schmerzhaft empfundenen inneren Strukturen zu „schützen". Diese Schutzspannung kann mit der Zeit zu muskulären Überlastungen, Fehlhaltungen und sogenannten myofaszialen Triggerpunkten führen.

Was sind Triggerpunkte?

Triggerpunkte sind lokal begrenzte Verhärtungen oder Knoten in der Muskulatur, die bei Druck nicht nur schmerzhaft sind, sondern auch in andere Körperregionen ausstrahlen können. Diese Punkte entstehen durch eine chronische Fehlbelastung der Muskulatur – sei es durch dauerhafte Anspannung, Schonhaltungen oder mangelnde Durchblutung.

Was macht Triggerpunkte so problematisch?

Ein Triggerpunkt kann starke, stechende oder brennende Schmerzen verursachen, die sich auf den ersten Blick nicht muskulär anfühlen. Viele Patientinnen berichten von Symptomen wie:

- Schmerzen beim Geschlechtsverkehr („es sticht tief drin")
- Brennen in der Vagina oder Vulva (auch in Ruhe)
- das Gefühl „auf einem Golfball zu sitzen"
- diffuser Druck im Becken oder Afterbereich
- Schmerzen beim Sitzen, Radfahren oder sogar Liegen

Weil diese Schmerzen nicht auf ein klares Organ zurückzuführen sind und in bildgebenden Verfahren wie Ultraschall oder MRT meist nichts sichtbar ist, erleben viele Betroffene jahrelange Irrwege – mit dem Gefühl, „nicht ernst genommen" zu werden. Die Ursache liegt nicht selten in der Muskulatur, die sich unter chronischer Belastung regelrecht „verkrampft" hat.

Triggerpunkte sind nicht nur lokale Schmerzverursacher – sie können das zentrale Nervensystem so reizen, dass das Schmerzempfinden generell verstärkt wird. Der Körper gerät in einen Zustand erhöhter Alarmbereitschaft. Selbst leichte Reize wie ein Tampon, eine gynäkologische Untersuchung oder eine enganliegende Hose können dann als schmerzhaft wahrgenommen werden.

Die gute Nachricht: Myofasziale Triggerpunkte lassen sich gezielt behandeln – durch spezialisierte Beckenbodenphysiotherapie, Triggerpunktmassage, Atemarbeit, Entspannungstechniken und gezielte Dehnung (Bradley et al. 2017). Je früher sie erkannt werden, desto leichter lassen sich muskuläre Fehlspannungen wieder regulieren.

> **Jasmin, 29 Jahre**
>
> Ich war bei so vielen Ärzt*innen, weil ich dachte, mit meinen Organen stimmt etwas nicht. Aber dann fand meine Therapeutin einen Triggerpunkt tief im Beckenboden – und plötzlich machte alles Sinn. Ich hätte nie gedacht, dass ein Muskel so einen Schmerz auslösen kann.

Häufige Triggerpunkt-Zonen im Beckenbereich bei Endometriose
Musculus levator ani

- Schmerzen tief in der Vagina, besonders beim Geschlechtsverkehr
- Druck- oder Spannungsgefühl im Enddarm oder After
- Ziehen nach unten, oft verstärkt beim Sitzen

Musculus obturator internus

- Stechende Schmerzen seitlich im Becken oder Gesäß
- Ausstrahlung in Hüfte, Oberschenkel oder beim Stuhlgang
- Verstärkung durch bestimmte Beinbewegungen

Musculus coccygeus/Muskulatur um das Steißbein

- Brennen oder Druck am Steißbein, besonders beim Sitzen
- Schmerzen beim Aufstehen aus dem Sitzen
- Häufig nach Operationen oder Stürzen auf das Becken

Beckenboden-Faszien

- Diffuser, schwer lokalisierbarer Schmerz
- Enge- oder Schweregefühl im gesamten Becken
- Brennende oder dumpfe Empfindungen im Vulvabereich

Triggerpunkte in der Bauch- und Rückenmuskulatur

- Verstärken Schmerzen im Becken durch muskuläre Verkettungen
- Rückenschmerzen, die im Becken wahrgenommen werden
- Häufig nach langen Schmerzphasen oder Schonhaltungen

Triggerpunkte sind individuell verschieden – sie können links, rechts oder mittig auftreten. Wichtig ist, dass sie behandelbar sind – durch achtsame, gezielte physiotherapeutische Maßnahmen.

2.3 Vaginale Massagen als gezielte Therapie zur Entspannung und Heilung

Die Beckenbodenphysiotherapie konzentriert sich, besonders bei Endometriose, auf die Verbesserung der allgemeinen Durchblutung. Die Hands-on-Technik der Massage ermöglicht es, direkt auf die schmerzhaften Bereiche einzuwirken, Verspannungen zu lösen und so zur Schmerzlinderung beizutragen. Jede Berührung trägt eine Schicht von Schmerz und Anspannung ab, wodurch Sie nach und nach eine tiefe Entspannung erleben.

Bei Endometriose kommt es häufig zu tiefen muskulären Verspannungen im Beckenboden und umliegenden Geweben. Deshalb reicht es oft nicht aus, nur zu reden. Es braucht behutsame, körperorientierte Begleitung durch geschulte Fachpersonen, die gemeinsam mit der Patientin Berührung neu erfahrbar machen – in Sicherheit, mit Respekt, Schritt für Schritt.

In diesem Raum kann sich die Muskulatur langsam lösen, Vertrauen wachsen, und Körperwahrnehmung wieder positiv besetzt werden. Denn echte Heilung geschieht oft dort, wo Worte enden – und Achtsamkeit beginnt.

Es braucht den Schritt einer geschulten Person, welche die Berührungen mit der Patientin sanft und liebevoll erarbeitet. Gerade die große Spannung in der Beckenbodenmuskulatur muss gelöst werden. Durch die sanfte, aber tiefgreifende Berührung wird nicht nur die Durchblutung gefördert, sondern auch ein Gefühl der Liebe, Entspannung und des Wohlbefindens erreicht. Eine Massage bei meinen Endometriose-Patientinnen ist ein Akt der Fürsorge und Akzeptanz – ein Moment, in dem Sie sich fallenlassen und angenommen fühlen können.

Hier sind vier entscheidende Gründe, warum diese Therapie so vorteilhaft für Endometriose-Patientinnen sind:

- *Schmerzlinderung durch gezielte Behandlung:*
  Massage und vaginale Behandlung geht gezielt auf die Schmerzquellen bei Endometriose ein. Sanfte, aber tiefgreifende Massagetechniken werden Ihre Verspannungen lösen und die Schmerzen lindern (Del Forno et al. 2021).

- *Verbesserung der Durchblutung und Reduzierung von Entzündungen:*
  Massage fördert die Durchblutung im gesamten Körper, insbesondere auch im Beckenbereich. Die verbesserte Durchblutung kann dazu beitragen, Entzündungen zu reduzieren und die Ansammlung schmerzverursachender Stoffe abzubauen. Durch den erhöhten Blutfluss werden die betroffenen Bereiche besser mit Sauerstoff und Nährstoffen versorgt, was zur Linderung von Entzündungen und Schmerzen beitragen kann.
- *Emotionale Unterstützung und Stressabbau:*
  Diese Therapien sind auch eine Quelle emotionaler Unterstützung. Die liebevolle Massage schafft einen Raum der Ruhe und Entspannung. Diese emotionalen Vorteile sind entscheidend für Endometriose-Patientinnen, die oft mit Stress und emotionalen Belastungen zu kämpfen haben.
- *Förderung des körperlichen Bewusstseins und der Selbstfürsorge:*
  Durch regelmäßige Berührungen lernen Patientinnen, ihren Körper besser zu verstehen und zu spüren. Sie entwickeln ein tieferes Bewusstsein für die Signale ihres Körpers und lernen, wie sie selbst zur Linderung ihrer Symptome beitragen können. Diese Praktiken fördern eine Kultur der Selbstfürsorge und Selbstakzeptanz, die für Frauen mit Endometriose von unschätzbarem Wert ist.

> **Tipp**
>
> Hier finden Sie in der Schweiz, in Deutschland und in Österreich gut ausgebildete Beckenbodenphysiotherapeuten:
> Schweiz:
> https://www.pelvisuisse.ch/therapeutinnen-suche/
> Deutschland:
> https://www.endometriose-vereinigung.de/einrichtung-finden/?
> https://www.endometriose-doc.de/
> Österreich:
> https://www.eva-info.at/
> https://endometriose-oesterreich.at/

Für viele Menschen klingt der Begriff „vaginale Massage" zunächst ungewöhnlich oder sogar befremdlich – gerade, wenn sie mit Schmerzen, Scham oder negativen Erfahrungen im Intimbereich leben. Doch gerade bei chronischen Beckenschmerzen und muskulären Spannungen im Zusammenhang mit Endometriose kann diese gezielte manuelle Technik ein wirkungsvolles und tiefgreifendes Mittel zur Heilung sein.

Was ist eine vaginale Massage im therapeutischen Kontext?

Dabei handelt es sich um eine sanfte, gezielte manuelle Technik, die entweder durch einen spezialisierten Beckenbodenphysiotherapeut*in oder – nach entsprechender Anleitung – auch selbst durchgeführt werden kann.

Diese Massage hat nichts mit sexueller Stimulation zu tun. Sie ist ein therapeutischer Ansatz – achtsam, respektvoll und stets im Tempo der Patientin. Vertrauen und Sicherheit stehen an oberster Stelle.

Wie funktioniert die Technik?

Bei der vaginalen Massage wird ein behandschuhter Finger sanft in die Vagina eingeführt. Die Therapeut*in ertastet dabei verschiedene Muskelpartien und kann Verspannungen, Triggerpunkte oder Narbengewebe gezielt behandeln. Die Massage erfolgt druckreguliert und im ständigen Dialog mit der Patientin.

Was behandelt wird:
- Verklebungen oder Spannungen im Gewebe (z. B. nach OP oder Verwachsungen)
- Triggerpunkte, die Schmerzen in andere Körperbereiche ausstrahlen
- Narbenschmerzen (z. B. nach Gebärmutterentfernung, Laparoskopie oder vaginaler OP)
- Bewegungseinschränkungen durch Verkürzungen im Gewebe
- Schmerzvermeidungsmuster („Ich spanne immer sofort an …“)

Was braucht es dafür?

In erster Linie ein gut ausgebildeter Therapeut*in mit Spezialisierung auf Beckenbodenarbeit. Einfühlungsvermögen, klare Kommunikation und ausreichend Zeit sind dabei essenziell. Viele Patientinnen profitieren davon, in einem ersten Schritt die vaginale Massage zunächst nur passiv zu erleben – und später, mit Anleitung, auch selbstständig durchzuführen (mehr dazu in Abschn. 2.4).

Eva, 36 Jahre

Ich war anfangs total unsicher – nach so vielen schmerzhaften Erfahrungen war die Vorstellung, dass jemand in meine Vagina fasst, kaum auszuhalten. Aber meine Therapeutin hat mir jede Sekunde das Gefühl gegeben, die Kontrolle zu behalten. Zum ersten Mal seit Jahren hatte ich danach weniger Schmerzen – und mehr Vertrauen in meinen Körper.

> **Lena, 31 Jahre**
>
> Ich hatte das Gefühl, mein Beckenboden war ein schwarzes Loch – voller Schmerz, aber völlig taub. Durch die vaginale Massage habe ich langsam wieder gespürt, dass da noch etwas ist, das mir gehört. Nicht der Endometriose. Mir.

2.3.1 Individuelle Hilfsmittel in der Beckenbodenphysiotherapie: Dilatoren, Vibratoren und was für Sie passt

Im Rahmen der Beckenbodenphysiotherapie können Hilfsmittel wie Vaginaldilatoren (Abb. 2.2) oder auch Vibratoren eine sinnvolle Ergänzung darstellen – aber nicht automatisch und nicht für jede Patientin. Ob und wann solche Hilfsmittel zum Einsatz kommen, sollte immer individuell entschieden und im therapeutischen Setting ausführlich besprochen werden.

Ein Dilator in verschiedenen Größen – wie beispielsweise *Vagiwell®* von der Firma Kessel Medintim GmbH oder andere vergleichbare Produkte –

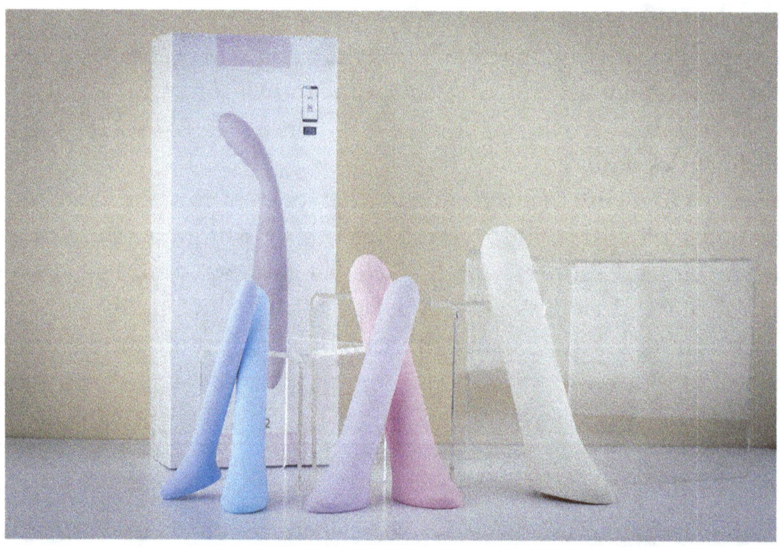

Abb. 2.2 Medizinische vaginale Hilfsmittel: Vagiwell®-Dilatoren in verschiedenen Größen und ein Vibrator. Sie dienen der vaginalen Dehnung und werden therapeutisch eingesetzt zur Lösung von Triggerpunkten, Faszien und verspannter Muskulatur sowie zur Förderung der Durchblutung und zum Abbau von Spannungen

kann eingesetzt werden, um die vaginale Wahrnehmung zu fördern, muskuläre Verspannungen zu lösen und das Gewebe sanft zu „dehnen.". Dabei werden auch Verklebungen und Spannungen in den umgebenden Faszien gelöst. Diese gezielte Aufdehnung ist ein wichtiger Bestandteil der Therapie und unterstützt die Verbesserung von Beweglichkeit, Durchblutung und Funktion (Gentilcore-Saulnier et al. 2010). Ebenso kann ein Vibrator gezielt in der Therapie eingesetzt werden – zum Beispiel zur Förderung der Durchblutung, zur Entspannung der Muskulatur oder zur Unterstützung der sexuellen Selbstwahrnehmung. Darüber hinaus kann er helfen, das Gewebe sanft zu dehnen und Spannungen in den umliegenden Faszien zu lösen. Diese Anwendungen tragen dazu bei, Beweglichkeit, Sensibilität und Wohlbefinden zu verbessern. *Wichtig ist jedoch: Es gibt kein „Muss". Nur weil ein Hilfsmittel existiert, bedeutet das nicht, dass es in Ihrer Therapie Anwendung finden muss. Entscheidend ist, was für Sie in Ihrer aktuellen Situation sinnvoll, hilfreich und stimmig ist.*

Deshalb sollte der Einsatz solcher Hilfsmittel immer gemeinsam mit Ihrer spezialisierten Beckenbodenphysiotherapeut*in abgestimmt werden. Sie verfügt über die nötige Erfahrung, um einschätzen zu können, wann der richtige Zeitpunkt für die Anwendung ist, welches Hilfsmittel geeignet ist und wie es korrekt eingesetzt wird. Sie wird Ihnen genaue Anleitungen geben – zur Auswahl des Produkts, zur Hygiene, zur Anwendungstechnik und zur Frequenz. Ebenso wird sie mit Ihnen besprechen, wie sich die Anwendung anfühlen darf – und wann sie abgebrochen werden sollte.

Für viele Patientinnen kann es hilfreich sein, erste Erfahrungen mit dem Hilfsmittel in der Praxis zu besprechen oder sogar gemeinsam vorzubereiten. Dabei stehen Ihre Grenzen, Ihre Sicherheit und Ihr Wohlbefinden immer im Vordergrund. Denn bei der Behandlung von Endometriose und beckenbodengebundenen Schmerzen geht es nicht nur um körperliche Übungen – sondern auch um Vertrauen, Selbstbestimmung und ein respektvolles Wiederentdecken des eigenen Körpers.

Sollte ein Hilfsmittel für Sie infrage kommen, kann es Teil eines umfassenden Heimprogramms werden, das individuell auf Ihre Bedürfnisse abgestimmt ist. In Kombination mit Entspannungsübungen, Atemarbeit und weiteren physiotherapeutischen Maßnahmen kann es dabei unterstützen, Ihre Beschwerden langfristig zu lindern und Ihre Lebensqualität zu verbessern. Doch der wichtigste Schritt kommt immer zuerst: das gemeinsame Gespräch mit Ihrem Therapeuten*in.

2.3.2 Die Hentschel-Methode

Eine weitere Möglichkeit zur Linderung der Schmerzen: Viele Endometriose-Patientinnen entdecken nach einer gewissen Zeit die Hentschel-Methode (Abb. 2.3), eine besondere Form der Tiefengewebsmassage, die auf das Faszien- und Muskelsystem abzielt. Diese Methode, die auf faszialer Dehnung und Tiefenmassage basiert, hat sich als besonders wirksam erwiesen, insbesondere für diejenigen, die Operationen und daraus resultierende Verklebungen im Bauchbereich erlebt haben.

Lea, 27 Jahre

Leas Geschichte ist ein lebendiges Beispiel dafür, wie die Hentschel-Methode den Weg zur Linderung fördern kann. Nach mehreren Bauchoperationen, aufgrund von Endometriose, litt Lea unter starken Verklebungen und chronischen Schmerzen, die ihren Alltag komplett beeinträchtigten.

Leas Weg führte sie zur Hentschel-Methode. Bei ihrer ersten Sitzung war sie von der Intensität der Tiefengewebsmassage überrascht. Ich arbeitete sorgfältig mit ihr, um die tiefen Schichten des Gewebes zu erreichen, sanft zu dehnen, die verhärteten Faszien zu lockern und die Verklebungen, die Leas Schmerzen verursachten, zu lösen.

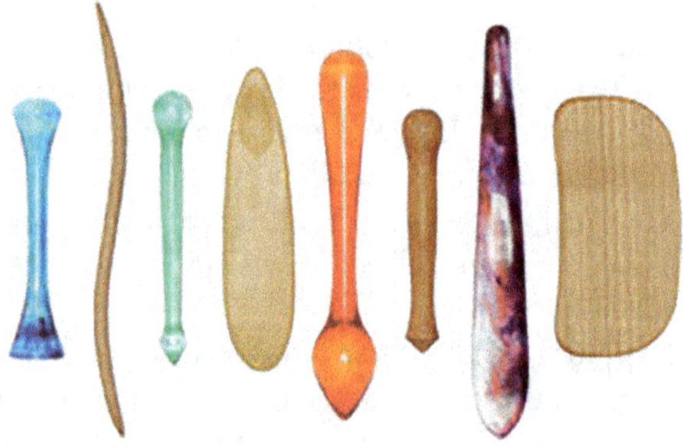

Abb. 2.3 Die Hentschel-Methode verwendet speziell geformte Therapiehölzer zur präzisen und schonenden Behandlung von Gewebe und Gelenken. Sie wird bei Mobilisation, Narbenbehandlung und Schmerzlinderung eingesetzt und ergänzt die manuelle Therapie

Diese Methode kann Betroffenen Hoffnung geben: Auch nach Jahren von Beschwerden ist Unterstützung auf dem Weg zu mehr Wohlbefinden möglich. Leas Erfahrungen mit der Hentschel-Methode zeigen, dass sich Lebensqualität verbessern lässt – durch eine Kombination aus wissenschaftlichem Fachwissen, achtsamer Begleitung und einer bewussteren Verbindung zum eigenen Körper.

2.4 Selbsthilfe-Techniken für zu Hause

Wir tauchen ein in die Welt der Nacken-, Rücken-, Bauch-, Bein-, Fuß- und Gesichtsmassage, die alle eine wichtige Rolle bei der Linderung der Symptome von Endometriose spielen. Jeder Teil dieser Massagen erreicht spezifische Bereiche Ihres Körpers und löst Verspannungen, verbessert die Durchblutung und wird Ihnen als Endometriose-Patientin ein Gefühl der Akzeptanz und Liebe geben.

Welche kleine Übung könnte heute Ihr Anker sein – für einen Moment mehr Entspannung, mehr Verbindung, mehr Vertrauen?

2.4.1 Wenn Körperregionen zusammenwirken

Besonders interessant ist die Verbindung zwischen verschiedenen Körperregionen wie dem Kiefer, dem Zwerchfell und dem Beckenboden (Rahmioglu et al. 2023). Spannungen in einem dieser Bereiche können sich auf andere Regionen übertragen und dort Beschwerden verstärken. Eine ganzheitliche Massagebehandlung setzt genau an diesen Zusammenhängen an und kann so zu einer umfassenden Linderung der Beschwerden beitragen.

Nacken- und Rückenmassage
Eine Nacken- und Rückenmassage kann bei Endometriose-Patientinnen wahre Wunder bewirken. Viele Frauen tragen unbewusst Spannungen im Nacken- und Rückenbereich, die durch die ständigen Schmerzen und dem damit verbundenen Stress noch verstärkt werden. Durch gezielte Massagegriffe wird die Muskulatur gelockert, was zu einer spürbaren Linderung von Schmerzen und Verspannungen führt.

Bauchmassage

Die Bauchmassage ist besonders für Endometriose-Patientinnen von Bedeutung. Sie hilft, die oft stark verhärtete und schmerzhafte Bauchmuskulatur zu entspannen und fördert die Durchblutung im Beckenbereich. Diese sanfte Behandlung kann nicht nur physische, sondern auch emotionale Erleichterung bringen, da der Bauch oft als Zentrum von Stress und Emotionen angesehen wird. Auch der Darm gehört zum Bauch. Oft kann eine Darmmassage bei Verstopfung und Unwohlsein helfen.

Wie wäre es mit einem Öl, das Ihren Bauch entspannt z. B. ein Rizinus-Öl, oder ein Öl mit einem sanften Lavendelduft (z. B. PERIOD blaue Tränen).

Massage der Beine und Füße

Die Massage der Beine und Füße trägt ebenfalls zur Schmerzlinderung bei. Durch die Förderung der Durchblutung und die Lockerung der Muskeln können Schmerzen gelindert und das allgemeine Wohlbefinden gesteigert werden. Mit der sanften Berührung der Beine und Füße stellt sich ein Gefühl von Leichtigkeit und Entspannung in den Beinen und Füßen ein.

Gesichtsmassage

Eine Gesichtsmassage kann überraschend wirksam bei der Linderung von Endometriose Schmerzen sein. Besonders der Kieferbereich ist oft angespannt, was zu Kopfschmerzen und sogar zu einer Erhöhung des Muskeltonus im Zwerchfell und Beckenboden führen kann. Eine gezielte Gesichtsmassage, insbesondere des Kiefers, kann diese Spannungen lösen und hat oft eine positive Auswirkung auf den gesamten Körper.

Interessanterweise besteht eine enge Verbindung zwischen dem Kiefer, dem Zwerchfell und dem Beckenboden. In der Praxis hat sich gezeigt, dass zum Beispiel eine Verhärtung des linken Kiefers oft mit einem erhöhten Tonus im Zwerchfell und Beckenboden auf derselben Seite zusammenhängt. Durch die Massage dieser Bereiche kann eine ganzheitliche Linderung erreicht werden, die über die lokale Behandlung hinausgeht. Vor allem in Situationen, in welchen die Berührung des Intimbereichs zu viel scheint.

Input Osteopath Dominic Meier

Schmerz stellt für den Organismus einen bedeutenden Stressor dar. Die sogenannte Stressachse – fachlich Hypothalamus-Hypophysen-Nebennierenrinden-Achse (HPA-Achse) – umfasst den Hypothalamus, die Hypophyse und die Nebennierenrinde. Letztere synthetisiert als Antwort auf die Aktivierung der Achse das Stresshormon Cortisol. Das ebenfalls zentrale Stresshormon Adrenalin wird hingegen im Nebennierenmark gebildet und gehört zur schnellen, sympathisch vermittelten Kampf-oder-Flucht-Reaktion.

Aus anatomischer Sicht besteht eine enge funktionelle und fasziale Verbindung zwischen Niere, Zwerchfell und dem Musculus psoas major. Diese Strukturen liegen in einer gemeinsamen Bindegewebshülle, sodass Störungen oder Spannungen in einem dieser Bereiche auf die anderen übertragen werden können. Bei Beckenschmerzen ist es daher von essenzieller Bedeutung, auch diese anatomischen und faszialen Zusammenhänge in Diagnostik und Therapie einzubeziehen.

Der Musculus psoas major nimmt dabei eine besondere Rolle ein: Er gilt als sogenannter *„Traumamuskel"*, da er nicht nur als einer der stärksten Muskeln für die Hüftbeugung und das Gehen fungiert, sondern auch maßgeblich an der Rückkehr in die Embryonal- bzw. Schutzhaltung beteiligt ist – einer typischen motorischen Antwort auf akuten Stress im Rahmen der natürlichen Kampf-oder-Flucht-Reaktion (Sollmann 2023).

Im folgenden Video (Abb. 2.4) sehen Sie eine Therapeutin bei der Anwendung dieser Methoden. Die Behandlung umfasst das Gesicht, Nacken, das Zwerchfell und den Bauch. Dabei werden gezielt Muskeln gelöst, die über fasziale und muskuläre Strukturen mit dem Beckenboden verbunden sind.

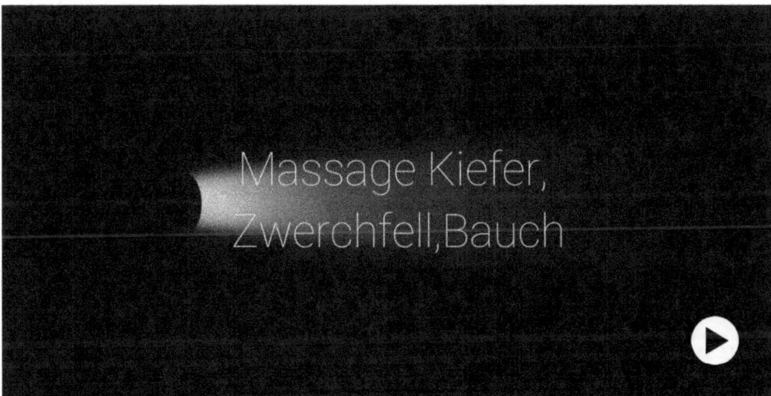

Abb. 2.4 Video 2.1 – Massage Kiefer, Zwerchfell, Bauch. Bitte verwenden Sie zum Abspielen dieses Videos die SN More Media-App und scannen Sie die folgende URL: ▸ https://doi.org/10.1007/000-j56

Auf diese Weise wird der gesamte Körper in die Entspannung und Regeneration einbezogen.

Jede dieser Massagemethoden ist ein weiterer Schritt auf dem Weg zur Linderung und Heilung. Gemeinsam leisten sie einen wichtigen Beitrag zu einem umfassenden Behandlungsplan, der darauf abzielt, das Leben von Endometriosepatientinnen zu verbessern.

> Nicht jede*r hat sofort Zugang zu spezialisierter Beckenbodenphysiotherapie – sei es aus finanziellen, zeitlichen oder emotionalen Gründen. Umso wichtiger ist es, dass Sie als Betroffene wissen: Sie können selbst etwas tun. Und zwar achtsam, sanft und in Ihrem eigenen Tempo. Es geht nicht darum, den Schmerz „wegzutrainieren", sondern darum, Verbindung zum eigenen Körper aufzubauen, Spannung abzubauen und Vertrauen zurückzugewinnen. Hier finden Sie einige bewährte Selbsthilfe-Techniken, die Sie ganz einfach zu Hause ausprobieren können.

2.4.2 Beckenboden-Entspannung durch Atmung

Hektik und Stress sind heutzutage allgegenwärtige Herausforderungen. Besonders bei anhaltendem Stress, der zu Gereiztheit, Schlafstörungen und einer Vielzahl anderer gesundheitlicher Probleme führen kann, sind Entspannungstechniken und Atemübungen unerlässliche Werkzeuge zur Stressbewältigung.

Während kurzfristiger Stress oft als ein normaler Teil des Lebens angesehen wird und manchmal sogar positive Effekte haben kann, wie die Steigerung der Aufmerksamkeit und Leistungsfähigkeit, wird Dauerstress zu einem ernsthaften Problem. Chronischer Stress führt zur kontinuierlichen Ausschüttung von Stresshormonen wie Cortisol und Adrenalin, die langfristig das körperliche und seelische Gleichgewicht stören können. Die Folgen sind oft weitreichend und können von Schlafstörungen und Gereiztheit bis hin zu ernsteren Gesundheitsproblemen wie Herz-Kreislauf-Erkrankungen reichen (Yaribeygi et al. 2017).

Entspannungstechniken spielen eine zentrale Rolle bei der Bewältigung von Dauerstress. Methoden wie progressive Muskelentspannung und geführte Meditationen bieten Wege, um den Körper und Geist aktiv zu beruhigen.

Vor allem Atemübungen sind ein mächtiges Instrument im Kampf gegen Dauerstress. Tiefes, bewusstes Atmen kann helfen, das autonome Nervensystem zu beruhigen und den Parasympathikus – den Teil des Nervensystems, der für Entspannung und Regeneration zuständig ist – zu aktivieren. Techniken wie die Bauchatmung oder die 4-7-8-Atemtechnik sind einfache, aber effektive Methoden, um den Geist zu beruhigen und eine sofortige Stressreduktion zu erreichen.

Die Integration von Entspannungstechniken und Atemübungen in den täglichen Lebensstil ist entscheidend für ihre Wirksamkeit. Es geht darum, bewusste Pausen für diese Praktiken zu schaffen, um den Akkumulationseffekt von Dauerstress zu verhindern. Selbst kurze Sitzungen können signifikante Auswirkungen haben, indem sie helfen, den Geist zu beruhigen und die körperliche Anspannung zu lösen.

Hier sind fünf zentrale Gründe, warum Atemtechniken bei Endometriose so wichtig sein können:

- *Stressreduktion:* Atemübungen helfen, Stresshormone wie Cortisol und Adrenalin zu reduzieren. Bei Endometriose kann chronischer Stress die Symptome verschlimmern. Durch bewusstes Atmen kann der Körper in einen Zustand der Ruhe versetzt werden, was zur Verringerung von Stress und damit verbundenen Schmerzen beiträgt (Worthen & Cash 2024).
- *Verbesserung der Durchblutung:* Tiefes, bewusstes Atmen in den Bauch fördert die Durchblutung, insbesondere im Beckenbereich. Eine verbesserte Blutzirkulation kann dazu beitragen, Entzündungen zu reduzieren und die Ansammlung von Schmerzstoffen abzubauen, was für Endometriose-Patientinnen besonders vorteilhaft ist.
- *Emotionale Balance:* Atemübungen sind ein effektives Mittel, um emotionales Gleichgewicht zu erlangen. Sie bieten einen Weg, Ängste und Spannungen abzubauen und fördern ein Gefühl der Gelassenheit und des inneren Friedens, was für das emotionale Wohlbefinden bei Endometriose essenziell ist.
- *Körperliche Entspannung und Schmerzlinderung:* Durch Atemtechniken können Muskeln, insbesondere im Beckenbodenbereich, entspannt werden. Diese Entspannung kann direkte Auswirkungen auf die Schmerzlinderung haben, da Verspannungen und Verkrampfungen oft zu den Schmerzen bei Endometriose beitragen.
- *Förderung von Achtsamkeit und Selbstfürsorge:* Atemübungen ermutigen zur Achtsamkeit und zur bewussten Wahrnehmung des eigenen Körpers. Sie ermöglichen es, einen Moment der Ruhe zu finden und fördern die Selbstfürsorge, indem sie einen bewussten Umgang mit dem eigenen Körper und dessen Bedürfnissen unterstützen.

Insgesamt bieten Atemtechniken bei Endometriose eine zugängliche und effektive Methode zur Verbesserung der Lebensqualität vieler Frauen. Sie ermöglichen es, aktiv am eigenen Heilungsprozess teilzunehmen und unterstützen die Bewältigung der vielfältigen Herausforderungen, die mit dieser Erkrankung einhergehen.

Bauchatmung

In den nächsten Zeilen stelle ich Ihnen hier zwei einfache Übungen vor: Die Bauchatmung und die 4-7-8-Atemtechnik. Diese Methoden sollen Ruhe und Ausgeglichenheit in Ihr Leben bringen.

Indem wir uns die Zeit nehmen, diese Atemtechniken zu erlernen und regelmäßig anzuwenden, öffnen wir einen Weg zur Selbstberuhigung, der uns hilft, Stress effektiv zu managen und ein tieferes Gefühl des Wohlbefindens zu erreichen.

Anleitung der Bauchatmung

Diese Bauchatmung hilft nicht nur bei der Stressbewältigung, sondern fördert auch eine tiefe körperliche und emotionale Entspannung (Magnon et al. 2021). In den folgenden Schritten lernen Sie, wie Sie die Bauchatmung in Ihren Alltag integrieren können, um einen Zustand der Gelassenheit und der Erholung zu erreichen.

Bauchatmumg

- *Beginnen Sie damit, einen ruhigen und bequemen Ort zu finden, an dem Sie ungestört sind. Dies kann ein bequemer Stuhl, ein weiches Kissen auf dem Boden oder das Bett sein.*
- *Setzen oder legen Sie sich in eine bequeme Position. Wenn Sie sitzen, achten Sie darauf, dass Ihre Füße flach auf dem Boden stehen, und Ihre Hände entspannt auf den Oberschenkeln ruhen. Wenn Sie liegen, lassen Sie Ihre Arme locker neben dem Körper liegen.*
- *Schließen Sie sanft Ihre Augen und richten Sie Ihre Aufmerksamkeit auf den Atem. Spüren Sie, wie die Luft durch die Nase ein- und ausströmt.*
- *Legen Sie eine Hand sanft auf Ihren Bauch. Beim Einatmen sollten Sie fühlen, wie sich der Bauch sanft nach oben wölbt. Beim Ausatmen spüren Sie, wie sich der Bauch wieder senkt. Konzentrieren Sie sich darauf, dass sich der Bauch bei jedem Atemzug hebt und senkt, während der Brustkorb relativ ruhig bleibt.*
- *Atmen Sie langsam und tief durch die Nase ein, zählen Sie dabei bis vier. Halten Sie den Atem für einen kurzen Moment, bevor Sie langsam, wieder bis vier zählend, durch den Mund ausatmen. Spüren Sie, wie sich mit jedem Ausatmen Anspannung und Stress lösen.*
- *Wiederholen Sie diesen Vorgang für mehrere Minuten. Finden Sie einen natürlichen Rhythmus, der angenehm ist. Mit der Zeit wird Ihre Atmung tiefer und gleichmäßiger werden. Während Sie atmen, versuchen Sie, vollkommen im Moment zu sein – alle störenden Gedanken senden Sie weiter und lassen diese los, um sich auf das Gefühl des Atmens zu konzentrieren.*
- *Wenn Sie Ihre Atemübung beenden möchten, öffnen Sie langsam die Augen und nehmen Sie sich einen Moment, um die entstandene Ruhe und Entspannung zu genießen. Strecken Sie sich und kreisen Sie Ihr Becken, um wieder ganz im Alltag anzukommen.*

> Die Praxis der Bauchatmung ist ein einfacher, aber wirkungsvoller Weg, um Körper und Geist zu beruhigen und einen Zustand des inneren Friedens zu erreichen. Sie können aber auch eine weitere Möglichkeit der Beruhigung mit dem Atem wählen.

Anleitung der 4-7-8-Atemtechnik:

Die 4-7-8-Atemtechnik, bekannt für ihre beruhigende und entspannende Wirkung, ist eine einfache, aber tolle Übung, die häufig in Momenten von Stress, Schlaflosigkeit oder Angst angewendet wird. Sie hilft dabei, Ihr Nervensystem zu beruhigen, den Geist zu klären und einen Zustand tiefer Entspannung zu erreichen. Diese Technik, die ihre Wurzeln in der alten Praxis des Pranayama-Yoga hat, ist ein effektives Mittel, um die innere Ruhe wiederherzustellen und den Herausforderungen des Lebens mit Gelassenheit zu begegnen.

Hier ist eine Schritt-für-Schritt-Anleitung, wie Sie die 4-7-8-Atemtechnik in Ihren Alltag anwenden können:

- Beginnen Sie damit, einen ruhigen Ort zu suchen, an dem Sie entspannt und ungestört atmen können. Eine ruhige Umgebung hilft, den größtmöglichen Nutzen aus dieser Übung zu ziehen.
- Setzen Sie sich bequem hin oder legen Sie sich hin. Achten Sie darauf, dass Ihre Wirbelsäule gerade ist, um den Atem frei fließen zu lassen.
- Schließen Sie Ihre Augen und nehmen Sie sich einen Moment, um den Körper und Geist zu entspannen. Atmen Sie ein paar Mal tief ein und aus, um sich auf die Übung vorzubereiten.

> **Die 4-7-8-Atemtechnik praktizieren:**
>
> - *Einatmen: Atmen Sie ruhig und tief durch die Nase ein, während Sie mental bis vier zählen.*
> - *Atem anhalten: Halten Sie den Atem an und zählen Sie dabei mental bis sieben.*
> - *Ausatmen: Atmen Sie langsam und vollständig durch den Mund aus, während Sie mental bis acht zählen.*
> - *Wiederholen: Wiederholen Sie diesen Zyklus für vier volle Atemzüge. Richten Sie Ihren Fokus dabei bewusst auf die Zählung und Ihren Atem.*
>
> *Achten Sie darauf, dass die Atemzüge langsam und bewusst sind. Das Ziel ist es, den Geist zu beruhigen und den Körper tief zu entspannen. Die 4–7–8-Atemtechnik kann täglich praktiziert werden, besonders in Momenten von Stress oder vor dem Schlafengehen. Eine regelmäßige Anwendung kann helfen, die Stressresistenz zu erhöhen und ein tieferes Gefühl der Ruhe im Alltag zu fördern. Nachdem Sie die Übung beendet haben, nehmen Sie sich gerne einen Moment, um die Ruhe und Entspannung zu spüren, die Sie erzeugt haben. Öffnen Sie langsam die Augen und kehren zu Ihren täglichen Aktivitäten zurück.*

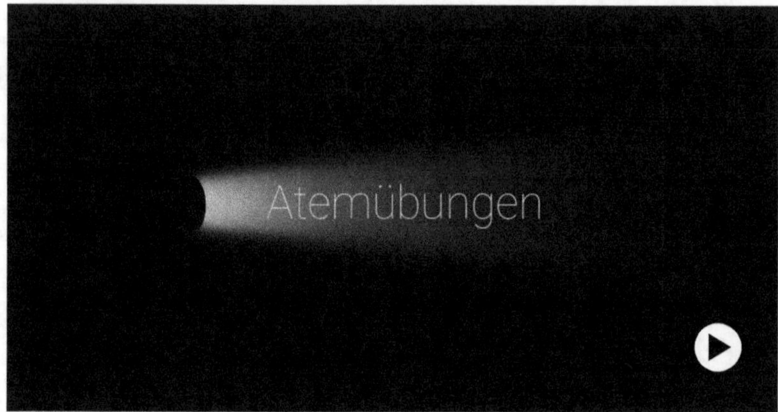

Abb. 2.5 Video 2.2 – Atemübungen. Bitte verwenden Sie zum Abspielen dieses Videos die SN More Media-App und scannen Sie die folgende URL: ▸ https://doi.org/10.1007/000-j55

Die 4–7–8-Atemtechnik ist ein einfaches, aber wirkungsvolles Werkzeug, das Ihnen dabei helfen kann, einen Zustand innerer Ruhe und Ausgeglichenheit zu erreichen. Sie lädt dazu ein, bewusst einen Moment der Stille in den hektischen Alltag einzubauen und dadurch die eigene Fähigkeit zur Selbstregulation und Entspannung zu stärken.

Obwohl es sich so einfach anhört, sind Atemübungen nicht immer leicht. Damit Sie ein besseres Bild gewinnen, schauen Sie sich gerne dieses Video (Abb. 2.5) an.

2.4.3 Integration in den Alltag

Neue Gewohnheiten wie Atemübungen und Momente der Ruhe in den Alltag zu integrieren, kann das Wohlbefinden spürbar verbessern – vor allem dann, wenn Sie täglich den Balanceakt zwischen Familie, Freunden und Arbeit meistern müssen.

Acht Impulse zur erfolgreichen Integration neuer Entspannungsgewohnheiten

1. *Analysieren Sie Ihre täglichen Abläufe:* In welchen Momenten fühlen Sie sich besonders angespannt? Dieses Bewusstsein hilft Ihnen, gezielt Atem- oder Entspannungsübungen einzuplanen – und damit Stress wirksam zu begegnen.

2. *Starten Sie mit kurzen Übungen* – zum Beispiel zwei Minuten bewusster Bauchatmung – und steigern Sie sich nach und nach. Verknüpfen Sie neue Gewohnheiten mit bestehenden Routinen, etwa direkt nach dem Zähneputzen oder vor dem Schlafengehen.

3. *Definieren Sie einfache, messbare Ziele:* zum Beispiel „zweimal pro Woche eine längere Entspannungsübung". Das unterstützt Ihre Motivation und macht Fortschritte sichtbar.

4. *Feiern Sie kleine Erfolge* – mit einem warmen Bad, einem Spaziergang oder einer Pause nur für sich. So stärken Sie die positive Verknüpfung mit Ihrer neuen Gewohnheit.

5. *Neue Lebenssituationen* – ein Umzug, ein neuer Tagesrhythmus – bieten eine gute Gelegenheit, neue Rituale zu etablieren. Richten Sie sich beispielsweise eine kleine Ruhezone zu Hause ein.

6. *Integrieren Sie Atemübungen in bestehende Abläufe*, z. B. während der Mittagspause oder nach dem Aufwachen. Das erhöht die Regelmäßigkeit fast automatisch.

7. *Fragen Sie sich:* Was tut mir gut, was braucht Veränderung? Diese Reflexion kann gemeinsam mit Freund*innen geschehen – gegenseitige Motivation wirkt oft Wunder.

8. *Manche Tage laufen anders als geplant* – das ist normal. Bleiben Sie dran, auch wenn es nicht perfekt läuft. Jeder kleine Schritt zählt.

Indem Sie diese erweiterten Schritte regelmäßig anwenden, können Sie neue Gewohnheiten der Beruhigung und Atemtechniken erfolgreich in Ihren Alltag integrieren. Diese kleinen, aber wirkungsvollen Praktiken dienen nicht nur der Stressbewältigung, sondern sind auch Schlüssel zu mehr Lebensfreude und innerer Ausgeglichenheit.

Darüber hinaus können Sie hier eine spezielle Atemübung kennenlernen, die gezielt auf den Beckenboden wirkt. *Viele Menschen verbinden den Beckenboden ausschließlich mit Anspannung – „anziehen, halten, trainieren". Für Patientinnen mit Endometriose ist jedoch vor allem die gezielte Entspannung von zentraler Bedeutung.*

Einfach loslassen – beobachten, atmen, entspannen

Stellen Sie sich vor, Ihr Beckenboden sei wie ein Aufzug, der mit jedem Einatmen langsam nach unten fährt. Lassen Sie die Muskulatur dabei einfach los – ohne Anspannen, ohne Druck, nur geschehen lassen.
Wiederholen Sie diese Übung über fünf bis zehn Minuten – idealerweise morgens im Bett oder abends vor dem Einschlafen. Auf diese Weise unterstützen

> Sie Ihren Körper sanft dabei, Anspannung zu lösen und ein Gefühl von Ruhe und innerer Verbundenheit zu fördern.
>
> Diese Technik beruhigt nicht nur den Beckenboden, sondern wirkt auch direkt auf das Nervensystem – ein zentraler Faktor für die Reduktion von Schmerzen und das allgemeine Wohlbefinden.

2.4.4 Wärme und sanfte Selbstmassage

Wärmeanwendungen und Selbstmassage sind weitere wertvolle Werkzeuge auf dem Weg zur Linderung. Diese Methoden sind auch Akte der Selbstfürsorge, die es ermöglichen, aktiv an der eigenen Heilung teilzunehmen und Balsam für Ihre Wunden.

Wärmeanwendungen sind eine traditionelle und effektive Methode zur Linderung von Endometriose-Schmerzen. Auch bei meinen Massagen verwende ich dies immer wieder. Die Kombination von Wärme mit gedämpftem Licht und beruhigender Musik kann eine Atmosphäre der Ruhe und Entspannung schaffen, die für die emotionale Heilung ebenso wichtig ist wie für die physische.

Die Anwendung von Wärme, sei es durch Wärmflaschen, Heizkissen, Kirschsteinkissen, Traubenkernkissen, Sitzheizung im Auto oder warme Bäder, kann tiefe Entspannung und Schmerzlinderung fördern (Gholiof et al. 2023). Ein warmes Bad mit Lavendelöl oder Muskatellersalbei kann entspannend, nervenstärkend und auch stimmungsaufhellend wirken.

Selbstmassage ist eine weitere wertvolle Technik zur Linderung von Endometriose-Schmerzen. Durch gezielte Techniken können Sie angespannte Muskeln selbst lockern, die Durchblutung fördern und Schmerzen lindern. Bei dieser Anleitung konzentrieren wir uns auf eine ganzheitliche Herangehensweise, die den gesamten Körper sowie den vaginalen Bereich umfasst. Denken Sie daran, während der gesamten Massage sanft und achtsam vorzugehen, um Ihrem Körper größtmögliche Fürsorge und Aufmerksamkeit zu schenken.

Anleitung Selbstmassage:
Beginnen Sie mit dem Kopf und Gesicht: Starten Sie mit sanften kreisenden Bewegungen an Ihren Schläfen. Verwenden sie die Fingerspitzen, um leichten Druck auszuüben. Massieren Sie dann vorsichtig die Stirn, Wangen und den Kieferbereich, um Spannungen zu lösen.

Hals und Schultern: Bewegen Sie Ihre Hände zum Hals und massieren Sie ihn mit sanften Auf- und Abwärtsbewegungen. Üben Sie sanften Druck auf die Schultern aus und arbeiten Sie sich entlang der Muskeln bis zu den Armen hinunter.

Rücken- und Bauchmassage: Für den Rücken können Sie einen Tennisball eine Blackroll oder eine ähnliche Vorrichtung verwenden, um schwer erreichbare Stellen zu massieren. Massieren Sie Ihren Bauch in sanften kreisenden Bewegungen im Uhrzeigersinn, um die Bauchmuskulatur zu entspannen und den Darm zu unterstützen.

Beine und Füße: Beginnen Sie am Oberschenkel und arbeiten Sie sich mit sanften Streichbewegungen bis zu den Knien und Waden hinunter. Vergessen Sie nicht, auch Ihre Füße zu massieren – jeden Zeh und die Fußsohlen sanft kneten.

Im folgenden Video (Abb. 2.6) wird Schritt für Schritt gezeigt, wie die Selbstmassage durchgeführt wird, um Verspannungen zu lösen und das Wohlbefinden zu fördern.

Vaginale Selbstmassage: Bei der vaginalen Massage gehen Sie besonders behutsam und achtsam vor. Nutzen Sie ein geeignetes Massageöl, welches für diesen Bereich verträglich ist. Beginnen Sie mit dem Kontakt der Vulva und halten Sie diesen stetig. Führen Sie sanfte, kreisende Bewegungen aus. Achten Sie darauf, dass Sie sich entspannt und sicher fühlen. Sobald Sie sich geborgen fühlen, beginnen sie den Eingang zu massieren. Danach führen sie den Finger achtsam und langsam in die Vagina beginnen dort mir der Massage. Achten Sie darauf, dass Ihre Hände sauber sind und die Fingernägel kurz geschnitten und glatt gefeilt sind, damit die empfindliche Schleimhaut nicht verletzt wird.

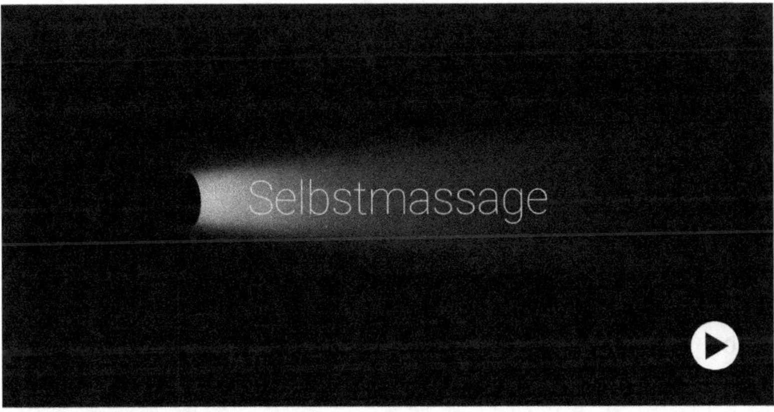

Abb. 2.6 Video 2.3: Selbstmassage. Bitte verwenden Sie zum Abspielen dieses Videos die SN More Media-App und scannen Sie die folgende URL: ▸ https://doi.org/10.1007/000-j54

- *Führen Sie mit Gleitgel oder einem Öl vorsichtig einen Finger in die Vagina ein.*
- *Tasten Sie sanft die innere Wand ab – wo spüren sie Druck, Schmerz oder Spannung?*
- *Verweilen Sie dort mit minimalem Druck, sie atmen bewusst, und lassen los. Es geht nicht um Kraft, sondern um Wahrnehmung.*

Denke Sie daran, dass Selbstmassage ein Akt der Selbstliebe ist. Nehmen Sie sich Zeit, hören Sie auf Ihren Körper und achten Sie darauf, was sich richtig anfühlt. Es geht nicht darum, Perfektion zu erreichen, sondern darum, einen Moment der Fürsorge und des Wohlbefindens für sich selbst zu schaffen.

Die Kombination von Wärme und Selbstmassage kann besonders wirksam sein. Beginnen sie mit einer Wärmeanwendung, um die Muskeln aufzulockern und die Durchblutung zu fördern und führen Sie anschließend eine Selbstmassage durch. Diese Abfolge kann die Wirksamkeit beider Techniken verstärken und ein tiefes Gefühl der Entspannung und des Wohlbefindens fördern.

Neben der physischen Linderung spielen Ruhe und Entspannung eine entscheidende Rolle im Umgang mit Endometriose. Die Anwendung von Wärme und Selbstmassage bei Endometriose ist ein Weg der Selbstfürsorge, Selbstliebe und des persönlichen Wohlbefindens. Diese Techniken ermöglichen es, aktiv an Ihrer eigenen Heilung teilzunehmen und ein tieferes Verständnis und eine größere Wertschätzung für Ihren Körper zu entwickeln. *Es ist eine Einladung, Ihnen selbst Wärme, Fürsorge und Liebe zu schenken und einen Weg zur Linderung und Heilung zu beschreiten.*

2.4.5 Entlastende Körperhaltungen und Beckenschaukel

Manchmal reicht bereits eine bestimmte Position, um Druck im Becken zu lösen. Eine ausführliche Darstellung dieser Positionen, ergänzt durch Fotos und weiterführende Übungen, finden Sie in Kap. 5 *„Bewegung und Sport bei Endometriose."*

Empfohlene Haltungen:

- Kindhaltung (Balasana) mit weitem Knieabstand
- Schmetterlingsposition (auf dem Rücken liegend, Fußsohlen zusammengelegt, Knie nach außen)
- Katzen-Kuh-Bewegung im Vierfüßlerstand – sanft, im Atemfluss
- Brücke mit Kissen unter dem Becken – wirkt druckentlastend und beruhigt

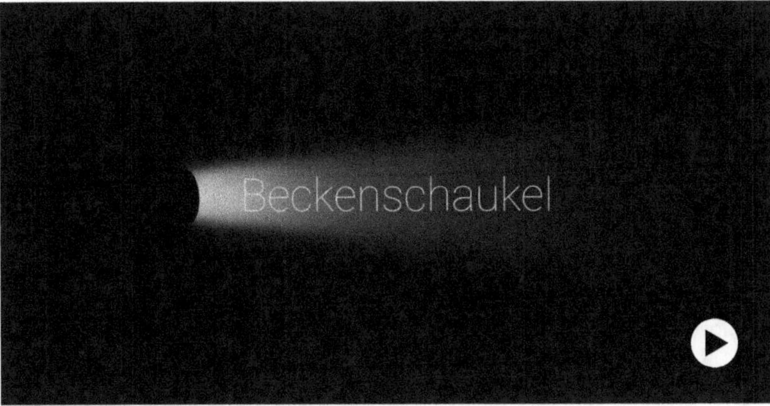

Abb. 2.7 Video 2.4 – Beckenschaukel. Bitte verwenden Sie zum Abspielen dieses Videos die SN More Media-App und scannen Sie die folgende URL: ▸ https://doi.org/10.1007/000-j57

Diese Haltungen können Schmerzen lindern, die Durchblutung fördern und dabei helfen, nach einem langen Tag wieder „im Becken anzukommen".

Auch die Beckenschaukel ist eine wertvolle Übung, um innere Verspannungen sanft zu lösen – lassen Sie sich dazu gerne von diesem Video (Abb. 2.7) anleiten.

2.4.6 Beruhigung des Nervensystems

Chronischer Schmerz ist nicht nur muskulär, sondern auch neurologisch bedingt. Viele Patientinnen mit Endometriose leben daher in einem Zustand ständiger Alarmbereitschaft, in dem der Körper permanent Signale von Anspannung und Schmerz verarbeitet (Pickup et al. 2024). In einem solchen Zustand kann selbst eine kleinste Belastung intensiver wahrgenommen werden.

Umso wichtiger ist es, gezielt Entspannungsimpulse zu setzen, die helfen, das Nervensystem zu beruhigen, muskuläre Verspannungen zu lösen und ein Gefühl von Sicherheit und Wohlbefinden zu fördern. Praktische Ansätze und konkrete Übungen dazu werden ausführlich in Abschn. 2.5 beschrieben.

Hilfreiche Methoden:

- Body Scan nach Jon Kabat-Zinn
- Yoga Nidra oder geführte Meditationen speziell für den Beckenbereich
- Vagusnerv-Stimulation durch Summen, Singen oder tiefe Atmung
- Tagebuchführung über Schmerzverläufe und emotionale Belastung
- Berührungsübungen mit der eigenen Hand auf dem Unterbauch – ohne Erwartung, nur Kontakt

Geduld! Der Zugang zum Becken ist oft überlagert von Schmerz, Frust oder Trauma. Jede noch so kleine Übung ist ein Schritt in Richtung Selbstfürsorge. Sie müssen nicht alles sofort schaffen – was zählt, ist, dass sie beginnen, sich selbst liebevoll zu begleiten.

Noemi, 28 Jahre

Ich habe nie gedacht, dass ich so viel selbst bewirken kann. Am Anfang war es komisch, in mich hineinzuspüren. Aber jetzt sind diese Übungen mein täglicher Rückzugsort – mein kleiner heilender Raum, den mir niemand nehmen kann.

2.4.7 Liebevoll, den Kontakt zum Intimbereich wiederfinden

Intimpflege als Übung:

Tipp zur Intimpflege – Ein achtsamer Umgang mit der Vulva nach Empfehlungen von Dr. R. Widmer

Ein liebevoller Umgang mit dem eigenen Intimbereich kann mit einer bewussten inneren Begrüßung beginnen, mit achtsamer Berührung oder einer sanften, wohldosierten Pflege. Eine gesunde, beschwerdefreie Vulva benötigt keine regelmäßige Pflege mit Cremes oder Ölen, kann diese jedoch als angenehm empfinden, insbesondere wenn dadurch die Haut geschmeidig und elastisch bleibt. So kann Intimpflege zu einem kleinen bewussten Moment der Selbstfürsorge werden.

Gerade Frauen mit vulvären Beschwerden reagieren häufig sensibel auf aggressive Reinigungsmittel oder zu häufiges Waschen; hier gilt, dass weniger oft mehr ist. Ein möglicher, behutsamer Schritt kann sein, mit ein bis zwei Fingern und etwas feinem Öl oder Creme sanft den Eingang der Vagina kreisend zu berühren, um die Haut dort geschmeidig und dehnbar zu halten. Dabei ist Achtsamkeit entscheidend: nur soweit, wie es angenehm ist, und ohne Druck.

Was tut gut – und was nicht?

- Für die Reinigung der Vulva (äusserer Intimbereich) reicht meist klares Wasser aus. Bei Bedarf können milde, rückfettende Intimprodukte mit leicht saurem pH-Wert verwendet werden. Da Wasser die Haut austrocknen kann, ist eine sanfte Pflege sinnvoll - besonders bei Trockenheit oder Reizungen im Bereich von Vulva, Damm oder Harnröhrenöffnung. Verzichten Sie auf Intimsprays und stark alkalische Seifen - sie stören das empfindliche Gleichgewicht.

Wie oft pflegen – und womit?

- Pflegen Sie den Intimbereich so oft, wie es sich für Sie stimmig anfühlt, beispielsweise morgens nach dem Duschen, nach dem Toilettengang oder abends vor dem Schlafengehen. In der Regel genügt eine kleine Menge

> hochwertiger Pflege, etwa fettes Öl (z. B. Mandel-, Oliven- oder Sanddornöl), bei Bedarf mit ätherischen Ölen angereichert (z. B. Rose oder Lavendel), pflanzliche Cremes oder Salben sowie milde Vaginalzäpfchen auf Kakaobasis. Alternativ kann auch eine gut verträgliche Bodylotion oder Körpercreme ausreichend sein. Mineralölhaltige Produkte (z. B. Vaseline oder Paraffin) sollten möglichst gemieden werden, mit Ausnahme eines kurzfristigen Schutzes, etwa beim Schwimmen oder Sport. Achten Sie auf Produkte ohne reizende Zusatzstoffe. Was Sie Ihrer Gesichtshaut gönnen würden, darf in der Regel auch Ihre Vulva berühren.
>
> Vulva- und Vagina-Pflege: Unterschied und Hinweise
>
> - Die Vulva bezeichnet den äusseren Intimbereich, der sanft gereinigt und gepflegt werden kann. Die Vagina als innerer Scheidenraum reinigt sich selbst und benötigt keine zusätzliche Pflege. Auf Spülungen, Intimsprays oder Seifen im Scheidenraum sollte verzichtet werden: nur bei medizinischer Indikation sind spezielle Präparate sinnvoll.

Vielleicht fällt es Ihnen schwer, sich einem Körperbereich liebevoll zuzuwenden, der gerade Probleme bereitet oder Schmerzen auslöst. Doch gerade dann ist sanfte Aufmerksamkeit besonders wichtig. Die Pflege der Intimhaut kann ein kleiner, stiller Schritt in Richtung Annahme, Würde und Heilung sein.

Für die Auswahl geeigneter Pflegeprodukte gibt es mittlerweile eine Vielzahl hochwertiger Optionen. Besonders empfehlenswert sind beispielsweise die Produkte von Kessel Medintim GmbH, PERIOD.ch, farfalla, neolo, ellen Probiotics, Aromalife und Pharma Medica. Wichtig sind Produkte, welche auf natürliche Inhaltsstoffe setzen und sanft auf die Flora der vaginalen Schleimhaut achten. Auch viele Apotheken bietet eine breite Auswahl an Pflegeartikeln, die speziell auf die Bedürfnisse von Frauen mit Endometriose oder anderen Beschwerden abgestimmt sind. Persönliche Beratung von Frau zu Frau, zur Intimpflege und anderen Themen, bietet Manuela Knechtle von der Firma Manuellen.

2.5 Kombination mit Therapieansätzen aus der Resilienz und Achtsamkeit

> Beckenbodenphysiotherapie kann viel bewegen – im wahrsten Sinne des Wortes. Doch bei chronischen Schmerzerkrankungen wie Endometriose reicht reine Körperarbeit oft nicht aus. Schmerz ist mehrdimensional – und auch das Nervensystem, die Psyche und die inneren Ressourcen spielen eine zentrale Rolle im Heilungsprozess. Hier kommen Achtsamkeit und Resilienz als wertvolle Ergänzungen ins Spiel.

Was ist Resilienz?

Resilienz beschreibt die innere Widerstandskraft – also die Fähigkeit, mit Herausforderungen, Schmerzen und Rückschlägen so umzugehen, dass sie nicht dauerhaft zermürben. Sie bedeutet nicht, „funktionieren zu müssen", sondern sich liebevoll und bewusst selbst zu stabilisieren, auch wenn es schwierig wird. Ein tieferes Verständnis von Resilienz und wie sie Betroffenen helfen kann, finden Sie in Kap. 9, das von Prof. Dr. Volker Schulte gestaltet wurde.

In Bezug auf den Beckenboden bedeutet das:

- sich selbst zuzuhören, statt gegen den Schmerz zu kämpfen,
- den Körper als Verbündeten zu sehen, nicht als Gegner,
- Strategien zu entwickeln, um mit Schmerzspitzen besser umzugehen und
- Rückfälle nicht als Scheitern, sondern als Teil des Weges zu begreifen.

Was bedeutet Achtsamkeit im Umgang mit Endometriose?

Achtsamkeit bedeutet, im Hier und Jetzt zu sein – ohne Bewertung. Für viele Endometriose-Patientinnen ist der eigene Körper zum Ort von Misstrauen, Angst oder Wut geworden. Achtsamkeit hilft dabei, Schritt für Schritt wieder Verbindung aufzubauen. Das wirkt auch auf den Beckenboden, denn dieser reagiert sensibel auf emotionale Spannungszustände.

Achtsame Elemente, die sich gut mit Physiotherapie kombinieren lassen:

- Bodyscan mit Fokus auf Becken und Unterbauch: Spüren Sie achtsam, wie sich dieser Bereich anfühlt.
- Geführte Meditation: Verbinden Sie sich bewusst mit Ihrem Körper und nehmen Sie Ruhe oder Spannungen wahr.
- Journaling: Notieren Sie Ihre Körperempfindungen, Gedanken und kleine Fortschritte.
- Selbstmitgefühlsübungen: Fragen Sie sich: „Was würde ich einer guten Freundin in meiner Situation sagen?"
- Achtsame Berührung: Berühren Sie Ihren Körper sanft, nicht um etwas zu verändern, sondern einfach, um präsent zu sein.

In der Praxis: Die Verbindung von Körper und Gefühl

Viele physiotherapeutische Prozesse öffnen auch emotionale Räume. Es ist nicht ungewöhnlich, dass während oder nach einer Beckenbodenbehandlung Tränen fließen oder Erinnerungen auftauchen. In solchen Momenten ist es hilfreich, vorbereitet zu sein – und bewusst Strategien aus der Achtsamkeit oder Trauma-Arbeit zur Seite zu haben.

Einige Therapeut*innen arbeiten mittlerweile interdisziplinär: Sie integrieren Körperarbeit mit Methoden aus der Somatic Experiencing, der achtsamen Traumatherapie oder bieten begleitete Atemreisen an.

Was zählt: Der Beckenboden heilt nicht isoliert. Er heilt im Kontext Ihrer Geschichte — und durch Ihr eigenes, liebevolles Mitwirken.

Elin, 35 Jahre

Früher dachte ich, es geht nur darum, den Schmerz loszuwerden. Heute weiß ich: Es geht darum, mich selbst nicht mehr loszulassen.

Durch gezielte Entspannungsmethoden können wir nicht nur die physischen Symptome der Endometriose lindern, sondern auch einen tiefgreifenden emotionalen Frieden finden. Diese Techniken eröffnen neue Wege, um den Körper und Geist zu beruhigen und helfen uns, die Reaktionen des Körpers auf Schmerz zu verstehen und zu kontrollieren.

Auf physiologischer Ebene kann sie helfen, die Ausschüttung von Stresshormonen zu reduzieren, die Durchblutung zu verbessern und Muskelspannungen zu lösen. Diese Veränderungen sind besonders relevant für Menschen mit Endometriose, da sie direkt zur Linderung der mit der Erkrankung verbundenen Schmerzen beitragen können. Psychologisch gesehen bietet Entspannung einen Raum, um von den täglichen Sorgen Abstand zu nehmen und sich eine Auszeit von den emotionalen Belastungen zu gönnen, die oft mit chronischen Erkrankungen einhergehen.

Achtsamkeit und das effektive Management von Stress sind entscheidende Fähigkeiten im Umgang mit Endometriose. Durch gezielte Übungen können wir lernen, im Hier und Jetzt zu leben und bewusster auf unsere Körperreaktionen zu reagieren. Dieses Bewusstsein ermöglicht es, stressbedingte Schmerzreaktionen zu kontrollieren.

Für viele Frauen, die ich kennenlerne, ist der Umgang mit Schmerz auch ein Prozess der Selbstakzeptanz und des emotionalen Wachstums. Durch Entspannungstechniken und Atemübungen können wir lernen, unseren Körper anzunehmen und uns selbst Liebe und Fürsorge zu schenken, trotz der Herausforderungen, die die Krankheit mit sich bringt.

In unserem Alltag begegnen wir oft Stresssituationen, die sich auf unsere Gesundheit und unser Wohlbefinden auswirken können. Dies gilt insbesondere für Menschen, die unter chronischen Bedingungen wie Endometriose leiden. Um diesen Herausforderungen effektiv zu begegnen, ist es wichtig, eine Reihe von Strategien zur Stressreduktion zu kennen und anzuwenden.

In diesem 2. Kapitel konnten wir praktische und leicht umsetzbare Möglichkeiten erkunden, wie Sie Stress in Ihrem täglichen Leben vor allem mit physischen Übungen reduzieren können.

Um Ihre Achtsamkeit und Resilienz zu stärken, gibt es viele bewährte Techniken, die sich leicht in den Alltag integrieren lassen. Geführte Entspannungs- und Meditationen, wie sie auf YouTube (z. B. Inner Garden) oder anderen Plattformen angeboten werden, helfen Ihnen, Ruhe zu finden und Stress abzubauen – jederzeit und überall.

Probieren Sie verschiedene Videos aus und finden Sie die Übungen, die am besten zu Ihnen passen.

Auch Affirmationen können unterstützen: Positive Aussagen wie *„Ich bin gut so, wie ich bin, und mein Körper und ich arbeiten zusammen"* fördern Selbstliebe und Akzeptanz. In Kombination mit Meditation helfen sie, den eigenen Körper besser wahrzunehmen und langfristig ein stärkeres Gefühl von Selbstwirksamkeit und Wohlbefinden zu entwickeln.

Weitere wichtige Faktoren für ein schmerzfreundliches Leben sind: ausreichend Schlaf, Prioritäten setzen, soziale Kontakte pflegen und entspannende Hobbys in den Alltag einbauen. Zusammen bilden diese Elemente ein starkes Fundament für Ihre Resilienz und Ihr Wohlbefinden.

Selbstliebe ist ein wesentlicher Bestandteil des Wohlbefindens. Meditationen, die auf Selbstliebe ausgerichtet sind, helfen Ihnen, eine positivere Beziehung zu sich selbst aufzubauen und sich mit Mitgefühl und Verständnis zu behandeln. Diese Art von Meditation kann besonders wertvoll sein, um die emotionalen Herausforderungen, die mit chronischen Schmerzen wie bei Endometriose einhergehen, zu bewältigen. *Nehmen Sie sich einen Moment Zeit und fragen Sie sich: Was hat Ihr Körper Ihnen bereits alles ermöglicht? Wofür sind Sie dankbar? Sprechen Sie sich selbst und Ihrem Körper immer wieder Lob und Anerkennung aus.*

Wie schon oben erwähnt, trägt auch ein guter Schlaf essenziell zur Stressbewältigung bei (Walker 2017). Er sorgt für die notwendige Erholung Ihres Körpers und Geistes und ermöglicht es, mit den Anforderungen des nächsten Tages besser umzugehen. Stellen Sie sicher, dass Sie genügend Schlaf bekommen, und etablieren Sie eine beruhigende Einschlafroutine, um die Schlafqualität zu verbessern. Essen Sie keine großen Mahlzeiten mehr vor dem Schlafen gehen und reduzieren Sie Ihre Bildschirmzeit.

Weiterhin ist es für Ihre Achtsamkeit wichtig zu lernen, Prioritäten zu setzen. Das ist ein wesentlicher Schritt, um Stress zu managen und eine Resilienz aufzubauen. Indem Sie lernen, Wichtiges von Unwichtigem zu unterscheiden und Aufgaben nach ihrer Dringlichkeit zu ordnen, können Sie Überforderung vermeiden und einen ausgeglicheneren Alltag schaffen.

Auch der Aufbau von sozialen Kontakten und Personen, die man gernhat, ist ein wichtiger Aspekt der Stressbewältigung. Soziale Interaktionen können eine Quelle der Freude und Entspannung sein und Ihnen helfen, sich weniger isoliert zu fühlen. Regelmäßige Treffen mit Freunden oder Familienmitgliedern können Ihrem Leben eine zusätzliche Dimension des Glücks und der Zufriedenheit verleihen. Lassen Sie sie teilhaben an Ihrem Leben mit der Erkrankung und spalten Sie sich nicht ab – manchmal sind es schon wenige Worte, die in Ihren Lieben ein Verständnis schaffen.

Nehmen Sie sich regelmäßig Zeit, um einen Schritt zurückzutreten und über Ihre Situation zu reflektieren. Das kann helfen, Ihren Stressoren besser zu verstehen und effektive Strategien zu ihrer Bewältigung zu entwickeln. Eine solche Reflexion kann auch dazu beitragen, dass Sie sich mehr auf das Hier und Jetzt konzentrieren und weniger über vergangene oder zukünftige Ereignisse grübeln.

Neben dem sozialen Umfeld ist es Wichtig sich selbst immer wieder schöne Momente zu schaffen, zum Beispiel durch Aktivitäten oder Hobbys, die Ihnen Freude bereiten und Ihnen helfen, vom Stress des Alltags abzuschalten und in die Achtsamkeit zu gelangen.

Zögern Sie nicht, professionelle Hilfe in Anspruch zu nehmen, wenn Sie feststellen, dass der Stress überwältigend wird. Ein Therapeut*in, Coach oder Berater*in kann Ihnen helfen, effektive Strategien zur Stressbewältigung zu entwickeln und Sie bei der Bewältigung der emotionalen Herausforderungen von Endometriose zu unterstützen. Indem Sie diese Methoden in den Alltag integrieren, können Sie aktiv zur Reduzierung Ihres Stresslevels beitragen und ein ausgeglicheneres, erfüllteres Leben führen, mit mehr Achtsamkeit und Resilienz für die schwereren Tage.

Manchmal ist der erste heilsame Schritt nicht sichtbar – sondern spürbar.

Eine leise Entspannung im Becken. Ein bewusster Atemzug. Ein Moment der Verbundenheit mit dem eigenen Körper. Genau dort beginnt Veränderung, nicht im Druck, sondern in der Zuwendung. Und Sie dürfen diesen Weg in Ihrem Tempo gehen.

Heilung geschieht nicht, wenn wir uns anstrengen – sondern wenn wir uns erlauben, weich zu werden.

Literatur

Bradley, M. H., Rawlins, A., & Brinker, C. A. (2017). Physical Therapy Treatment of Pelvic Pain. Physical Medicine and Rehabilitation Clinics of North America, 28(3), 589–601. https://doi.org/10.1016/j.pmr.2017.03.009

Butler, D. S., & Moseley, G. L. (2016). Schmerzen verstehen (3. Aufl.). Springer. https://doi.org/10.1007/978-3-662-48658-0

Del Forno, S., Arena, A., Pellizzone, V., Lenzi, J., Raimondo, D., Cocchi, L., Paradisi, R., Youssef, A., Casadio, P., & Seracchioli, R. (2021). Assessment of levator hiatal area using 3D/4D transperineal ultrasound in women with deep infiltrating endometriosis and superficial dyspareunia treated with pelvic floor muscle physiotherapy: Randomized controlled trial. Ultrasound in Obstetrics & Gynecology: The Official Journal of the International Society of Ultrasound in Obstetrics and Gynecology, 57(5), 726–732. https://doi.org/10.1002/uog.23590

Dugan, S. A., Karavolos, K., Zhang, Y., Avery, E., Janssen, I., Farhi, M., Harlow, S. D., & Kravitz, H. M. (2023). Childhood Sexual Abuse and Pelvic Floor Dysfunction in Midlife Women in the Study of Women's Health Across the Nation. Journal of Women's Health (2002), 32(3), 293–299. https://doi.org/10.1089/jwh.2022.0211

Gentilcore-Saulnier, E., McLean, L., Goldfinger, C., Pukall, C. F., & Chamberlain, S. (2010). Pelvic floor muscle assessment outcomes in women with and without provoked vestibulodynia and the impact of a physical therapy program. The Journal of Sexual Medicine, 7(2 Pt 2), 1003–1022. https://doi.org/10.1111/j.1743-6109.2009.01642.x

Gholiof, M., Adamson-De Luca, E., Foster, W. G., Leyland, N. A., Bridge-Cook, P., Leonardi, M., & Wessels, J. M. (2023). Prevalence of Use and Perceived Effectiveness of Medical, Surgical, and Alternative Therapies for Endometriosis Pain in Canadians. Journal of Obstetrics and Gynaecology Canada: JOGC = Journal d'obstetrique et Gynecologie Du Canada: JOGC, 45(1), 11–20. https://doi.org/10.1016/j.jogc.2022.11.003

Karp, B. I., & Stratton, P. (2023). Endometriosis-associated chronic pelvic pain. Med (New York, N.Y.), 4(3), 143–146. https://doi.org/10.1016/j.medj.2023.02.006

Magnon, V., Dutheil, F., & Vallet, G. T. (2021). Benefits from one session of deep and slow breathing on vagal tone and anxiety in young and older adults. Scientific Reports, 11(1), 19267. https://doi.org/10.1038/s41598-021-98736-9

Mansfield, C., Lenobel, D., McCracken, K., Hewitt, G., & Appiah, L. C. (2022). Impact of Pelvic Floor Physical Therapy on Function in Adolescents and Young Adults with BiOPy-Confirmed Endometriosis at a Tertiary Children's Hospital: A Case Series. Journal of Pediatric and Adolescent Gynecology, 35(6), 722–727. https://doi.org/10.1016/j.jpag.2022.07.004

Maulenkul, T., Kuandyk, A., Makhadiyeva, D., Dautova, A., Terzic, M., Oshibayeva, A., Moldaliyev, I., Ayazbekov, A., Maimakov, T., Saruarov, Y., Foster, F., & Sarria-Santamera, A. (2024). Understanding the impact of endometriosis on women's life: An integrative review of systematic reviews. BMC Women's Health, 24(1), 524. https://doi.org/10.1186/s12905-024-03369-5

Moreira da Cunha, R., Oliveira Veloso, M., Coutinho, S. S., Darc de Menezes Braga, L., de Barros, A. S., Magalhães, G. M., Lima, P. O. de P., Lira do Nascimento, S., & Bezerra, L. R. P. S. (2024). Sexual function in women with endometriosis and pelvic floor myofascial pain syndrome. Revista Brasileira De Ginecologia E Obstetricia: Revista Da Federacao Brasileira Das Sociedades De Ginecologia E Obstetricia, 46, e-rbgo40. https://doi.org/10.61622/rbgo/2024rbgo40

Muallem, J., Velho, R. V., Netzl, J., Sehouli, J., & Mechsner, S. (2023). Pelvic floor hypertension: Possible factors for pelvic floor tenderness in endometriosis patients-a pilot study. Archives of Gynecology and Obstetrics, 308(6), 1803–1809. https://doi.org/10.1007/s00404-023-07192-5

Phan, V. T., Stratton, P., Tandon, H. K., Sinaii, N., Aredo, J. V., Karp, B. I., Merideth, M. A., & Shah, J. P. (2021). Widespread myofascial dysfunction and sensitisation in women with endometriosis-associated chronic pelvic pain: A cross-sectional study. European Journal of Pain (London, England), 25(4), 831–840. https://doi.org/10.1002/ejp.1713

Pickup, B., Coutts-Bain, D., & Todd, J. (2024). Fear of progression, depression, and sleep difficulties in people experiencing endometriosis-pain: A cross-sectional study. Journal of Psychosomatic Research, 178, 111595. https://doi.org/10.1016/j.jpsychores.2024.111595

Rahmioglu, N., Mortlock, S., Ghiasi, M., Møller, P. L., Stefansdottir, L., Galarneau, G., Turman, C., Danning, R., Law, M. H., Sapkota, Y., Christofidou, P., Skarp, S., Giri, A., Banasik, K., Krassowski, M., Lepamets, M., Marciniak, B., Nõukas, M., Perro, D., … Zondervan, K. T. (2023). The genetic basis of endometriosis and comorbidity with other pain and inflammatory conditions. Nature Genetics, 55(3), 423–436. https://doi.org/10.1038/s41588-023-01323-z

Sollmann U. (2023). The body can heal itself in trauma: Concept and practical exercises. Psychosomatic Medicine Research, 5(3). https://www.tmrjournals.com/article.html?J_num=15&a_id=2903

Tennfjord, M. K., Gabrielsen, R., Bø, K., Engh, M. E., & Molin, M. (2024). Can general exercise training and pelvic floor muscle training be used as an empowering tool among women with endometriosis? Experiences among women with endometriosis participating in the intervention group of a randomized controlled trial. BMC Women's Health, 24(1), 505. https://doi.org/10.1186/s12905-024-03356-w

Walker, M. P. (2017). Why we sleep: Unlocking the power of sleep and dreams (First Scribner hardcover edition). Scribner, an imprint of Simon & Schuster, Inc.

Worthen, M., & Cash, E. (2024). Stress Management. In StatPearls. StatPearls Publishing. http://www.ncbi.nlm.nih.gov/books/NBK513300/

Yaribeygi, H., Panahi, Y., Sahraei, H., Johnston, T. P., & Sahebkar, A. (2017). The impact of stress on body function: A review. EXCLI Journal, 16, 1057–1072. https://doi.org/10.17179/excli2017-480

3

Nähe neu entdecken – Sexualität und Partnerschaft mit Endometriose

Für viele Frauen mit Endometriose wird Sexualität zu einem unsicheren Terrain: Schmerzen, Ängste, Scham oder Schuldgefühle überlagern die intimsten Momente. Doch Sexualität ist kein starres Konzept. Sie ist formbar, lebendig – und vor allem: lernbar.

In diesem Kapitel erfahren Sie, wie ein neuer, heilsamer Zugang zur eigenen Sexualität entstehen kann – mit und trotz Endometriose. Denn sexuelle Schwierigkeiten betreffen nicht nur den Körper. Sie wirken auf das gesamte System: die Beziehung zum eigenen Selbst, zur Lust – und zum Menschen an Ihrer Seite.

Beckenbodenphysiotherapie, vaginale Massagetechniken, sexualtherapeutische Ansätze und tantrische Methoden können helfen, wieder ins Spüren zu kommen – auf eine Weise, die nicht vom Schmerz, sondern von Präsenz, Verbindung und Vertrauen geprägt ist.

Ebenso zentral ist der offene, achtsame Dialog mit dem Partner oder der Partnerin. Denn erst wenn Worte wieder fließen dürfen, kann auch Intimität neu wachsen.

Lassen Sie sich ermutigen, gemeinsam neue Wege zu gehen – jenseits von Druck, Erwartungen oder Rollenbildern. Entdecken Sie Ihre Sexualität neu: sanft, kraftvoll, liebevoll. Denn jede Beziehung verdient eine Form der Nähe, die sich für beide gut anfühlt – ehrlich, berührend und frei.

© Der/die Autor(en), exklusiv lizenziert an Springer-Verlag GmbH, DE, ein Teil von Springer Nature 2026
A. Falconnier und V. Schulte, *Endometriose verstehen und bewältigen*,
https://doi.org/10.1007/978-3-662-72774-4_3

3.1 Kommunikation mit dem Partner – Verständnis schaffen

Kommunikation ist ein zentrales Fundament jeder menschlichen Beziehung – ein feines Netz, das uns verbindet, stärkt und manchmal auch herausfordert. Gerade in einer Zeit, in der digitale Medien den Alltag dominieren, scheint die Kunst des persönlichen Austauschs in den Hintergrund zu rücken. Doch nichts ersetzt den aufrichtigen Dialog zwischen zwei Menschen, die sich nahe sind.

Besonders in Beziehungen, die durch eine chronische Erkrankung wie Endometriose belastet sind, gewinnt Kommunikation eine neue Bedeutung: sie kann Brücke sein – oder Barriere.

Wie gelingt es, Worte zu finden, wo Schmerz regiert? Wie können Partner*innen sich gegenseitig verstehen – auch wenn sie ganz unterschiedlich fühlen?

Gute Kommunikation beginnt mit echtem Zuhören – einem aktiven, einfühlsamen Lauschen, das nicht darauf wartet, zu antworten, sondern darauf ausgerichtet ist, zu verstehen. Es geht darum, sich innerlich still zu machen, präsent zu sein, sich in die Perspektive des Gegenübers zu versetzen und gleichzeitig die eigenen Emotionen wahrzunehmen. Oft sind es nicht die gesprochenen Worte, die zählen, sondern das Gefühl dahinter – unausgesprochen, aber spürbar.

Konflikte entstehen häufig aus einer Unterbrechung dieses sensiblen Kommunikationsflusses. Erwartungen bleiben unausgesprochen, Enttäuschungen nagen leise, Missverständnisse wachsen – genährt von kleinen Gesten, fehlenden Worten oder verdrängten Emotionen. Doch gerade durch ehrliche, offene Gespräche kann wieder Verbindung entstehen. Verständnis und Versöhnung sind dann die Früchte dieser mutigen Auseinandersetzung.

Viele Betroffene berichten, wie schwer es ihnen fällt, über ihre Schmerzen zu sprechen – besonders dann, wenn sie immer wieder auf Unverständnis stoßen. Dieses Schweigen ist kein Zeichen von Gleichgültigkeit, sondern oft Ausdruck einer tiefen Verletzung. Denn was passiert, wenn man sich mit seinem Innersten zeigt – mit Angst, Schmerz und Scham – und dann mit einem Satz abgewiesen wird wie: „Das ist sicher nur psychisch."

Solche Worte, vielleicht beiläufig oder sogar „gut gemeint" ausgesprochen, hinterlassen Spuren (Wischmann und Ditzen 2024). Sie erzeugen das Gefühl, nicht gehört zu werden, nicht glaubwürdig zu sein. Im schlimmsten Fall werden nicht nur die Symptome infrage gestellt – sondern die ganze Wahrnehmung, das eigene Erleben, die eigene Wahrheit.

Dabei ist echtes Zuhören ein zutiefst menschlicher Akt. Es verlangt mehr als nur offene Ohren. Es braucht eine Haltung: den Wunsch, den anderen wirklich zu verstehen, nicht zu bewerten oder zu erklären. Es bedeutet, sich selbst einen Moment zurückzunehmen – die eigenen Impulse, Ratschläge, Deutungen – und einfach nur da zu sein.

Still. Offen. Zugewandt.

Dieses Zuhören zeigt sich oft nicht in großen Gesten oder langen Gesprächen. Manchmal liegt seine größte Kraft in den kleinen, unscheinbaren Momenten:

Ein offener Blick, der nicht ausweicht.
Ein zustimmendes Nicken, das signalisiert: Ich bin bei dir.
Eine Hand, die sich leise auf die Schulter legt.
Oder ein einfacher, ehrlicher Satz:
„Danke, dass du mir das anvertraust."

Solche Worte öffnen einen Raum. Einen Raum, in dem sich Verletzlichkeit sicher anfühlt. In dem Scham sich lösen darf. In dem Verbindung wieder möglich wird – selbst inmitten von Schmerz.

Denn zu wissen, dass man gehört wird, ohne sich rechtfertigen zu müssen, ist manchmal heilender als jede Erklärung. Es ist das stille Versprechen: Du bist nicht allein mit dem, was du fühlst. Ich bin da. Und ich nehme dich ernst.

> **Anna, 32 Jahre**
>
> Anna litt seit Jahren unter starken Schmerzen während und außerhalb ihrer Periode. Ihr Partner Lukas spürte zwar, dass etwas nicht stimmte – doch er verstand nicht, warum Anna Berührungen mied oder sich emotional immer häufiger zurückzog. Die Nähe zwischen ihnen war belastet – nicht durch Streit, sondern durch das, was *nicht* gesagt wurde.
>
> Erst in einem stillen Moment, als Anna unter Tränen sagte, wie sich der Schmerz für sie anfühlt – „wie brennende Messer, die mir den Atem nehmen" – geschah etwas. Lukas unterbrach sie nicht. Er fragte nicht. Er hörte einfach zu. Dann nahm er ihre Hand. Sagte nichts – und doch war alles gesagt. Für Anna war das der Moment, in dem sie sich wieder gesehen fühlte. Nicht als Patientin. Sondern als geliebte Frau.

In angespannten Situationen neigen wir dazu, aus der Emotion heraus zu sprechen – und manchmal zu verletzen. Vorwürfe wie „Du willst ja sowieso keinen Sex mehr" entstehen oft aus Frust oder Angst, nicht mehr begehrt zu werden. Doch sie schaffen Distanz, statt Verständnis.

Eine alternative Sprache beginnt bei uns selbst. „Ich-Botschaften" erlauben es, vom eigenen Erleben zu erzählen – ohne den anderen anzuklagen. Sie machen uns nahbar, laden zur Verbindung ein.

Statt:
„Du gehst mir immer aus dem Weg."
besser:
„Ich fühle mich manchmal unsicher, weil ich nicht weiß, ob du Nähe zulassen
kannst – oder willst."

Solche Sätze öffnen Türen – nicht nur für Gespräche, sondern für Mitgefühl.

Viele Paare funktionieren gut im Alltag. Sie organisieren, planen, erledigen – und doch bleibt das Wichtigste oft auf der Strecke: das bewusste *Füreinander-Dasein.* Intimität braucht Zeit. Aber nicht beliebige Zeit – sondern solche, die *gehört werden* will.

Ein emotionaler Check-in kann helfen, die Verbindung wieder aufzufrischen. Er dauert nicht lange, aber wirkt tief. Einmal in der Woche, für 20 min – ohne Ablenkung, ohne Handy. Eine Person spricht, die andere hört zu. Es geht nicht um Lösungen, sondern um ein ehrliches „Wie geht es dir – mit uns?".

Fragen, die dabei helfen können:

- *Was hat dich diese Woche emotional bewegt – im Guten wie im Schwierigen?*
- *Wie erlebst du unsere Nähe, unsere Distanz?*
- *Was wünsche ich mir von dir – was brauchst du von mir?*

Dieser einfache Rahmen schenkt beiden das Gefühl: *Wir sehen einander – jenseits der Symptome.*

> **Wenn Sexualität mit Schmerz verknüpft ist, entsteht häufig ein Kreislauf: Angst vor Schmerz führt zu Rückzug, Rückzug wird als Ablehnung empfunden, und aus Scham oder Unsicherheit wächst das Schweigen. Nähe wird zunehmend zur Unsicherheit.**

Doch genau hier liegt auch ein Schlüssel zur Heilung – nicht der körperlichen, sondern der zwischenmenschlichen. Der erste Schritt ist das offene Gespräch. Auch wenn es holprig ist. Auch wenn die Worte fehlen.

Sätze wie:

* *„Ich sehne mich nach Berührung, habe aber Angst, dass es wieder weh tut.“*
* *„Ich vermisse unsere Intimität – aber ich will dich zu nichts drängen.“*
* *„Wollen wir gemeinsam herausfinden, was sich gut anfühlt – für uns beide?“*

schaffen einen Raum, in dem Lust wieder wachsen kann – jenseits des Drucks, „funktionieren“ zu müssen.

Miriam und Paul, 29 und 31 Jahre

Miriam hatte kaum schmerzfreie Tage. Die Schmerzen ließen ihren Beckenboden unwillkürlich verkrampfen – jede Berührung wurde zur Bedrohung. Der Gedanke an Sex rief in ihr keine Sehnsucht hervor, sondern Enge und Angst. Paul spürte diese Abwehr. Er wollte ihr nahe sein, doch jeder Annäherungsversuch schien sie weiter zurückweichen zu lassen. Mit jedem missglückten Moment fühlte er sich mehr zurückgewiesen. So wuchsen auf beiden Seiten die Unsicherheit und das leise Misstrauen – bis selbst Zärtlichkeit zwischen ihnen schwer wurde.

Eines Abends, nach einem Streit, blieb der Fernseher aus. Die Handys lagen beiseite. Nur sie, auf dem Sofa. Miriam sprach zum ersten Mal aus, was sie bedrückte – nicht als Erklärung, sondern als Bitte um Nähe. Paul hörte zu – nicht als Mann, der auf etwas verzichtet, sondern als Mensch, der liebt.

Gemeinsam fanden sie neue Formen der Intimität: achtsame Berührungen, gemeinsame Bäder, Nähe ohne Ziel. Wochen später sagte Miriam:
„Ich hatte das Gefühl, wieder bei mir selbst anzukommen – und bei uns.“

Viele Partner*innen möchten helfen, wissen aber nicht wie. Endometriose ist eine unsichtbare Erkrankung – oft schwer greifbar, selbst für Betroffene. Umso mehr braucht es gemeinsames Wissen, das verbindet. Denn Verstehen ist eine Form der Fürsorge.

Sich gemeinsam mit der Erkrankung auseinanderzusetzen, kann Verbindung schaffen – nicht als therapeutisches Projekt, sondern als Ausdruck von Interesse, Mitgefühl und Zusammenhalt. Das gemeinsame Lesen von Artikeln, Erfahrungsberichten oder das Suchen von Antworten im Gespräch mit Fachpersonen kann nicht nur informieren, sondern auch emotional entlasten.

Dabei ist wichtig zu verstehen: Die betroffene Person ist nicht „krank“ im klassischen Sinne. Sie ist nicht kaputt, nicht zu reparieren. Sie lebt mit einer chronischen Herausforderung, die Teil ihres Lebens ist – aber nicht ihr ganzes Wesen bestimmt.

Dadurch verändert sich der Blick: weg vom ständigen Streben nach „Heilung", hin zu einem liebevollen Umgang mit dem, was ist – und mit dem, was dennoch möglich bleibt.

Wann haben Sie zuletzt mit Ihrem Partner oder Ihrer Partnerin über Ihre sexuellen Bedürfnisse gesprochen? Vielleicht wäre jetzt ein guter Moment, damit zu beginnen.

Die vier Säulen gelingender Kommunikation bei Endometriose:

1. *Empathie und Verständnis fördern*
Der offene Austausch über Schmerzen, Ängste und Unsicherheiten schafft einen Raum für Mitgefühl. Wenn einer von beiden seine Erlebnisse ehrlich teilt, entsteht ein tieferes Verständnis für die körperlichen und emotionalen Herausforderungen, die mit Endometriose einhergehen. Das stärkt Ihre emotionale Verbindung und schafft Vertrauen – weit über alltägliche Oberflächlichkeiten hinaus.
2. *Gemeinsam Lösungen finden*
Kommunikation ist der Schlüssel zu gemeinsamer Problemlösung – sei es in Bezug auf medizinische Entscheidungen, emotionale Belastungen oder notwendige Veränderungen im Alltag. Wenn Sie Ihre Gedanken und Informationen teilen, können Sie als Team Strategien entwickeln, die beiden guttun. Sie übernehmen gemeinsam Verantwortung und stärken Ihre Partnerschaft aktiv.
3. *Intimität und Sexualität neu gestalten*
Endometriose kann die sexuelle Beziehung erheblich beeinflussen. Umso wichtiger ist ein sensibler und offener Umgang mit diesem Thema. Gespräche über Bedürfnisse, Ängste, Grenzen oder neue Formen von Intimität helfen, Missverständnisse zu vermeiden. Auf dieser Basis lässt sich eine Sexualität gestalten, die auf gegenseitigem Wohlbefinden, Respekt und Nähe beruht.
4. *Emotionale Resilienz aufbauen*
Das Leben mit Endometriose stellt beide Partner emotional auf die Probe. Offene Kommunikation hilft dabei, Frustration, Unsicherheiten oder Ängste besser zu verarbeiten. Sie lernen, einander Halt zu geben – selbst in den schwierigsten Momenten. Das stärkt Ihre innere Widerstandskraft und fördert eine tiefe, emotionale Verbindung.

Leitfragen für Ihre Gespräche:
Nehmen Sie sich bewusst Zeit – beginnen Sie mit zwei bis drei Fragen und lassen Sie das Gespräch in Ihrem Tempo wachsen. Wählen Sie die

Themen, die für Sie am bedeutsamsten sind. Die folgenden Fragen sind als Gesprächsimpulse für Paare gedacht und bewusst in der Du-Form formuliert, um Nähe und Offenheit zu fördern.

1. *Wie fühlt sich Endometriose für dich körperlich und emotional an?*
2. *In welchen Situationen oder Lebensphasen sind deine Symptome für dich besonders belastend?*
3. *Was können wir tun, um deine Bedürfnisse in unserer Sexualität besser zu berücksichtigen?*
4. *Welche Berührungen oder Aktivitäten empfindest du als angenehm – und welche eher als unangenehm oder schmerzhaft?*
5. *Gibt es Stellungen oder Praktiken, die wir ausprobieren sollten, um Schmerzen zu vermeiden oder zu reduzieren?*
6. *Wie möchtest du gegenüber Außenstehenden über deine Erkrankung sprechen – und wo liegen deine persönlichen Grenzen?*
7. *Welche Art von Unterstützung wünschst du dir, wenn es dir körperlich oder emotional schlecht geht?*
8. *Gibt es Bereiche im Alltag, in denen du dir konkrete Entlastung wünschst?*
9. *Wie blickst du auf unsere gemeinsame Zukunft – auch im Hinblick auf Partnerschaft, Familie oder einen möglichen Kinderwunsch?*
10. *Welche Therapien, Behandlungsformen oder ergänzenden Ansätze möchtest du vielleicht ausprobieren?*
11. *Was würde dir helfen, damit unsere Kommunikation noch offener und verständnisvoller wird?*
12. *Welche Sorgen oder Ängste beschäftigen dich besonders im Hinblick auf unsere Beziehung?*
13. *Was tut dir gerade besonders gut, und was kann ich ganz konkret tun, um dich zu unterstützen?*

Endometriose ist nicht nur eine persönliche Herausforderung – sie betrifft auch die Beziehung. Doch gerade in dieser gemeinsamen Bewältigung liegt eine große Chance: für neue Nähe, tiefere Verbundenheit und gegenseitiges Wachstum.

Aktive Schritte zur Stärkung Ihrer Partnerschaft:

- *Empathie üben*: Versetzen Sie sich regelmäßig in die Lage Ihres Partners. Fragen Sie: *Wie fühlst du dich gerade? Was brauchst du von mir?*
- *Gemeinsame Ziele setzen*: Ob ein regelmäßiger Abend zu zweit oder ein neues gemeinsames Projekt – gemeinsame Visionen verbinden.
- *Alltag entlasten*: Kleine Hilfen im Alltag können große Wirkung zeigen. Wenn Ihr Partner erschöpft ist, übernehmen Sie eine Aufgabe – ganz selbstverständlich.

- *Verbindende Rituale schaffen*: Gemeinsames Kochen, Spazierengehen oder Kuscheln – Rituale geben Halt und Nähe.
- *Positive Rückmeldung geben*: Zeigen Sie Anerkennung für die kleinen Dinge. *Danke, dass du heute so geduldig warst.*
- *Konflikte bewusst lösen*: Legen Sie gemeinsam fest, wie Sie mit Meinungsverschiedenheiten umgehen möchten. Beispiel: *Wir klären Streit immer noch am selben Tag.*
- *Emotionale Intimität pflegen*: Nehmen Sie sich bewusst Zeit für tiefere Gespräche – über Träume, Ängste, Wünsche.
- *Finanzielle Offenheit wahren*: Sprechen Sie ehrlich über Geld – auch das schafft Sicherheit.
- *Gesundheit gemeinsam leben*: Unterstützen Sie sich gegenseitig bei Arztterminen, Ernährung oder Entspannungstechniken. Ein gemeinsamer Besuch im Yoga- oder Tantra-Kurs kann neue Perspektiven eröffnen.

Eine Beziehung, in der Endometriose ein Thema ist, verlangt viel – Geduld, Verständnis, Kommunikation. Doch genau darin liegt auch eine enorme Stärke. Indem Sie gemeinsam wachsen, einander unterstützen und ehrlich miteinander sind, entsteht eine Partnerschaft, die nicht trotz, sondern gerade durch die Herausforderungen tiefer und erfüllender wird.

Sie haben es verdient, sich gemeinsam sicher, verstanden und geliebt zu fühlen.

3.2   Sensate Focus und achtsame Berührung als Therapieansatz

Wenn Schmerzen den Körper zum Rückzugsort machen, wird Intimität oft zu einem Minenfeld. Jede Berührung kann mit Angst verknüpft sein: vor dem nächsten Schmerz, vor der eigenen Reaktion, vor Enttäuschung des Gegenübers. In solchen Situationen kann der sexualtherapeutische Ansatz des Sensate Focus eine heilsame Rückkehr zur Körperlichkeit ermöglichen – jenseits von Leistung, Funktion oder Ziel. Es geht nicht darum, „etwas zu tun", sondern einfach zu sein. Doch wie gelingt das, wenn Vertrauen verloren ging – in den Körper, in den anderen, vielleicht sogar in sich selbst?

Sensate Focus wurde in den 1960er-Jahren von den Sexualforschern Masters & Johnson entwickelt. Es ist keine Technik im klassischen Sinn, sondern vielmehr ein achtsamer Erfahrungsweg, der dabei hilft, körperliche Nähe wieder zuzulassen – ohne Druck, ohne Erwartungen, ohne „müssen".

Petra, 32 Jahre

Petra blickte auf die leere Seite ihres Kalenders. Jedes Wochenende ein Kreuz, das nur eines bedeutete: Zeit mit ihm, ihrem Partner. Sie schätzte diese Momente, doch diese Samstage machten ihr auch große Angst, da es jedes Mal mit einer für sie schmerzhaften Penetration endete.

Die Penetration war für sie lange ein stilles Zeichen ihrer Verbindung zu ihm. Doch diese Nähe trug einen verborgenen Kampf in sich – einen Schmerz, den sie vor ihm verschwieg. Wie viele Frauen kannte sie die unausgesprochene Angst, dass ein Mann sich abwendet, wenn körperliche Intimität seltener wird. Um diesem drohenden Verlustgefühl zu entkommen, griff Petra zum Alkohol – ein Ausweg, der sie jedoch noch tiefer in die Isolation trieb.

Doch eines Tages änderte sich etwas. Petra fasste den Mut, ihrem Partner die Wahrheit zu sagen – über den Schmerz, die Angst und ihre Verzweiflung. Er wich nicht von ihrer Seite und begleitete sie in die Therapie. Dort begann ein behutsamer Weg der Heilung: vaginale Behandlungen in der Beckenbodenphysiotherapie, kombiniert mit dem Ansatz von *Sensate Focus*, der Intimität durch achtsames, schrittweises Berühren neu definierte. Es begann mit leisen Gesten – eine vorsichtige Berührung, ein zärtliches Streichen über den Arm. Aus kleinen Momenten wuchs allmählich etwas größeres. Schritt für Schritt gewann Petra neues Vertrauen: in ihren Körper, in die Nähe zu ihrem Partner und in ihre eigene Stärke.

Sensate Focus oder auch Sensualitätstraining ist eine Methode zur Behandlung von Sexualstörungen (Kelley & Althof 2025). Dabei werden Schritt für Schritt jeweils sehr eingegrenzte Maßnahmen zum Wahrnehmen und Genießen des eigenen und des Körpers des Partners durchgeführt.

Der Koitus steht nicht im Fokus. Vielmehr herrscht in der Regel sogar ein Koitus-Verbot bis kurz vor Abschluss des Programms. Somit kann eine Nähe hergestellt werden, ohne schmerzhafte Penetration.

Das Paar nimmt sich abwechselnd je 15–30 Minuten Zeit. Die Regeln sind klar definiert.

Schritt 1: Sanftes Streicheln am ganzen Körper, die Genitalien und auch die erogenen Zonen sind in dieser Phase unbedingt auszulassen.

Schritt 2: Sanftes Streicheln am ganzen Körper. In dieser Phase allerdings werden auch die Sexualorgane und die erogenen Zonen einbezogen. Allerdings geht es in dieser Phase wiederum nicht darum, den Partner zu erregen oder daran zu arbeiten, explizit sexuelle Gefühle entstehen zu lassen.

Schritt 3: Erkundetes Streicheln. Die Genitalien werden in dieser Phase besonders manuell erkundet und „inspiziert".

Schritt 4: Stimulierendes Streicheln. Die Partner stimulieren sich abwechselnd – manuell oder oral – und lassen dann die Erregung wieder abklingen, um erneut zu beginnen.

Schritt 5: Den Penis in die Vagina aufnehmen. In diesem Schritt geht es nicht in erster Linie um Geschlechtsverkehr im klassischen Sinn, sondern darum, den Körperkontakt ohne Leistungsdruck zu erleben. Die Erektion des Mannes steht dabei nicht im Mittelpunkt – selbst ein nur teilweise erigierter Penis kann von der Frau eingeführt werden. Der Sinn dahinter ist, den Fokus von der „Funktionsfähigkeit" des Glieds wegzulenken und stattdessen die gemeinsame Erfahrung in den Vordergrund zu stellen.

Nach dem Einführen verharren beide in dieser Position. Es werden bewusst keine Bewegungen gemacht, um den Körperkontakt ohne Erwartung und ohne Ziel erleben zu können. Wenn der Penis vorher steif war, kann es ganz normal sein, dass er in dieser Ruhephase wieder erschlafft – das ist kein Zeichen von „Versagen", sondern eine natürliche Reaktion, da keine stimulierenden Bewegungen stattfinden.

Im weiteren Verlauf kann der Penis wieder herausgezogen, durch sanfte manuelle Stimulation erneut erigiert und nochmals eingeführt werden. So üben beide, die Situation ohne Druck wahrzunehmen und entspannt damit umzugehen.

Zum Abschluss dieser Übung können sich die Partner gegenseitig zum Höhepunkt bringen – jedoch ohne Penetration. Das Ziel ist, Intimität neu zu definieren: weniger als Leistung, sondern mehr als bewusstes Erleben, Berühren und Zulassen.

Tipp: Vertrauen durch langsames Vorgehen

Beim Sensate-Focus-Training kann es hilfreich sein, die Penetration schrittweise zu gestalten, um Schmerzen zu vermeiden und die Erfahrung entspannt zu erleben. Zunächst können Dilatoren, wie z. B. Vagiwell®-Stäbe, Finger oder kleine Toys eingesetzt werden, um den Körper sanft an Berührungen zu gewöhnen und Vertrauen aufzubauen.

Wenn sich beide bereit fühlen, kann der Penis eingeführt werden. Sollte die Penislänge für die Partnerin zu groß sein oder Beschwerden verursachen, können Hilfsmittel wie Ohnut® oder Bumpi Rings® helfen, die Eindringtiefe zu begrenzen. So bleibt die Penetration angenehm, die Übungen schmerzfrei und der Mann kann sich ohne Angst auf die gemeinsame Erfahrung konzentrieren.

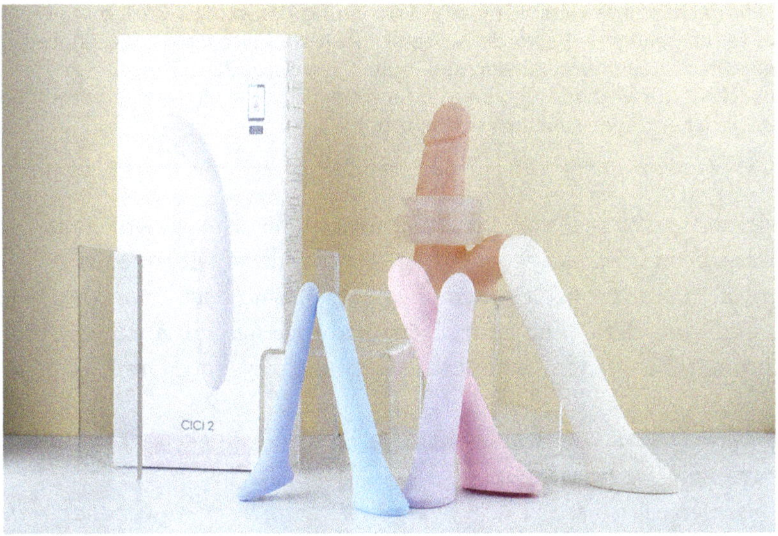

Abb. 3.1 Hilfsmittel zur Förderung der vaginalen Gesundheit und des sexuellen Wohlbefindens

In Abb. 3.1 sind Vagiwell®-Dilatoren in verschiedenen Größen und ein Vibrator zur vaginalen Dehnung sowie ein Penis-Modell mit drei Bumpi-Ringen® abgebildet. Die Dilatoren und der Vibrator werden therapeutisch eingesetzt zur Lösung von Triggerpunkten, Faszien und verspannter Muskulatur. Die Bumpi-Ringe® dienen dazu, den Penis zu verkürzen und Schmerzen beim Geschlechtsverkehr zu reduzieren.

Zurück zu Petra

Die Therapie brachte eine tiefgreifende Veränderung. Petra begann zu begreifen, dass ihre Angst und ihr Schmerz nicht nur aus ihrem Körper kamen, sondern ebenso aus seelischen Wunden. Gemeinsam mit ihrem Partner entdeckte sie im Rahmen von *Sensate Focus* einen neuen Weg der Nähe. Diese Übungen halfen nicht nur ihr, sondern auch ihm – denn auch er hatte unter der Distanz und den unausgesprochenen Spannungen gelitten.

Sie lernten, Berührungen nicht als bloße körperliche Geste zu sehen, sondern als Sprache, die Vertrauen, Zuneigung und Sicherheit vermittelt. Schritt für Schritt wurde ihre Beziehung um eine neue Ebene der Intimität bereichert – eine, in der Verstehen und gegenseitige Achtsamkeit wichtiger wurden als reine körperliche Funktion.

Petra erkannte, dass wahre Nähe mehr bedeutet als Sexualität: Sie lebt von Verständnis, Vertrauen und dem Mut, sich dem anderen ohne Schutzmauern zu zeigen. Ihre Wochenenden wurden zu einer Zeit des Entdeckens und Wachsens – weit entfernt von der Angst und Unsicherheit, die einst jede Begegnung überschatteten.

> Für mich ist ihre Geschichte eine Erinnerung daran, dass Beziehungen nicht von selbst gelingen. Sie fordern Arbeit, doch sie bieten auch die Chance, gemeinsam zu heilen und zu wachsen. Indem Petra sich ihren Ängsten stellte und den Schritt zur Veränderung wagte, fand sie nicht nur die Nähe zu ihrem Partner wieder – sondern auch zu sich selbst.

Bei vielen Betroffenen von Endometriose ist der Körper mit ambivalenten Gefühlen besetzt: Er tut weh, versagt vermeintlich, wird medizinisch kontrolliert, manchmal sogar als „Feind" erlebt. Sensate Focus wirkt hier wie eine Einladung, die Beziehung zum eigenen Körper neu zu gestalten. Achtsame Berührung öffnet Türen, wo Sprache nicht mehr weiterkommt:

- *Druck reduziert sich: Weil es kein „Müssen" gibt – keinen Orgasmus, keine Erregung, keine Penetration.*
- *Achtsamkeit wächst: Die Aufmerksamkeit wird weg vom Schmerz, hin zum Spüren gelenkt. Gefühle dürfen beobachtet, nicht bewertet werden.*
- *Begegnung geschieht auf Augenhöhe: Beide Partner*innen sind eingeladen, sich verletzlich und präsent zu zeigen.*

> **Regula, 24 Jahre**
>
> Regula hatte nach zwei Operationen wegen Endometriose große Angst vor körperlicher Nähe. „Mein ganzer Unterleib fühlte sich wie ein roter Alarmknopf an", beschreibt sie. Jeder Versuch von Intimität endete in Tränen – bei ihr aus Schmerz, bei Daniel aus Hilflosigkeit.
>
> Nach einem Gespräch in der Therapie, begannen sie gemeinsam mit dem Sensate-Focus-Ansatz. Für beide war es ungewohnt. „Am Anfang war es seltsam, einfach nur ihre Hand zu halten oder ihre Haut zu berühren, ohne dass etwas passieren musste", erinnert er sich. Doch genau das brachte Veränderung: Es gab keinen Druck, keine Erwartungen. Regula konnte jederzeit bestimmen, was geschah – und das gab ihr Sicherheit.
>
> Mit jedem Wochenende, das sie diesen Übungen widmeten, wuchs das Vertrauen. Die Berührungen wurden tiefer, achtsamer, und trugen mehr Bedeutung, als Worte es hätten tun können. „Wir haben gelernt, Nähe neu zu begreifen – nicht als Ziel, sondern als Reise", sagen beide heute.

Was Sensate Focus so wirkungsvoll macht, ist nicht allein die äußere Struktur der Übungen, sondern vor allem die innere Haltung, mit der sie praktiziert werden: Achtsamkeit.

Das bedeutet in der Anwendung: Ich nehme wahr, ohne zu bewerten. Ich spüre, ohne gleich handeln zu müssen. Ich bin präsent, ohne ein bestimmtes Ziel zu verfolgen.

Gerade für Menschen mit chronischen Schmerzen stellt diese Haltung einen tiefgreifenden Perspektivwechsel dar. Der Körper wird nicht länger ausschließlich als Quelle von Schmerz und Einschränkung erlebt – er darf wieder ein Ort des Erlebens, des Genusses, ja, des Lebens werden.

Auch für Partner*innen verändert sich durch Sensate Focus die Bedeutung von Berührung: Sie wird zu einer Form der achtsamen Kommunikation – leise, ehrlich und heilsam.

Viele Paare empfinden die ersten Erfahrungen mit Sensate Focus als ungewohnt, manchmal auch als herausfordernd oder verunsichernd. Das ist völlig normal. Entscheidend ist, sich mit Geduld und Mitgefühl durch diese neue Form der Nähe zu bewegen. Kleine Schritte zählen – ebenso wie ein liebevoller Umgang mit Rückschlägen und das Wissen: Es gibt kein Richtig oder Falsch.

Ideal ist eine Begleitung durch eine sexualtherapeutisch geschulte Fachperson. Sie kann nicht nur Sicherheit vermitteln, sondern auch helfen, Ängste zu entkräften und den Fokus sanft auf das Wesentliche zu lenken: auf Verbindung statt Leistung, auf Spüren statt Funktionieren, auf Nähe statt Druck (Faubion & Rullo 2015).

3.3 Tantra und die Rolle der Yoni-Massage und vaginalen Massagen in der partnerschaftlichen Intimität

Wenn Sexualität durch chronische Schmerzen oder traumatische Erfahrungen beeinträchtigt ist, kann der Zugang zur eigenen Lust tief gestört sein. Gerade bei Endometriose, einer Erkrankung, die oft mit intensiven Schmerzen im Beckenbereich, schmerzhaften Menstruationen und Dyspareunie (Schmerzen beim Geschlechtsverkehr) einhergeht, verändert sich das Körperbild vieler Betroffener nachhaltig. Der eigene Intimbereich wird mit Leiden, Vermeidung und Angst verknüpft. In diesem Zusammenhang kann die Yoni-Massage – eine Form der achtsamen, bewusst durchgeführten vaginalen Berührung – eine überraschend heilsame Rolle einnehmen. Sie kann nicht nur die Verbindung zur eigenen Sexualität wiederherstellen, sondern auch körperliche Spannungen lösen, gespeicherte Emotionen freisetzen und neue Formen von Intimität ermöglichen.

3.3.1 Intimität als heilender Weg

Tantra kann in der Auseinandersetzung mit Endometriose eine tiefgreifende, heilsame Rolle einnehmen. Im Mittelpunkt stehen dabei Achtsamkeit, Präsenz und die bewusste Verbindung zum eigenen Körper und zum Partner.

Tantrische Übungen – etwa achtsame Berührungen, bewusste Atmung und Langsamkeit – ermöglichen es, die eigene Körperlichkeit neu zu erfahren. Sie schaffen Raum für ein Gefühl von Sicherheit und erlauben, Intimität ohne Leistungsdruck zu entdecken. In diesem geschützten Rahmen können Frauen lernen, ihren Körper wieder als Quelle von Freude und Verbindung zu erleben – jenseits von Schmerz und Funktionalität.

Tantra lehrt außerdem, sexuelle Energie als heilende, verbindende Kraft zu verstehen, die über die rein körperliche Ebene hinausgeht. Diese Sichtweise kann helfen, Scham- und Schuldgefühle, die im Zusammenhang mit Endometriose häufig auftreten, zu überwinden und wieder Zugang zur eigenen Lust zu finden.

Aus diesem Grund erkläre ich in diesem Ratgeber – ergänzend zur physiotherapeutischen Begleitung – wie bestimmte tantrisch inspirierte Berührungsabläufe und Griffe unterstützend wirken können. Ich zeige dem Paar theoretisch, wie eine Yoni-Massage ablaufen kann, und stelle exemplarische Griffe in einem Video dar. Diese Impulse sind als Anregung für die eigenverantwortliche Anwendung zu Hause gedacht – ohne meine persönliche Anwesenheit oder praktische Anleitung.

In meiner physiotherapeutischen Praxis führe ich solche tantrisch inspirierten Berührungen nicht durch. Sie sind kein Bestandteil der physiotherapeutischen Behandlung. Ich erkläre sie ausschließlich im Rahmen der Beratung und als ergänzende, freiwillige Möglichkeit zur Förderung von Nähe, Entspannung und bewusster Intimität innerhalb der Partnerschaft.

> **Buchtipp:** *Yoni-Massage – Entdecke die heilende Kraft sexueller Berührung* **von Michaela Riedl (2006).**
>
> **Drei Impulse für die erste Begegnung mit der Yoni-Massage:**
> - *Wählen Sie einen ungestörten Moment – in Ruhe, Wärme, vielleicht mit einem Duft, Musik oder einer Kerze.*
> - *Feilen Sie Ihre Fingernägel sanft und waschen Sie Ihre Hände gründlich. Verwenden Sie bei Bedarf ein hochwertiges Gleitgel oder Öl (z. B. Mandel, Sanddorn oder Kokos).*
> - *Machen Sie sich bewusst: Es geht nicht um Sexualität – sondern um Kontakt, Präsenz, Verbindung.*

Der Begriff „Yoni" stammt aus dem Sanskrit und bedeutet so viel wie „heiliger Raum" oder „Quelle des Lebens". Er wird als respektvolle, ganzheitliche Bezeichnung für den weiblichen Intimbereich verwendet. Die Yoni-Massage ist ursprünglich Teil der tantrischen Körperarbeit, wird heute aber zunehmend auch im therapeutischen Kontext genutzt – nicht als rein erotische

Technik, sondern als zutiefst achtsame Form der Selbst- oder Partner*innen-Berührung.

Ziel ist dabei nicht der Orgasmus, sondern das Wahrnehmen, Spüren, Loslassen. Die Massage folgt keinen starren Regeln, sondern einer Haltung: *präsent sein, hören, fühlen – mit den Händen und mit dem Herzen.*

Warum ist die Yoni-Massage für Menschen mit Endometriose relevant?

Bei Endometriose ist die Beckenbodenmuskulatur häufig chronisch verspannt (Raimondo et al. 2022) – ein natürlicher Schutzmechanismus gegen die Schmerzen, der jedoch selbst wieder neue Beschwerden verursacht. Vaginale Massagen können helfen, diesen muskulären Panzer zu lösen und gleichzeitig neue neuronale Verknüpfungen im Gehirn zu schaffen: „Mein Körper kann sich sicher fühlen. Ich darf genießen.“

Viele Betroffene berichten außerdem von einer Art Taubheit im Intimbereich – als sei das Gefühl dort wie abgeschaltet. Dies kann sowohl physiologische Ursachen (z. B. nach Operationen oder durch Narbenbildung) als auch emotionale Gründe haben. Die Yoni-Massage bietet hier einen sicheren Raum, in dem Empfindung neu entdeckt werden darf – ohne Ziel, ohne Funktion, ohne Druck.

Lara, 34 Jahre

Lara lebt seit Jahren mit Endometriose. Nach mehreren Eingriffen und einer langen Phase völliger sexueller Vermeidung begannen sie und ihr Partner Micha mit der Yoni-Massage. Zunächst unter Anleitung einer Körpertherapeutin, später im geschützten Raum zu Hause. „Wir haben kleine Rituale entwickelt – Kerzen, Musik, klare Absprachen. Ich durfte jederzeit ‚Stopp‘ sagen“, berichtet Lara.

Die ersten Male waren emotional – Tränen, Erinnerungen, Scham. Doch mit der Zeit wich die Angst einer neuen Neugier. „Es war das erste Mal, dass ich meinen Körper nicht als Feind erlebt habe“, sagt Lara. Heute sind diese Berührungsrituale ein fester Bestandteil ihrer Beziehung – sanft, tief und heilend.

Eine bewusste vaginale Massage kann:

- die Beckenbodenmuskulatur entspannen, was wiederum Schmerzen lindern und die Durchblutung fördern kann,
- gespeicherte Emotionen lösen, die oft unbewusst im Körpergewebe gehalten werden – etwa Trauer, Wut, Scham,
- ein neues Körperbewusstsein ermöglichen, in dem Lust wieder spürbar und willkommen wird, ohne Penetration oder Leistungsdruck.

Viele Betroffene berichten nach mehreren achtsamen Massagesitzungen von einem veränderten Verhältnis zum eigenen Intimbereich: weniger Angst, mehr Vertrauen, mehr Präsenz.

Eine Yoni-Massage kann nur dann ihre volle Wirkung entfalten, wenn sie in einem Raum von Vertrauen, Respekt und klaren Absprachen stattfindet.

Dazu gehören:

- *Klare Kommunikation und Konsens:* Jede Berührung muss vorher besprochen und jederzeit widerrufbar sein. Ein vereinbartes Signal („Stopp" oder Handzeichen) gibt Sicherheit.
- *Ein geschützter Raum:* Zeit, Ruhe, Wärme – keine Eile, kein Ziel. Der Rahmen zählt mehr als die Technik.
- *Optional professionelle Anleitung:* Gerade zu Beginn kann es hilfreich sein, die Grundlagen mit einer erfahrenen Körpertherapeutin oder Sexualberaterin zu erlernen. Das ermöglicht, traumatische Reaktionen besser zu verstehen und einzuordnen.

Eine Yoni-Massage ist nicht geeignet bei akuten Entzündungen, Infektionen oder starken Schmerzen. Auch psychisch sollte die Person stabil genug sein, um möglichen aufkommenden Emotionen begegnen zu können. Wenn Unsicherheiten bestehen, ist es sinnvoll, sich vorab therapeutisch beraten zu lassen.

Yoni-Massage im Einklang mit dem Zyklus

Der weibliche Zyklus beeinflusst nicht nur Stimmung und Energie, sondern auch das Körpergefühl im Intimbereich. Je nach Zyklusphase kann die Wahrnehmung von Berührung, Sensibilität, Spannung und emotionaler Offenheit variieren. Die Yoni-Massage kann deshalb – bei achtsamer Anwendung – besonders dann unterstützend wirken, wenn der Körper dafür bereit ist.

Besonders geeignete Phasen:

- *Nach der Menstruation (Follikelphase):*
  Die Schleimhäute regenerieren sich, das Gewebe ist meist weich, der Wunsch nach Verbindung kann wieder aufkommen.
- *Um den Eisprung (Ovulation):*
  Viele Frauen empfinden diese Zeit als körperlich offener, das Gewebe ist gut durchblutet, die Lust auf Berührung steigt bei manchen deutlich.
- *In der Lutealphase (vor der Periode):*
  Der Körper kann empfindlicher reagieren. Eine sanfte, liebevolle Yoni-Massage kann hier spannungsregulierend wirken – wenn sie ohne Ziel und mit viel Achtsamkeit durchgeführt wird.

Wichtig ist immer: Es gibt keinen „richtigen Zeitpunkt", sondern nur den richtigen Moment für Sie persönlich – und den bestimmt allein Ihr Körper.

Die Yoni-Massage kann so helfen, einen liebevolleren Zugang zum eigenen Körper zu finden – und das wirkt sich oft auch auf die Partnerschaft aus. Denn Sexualität ist nicht nur eine körperliche, sondern auch eine zutiefst emotionale Erfahrung. Mit der Rückkehr zu mehr Selbstvertrauen und Körperverbundenheit treten oft auch andere Fragen in den Vordergrund: *Wie kann Nähe wieder gelingen? Wie können Unsicherheiten in der Beziehung besprochen werden?*

3.3.2 Angst, den Partner zu verlieren

Die Angst, den Partner oder die Partnerin zu verlieren, ist eine häufige und sehr nachvollziehbare Begleiterscheinung der Erkrankung (Gehenne et al. 2022). Entscheidend ist, dass Sie diese Ängste ernst nehmen und aktiv ansprechen – sei es im geschützten therapeutischen Rahmen oder im vertrauensvollen Gespräch zu zweit.

Eine starke Partnerschaft kann eine wichtige Ressource darstellen, um emotionale Belastungen gemeinsam zu tragen und Unsicherheiten zu überwinden.

Schmerzen entstehen oft durch eine unbewusste, dauerhafte Anspannung des Körpers. Diese Reaktion ist menschlich und verständlich. Zu lernen, diese Muster achtsam wahrzunehmen – ohne sich selbst dafür zu verurteilen – ist ein erster Schritt in Richtung Erleichterung. Eine therapeutische Begleitung kann Sie dabei unterstützen, Strategien zur körperlichen Entspannung und emotionalen Entlastung zu entwickeln.

Gefühle von Scham und Schuld treten bei Endometriose häufig auf – insbesondere im Zusammenhang mit Sexualität (Dumont 2024). Diese Emotionen sind ein normaler Teil des Erlebens vieler Betroffener, sollten jedoch nicht zum Tabu werden.

In der Sexualtherapie können Wege aufgezeigt werden, wie Sie einen liebevolleren Umgang mit sich selbst entwickeln und ein gesundes, selbstbestimmtes Verhältnis zu Ihrem Körper und Ihrer Sexualität aufbauen.

Dazu gehören unter anderem:
- die Arbeit an einem positiven Körperbild,
- das Erlernen von Selbstmitgefühl und
- die bewusste Auseinandersetzung mit eigenen Bedürfnissen und Grenzen.

Ein offener Dialog mit dem Partner oder der Partnerin kann zusätzlich dabei helfen, belastende Emotionen zu teilen und gemeinsam daran zu wachsen.

3.4 Sexualtherapie – Wege aus der Angst und hin zur Lust

Sexualität ist nicht einfach ein biologisches Bedürfnis – sie ist Kommunikation, Selbstempfinden, Beziehung, Lebenskraft. Wenn diese Quelle durch eine chronische Erkrankung wie Endometriose versickert, bleibt oft mehr zurück als bloß „kein Sex mehr": Scham, Frust, Schuldgefühle, ein Gefühl von Entfremdung vom eigenen Körper.

Viele Betroffene erleben Sexualität nicht mehr als lustvoll, sondern als etwas, das sie aushalten, vermeiden oder sogar fürchten. In solchen Momenten kann Sexualtherapie ein wichtiger Wendepunkt sein – nicht, um etwas „Wiederherzustellen", sondern um etwas Neues zu entdecken: eine eigene, sichere, stimmige Form von Nähe, Berührung und Lust. Wie gelingt es, eine Sexualität zu entwickeln, die nicht funktionieren muss – sondern sich wieder gut anfühlen darf?

Die Auswirkungen von Endometriose auf die sexuelle Identität sind vielfältig (Zhu et al. 2023). In der sexualtherapeutischen Praxis begegnen Fachleuten immer wieder ähnliche Themen, die jedoch in jedem Fall eine sehr individuelle Ausprägung haben:

- *Vermeidung von Sexualität aus Angst vor Schmerz*
  Viele Betroffene entwickeln über die Zeit ein Vermeidungsverhalten. Was einst spontan oder leidenschaftlich war, wird zur inneren Checkliste: Ist mein Zyklus gerade günstig? Bin ich zu angespannt? Wird es wieder wehtun?
  Dieser Schutzmechanismus ist nachvollziehbar – aber er führt oft in eine schleichende Distanzierung von Lust überhaupt.
- *Schuldgefühle und der Gedanke „Ich genüge nicht"*
  Wenn der Sex seltener wird oder ganz ausbleibt, übernehmen Betroffene häufig die Verantwortung dafür: Ich bin nicht sexy genug. Ich blockiere unsere Beziehung. Diese Gedanken greifen das Selbstwertgefühl an und verstellen den Blick auf mögliche gemeinsame Wege aus dem Dilemma.
- *Körperbildstörungen*
  Narben, Blähbauch, Gewichtsschwankungen durch Hormone, OP-Folgen – der Körper verändert sich. Und mit ihm das Selbstbild. Viele

Frauen beschreiben, dass sie sich selbst nicht mehr als erotisches Wesen erleben können, weil sie sich „krank" oder „verformt" fühlen.

- *Libidoverlust durch Medikamente oder Erschöpfung*
Hormone (Buggio et al. 2022), Schmerzmittel, chronische Müdigkeit – sie alle beeinflussen das sexuelle Verlangen. Wenn die Lust versiegt, entsteht schnell der Eindruck, dass „etwas nicht stimmt". Dabei ist dieser Rückzug häufig eine Schutzfunktion des Körpers, keine Funktionsstörung.

> **Nina, 39 Jahre**
>
> „Ich hatte gar keine Lust mehr – aber nicht, weil ich Daniel nicht begehrte, sondern weil mein Körper einfach ständig müde war. Jedes Mal, wenn er mich berührte, war da dieser innere Alarm: Ich will das, aber mein Körper kann nicht. Ich fühlte mich, als hätte ich mich selbst verloren."

Sexualtherapie ist weit mehr als die Behandlung eines Symptoms. Sie ist ein sicherer Raum, in dem Fragen erlaubt sind, die sonst vielleicht unausgesprochen bleiben:

Darf ich das sagen? Bin ich zu viel – oder zu wenig? Warum spüre ich nichts mehr? Was hat mein Körper eigentlich mit mir vor?

In der sexualtherapeutischen Begleitung geht es nicht darum, eine „normale Sexualität" wiederherzustellen – sondern eine individuelle, stimmige Sexualität zu entdecken.

Eine, die zur eigenen Lebensrealität passt. Eine, die auch Schmerz, Müdigkeit oder Angst nicht ausschließt – sondern mit einbezieht.

Therapeutisch kann dabei mit vielen Ansätzen gearbeitet werden:
- mit körperorientierten Übungen (wie Sensate Focus),
- mit Gesprächsarbeit über Lust, Grenzen und Selbstbilder,
- mit der Aufarbeitung vergangener Erfahrungen oder Glaubenssätze,
- oder mit kreativen Methoden wie Körperzeichnungen, Imaginationen oder Tagebucharbeit.

Der Fokus in der Therapie liegt nicht auf der Rückkehr zur Norm, sondern auf der Erlaubnis, eigene Bedürfnisse und Grenzen zu erforschen – auch jenseits von Penetration. Die sexuelle Identität darf sich verändern, entwickeln, neu wachsen.

> **Sina, 34 Jahre**
>
> Als Sexualtherapeutin begegne ich oft einer stillen, fast unsichtbaren Verzweiflung – besonders bei Frauen, die durch Endometriose den Zugang zu ihrer Lust verloren haben.
>
> Sina kam zu mir mit dem Satz: „Ich funktioniere nur noch – aber ich spüre nichts."
>
> Ihre Sexualität beschrieb sie wie eine Liste von Pflichten: Nähe zulassen, damit die Beziehung nicht zerbricht. Sich zusammenreißen. Schmerzen aushalten. Leere fühlen.
>
> In den ersten Sitzungen ging es vor allem darum, ihr die Erlaubnis zu geben, nicht zu „müssen". Wir sprachen über Scham, über die leise Wut auf den eigenen Körper – und über die Angst, dass Nähe immer Schmerz bedeuten würde.
>
> Gemeinsam begannen wir, neue Bilder von Intimität zu entwickeln: keine Leistung, kein Ziel, kein „Wollen, müssen".
>
> Mit behutsamen Sensate-Focus-Übungen lernte Sina, ihren Körper wieder als sicheren Ort zu erleben. Sie bestimmte selbst, wann und wie Berührung stattfinden durfte. Ihr Partner wurde vorsichtig einbezogen – nicht, um Funktion herzustellen, sondern um Vertrauen wachsen zu lassen.
>
> Nach einigen Wochen sagte sie: „Ich hatte vergessen, wie sich Nähe anfühlen kann, wenn niemand etwas von mir will."
>
> Heute kuschelt sie wieder gern mit ihrem Partner – nicht, weil sie es muss, sondern weil sie es möchte. Lust ist zurückgekehrt – anders, langsamer, echter.
>
> Ihre Sexualität gehört wieder ihr.

Sexualität ist ein hochintimes Thema. Umso wichtiger ist es, eine Therapeutin oder einen Therapeuten zu finden, der nicht nur sexualtherapeutisch geschult ist, sondern auch Verständnis für somatische Erkrankungen wie Endometriose mitbringt.

Wichtig bei der Auswahl:
- Ist die Person zertifiziert in einem sexualtherapeutischen Verfahren?
- Hat sie Erfahrung mit psychosomatischen Erkrankungen oder chronischem Schmerz?
- Gibt es die Möglichkeit, auch den/die Partner*in einzubeziehen?

Nicht jede therapeutische Beziehung passt auf Anhieb. Es darf ausprobiert, gewechselt und neu begonnen werden – auch das gehört zur Selbstfürsorge.

Sexualität ist wandelbar – Sexualität mit Endometriose bedeutet nicht das Ende von Lust. Es bedeutet eine Reise zu einer anderen Lust – individueller, zarter, oft langsamer, aber nicht weniger intensiv. Sexualtherapie kann auf diesem Weg Orientierung geben, Sprache finden helfen, Blockaden lösen und Vertrauen wachsen lassen. Nicht um „normal" zu sein, sondern um ganz zu sein – mit allem, was war, und allem, was möglich ist.

Sexualität ist keine Pflicht, sondern ein Raum. Und mit der richtigen Begleitung kann dieser Raum wieder sicher, weich – und lebendig werden.

3.5 Zueinander finden – Paartherapie bei Endometriose

Endometriose betrifft nie nur eine Person – sie verändert auch die Beziehung. Schmerzen, Erschöpfung und emotionale Belastung können Nähe erschweren und Missverständnisse fördern. In der Paartherapie steht das *Miteinander* im Fokus: Partner*innen lernen, offen über Bedürfnisse und Ängste zu sprechen, Konflikte konstruktiv zu lösen und ein unterstützendes Wir-Gefühl zu stärken.

Paarberatung oder -therapie bietet hier einen geschützten Raum, um gemeinsam zu reflektieren, sich zuzuhören und neue Wege zu finden – jenseits von Schuldzuweisungen oder funktionalen Erwartungen.

Viele Paare erleben eine Art „unsichtbare Mauer", die sich durch den Schmerz und die Hilflosigkeit zwischen ihnen aufbaut. Eine Partnerin zieht sich zurück – körperlich, aber auch emotional (Pluchino et al. 2016). Der Partner fühlt sich ausgeschlossen, missverstanden oder zurückgewiesen. Das führt nicht selten zu Missverständnissen, Streit oder stillem Rückzug.

Ein zentrales Thema in der Paartherapie ist deshalb die Frage:

Wie können wir Nähe erleben, auch wenn wir uns im Alltag oft wie in verschiedenen Welten fühlen?

Hier geht es um bewusste Begegnung – durch gemeinsame Rituale, geteilte Zeit und aufmerksames Zuhören. Schon das regelmäßige Einführen sogenannter „emotionaler Check-ins", in denen beide ungestört sagen dürfen, wie es ihnen gerade geht, ohne bewertet oder unterbrochen zu werden, kann eine enorme Entlastung schaffen. Auch kleine, feste Inseln im Alltag – ein gemeinsamer Kaffee am Morgen, ein Spaziergang nach der Arbeit, ein kurzer Moment stillen Beisammenseins – können das Gefühl stärken, füreinander da zu sein.

Themen in der Paarberatung – ehrlich hinschauen dürfen

- *Unterschiede in Nähebedürfnissen:* Wenn eine Person sich zurückziehen muss, weil sie erschöpft oder mit Schmerzen beschäftigt ist, kann die andere sich einsam fühlen. In der Beratung wird deutlich: Unterschiedliche Bedürfnisse bedeuten kein Scheitern – sie sind eine Einladung, miteinander zu verhandeln, wie Nähe in dieser Phase aussehen kann.

- *Verbundenheit jenseits des Alltagsstresses:* Manche Paare merken, dass sie sich nur noch in organisatorischen Gesprächen begegnen – über Termine, Haushalt oder Arztbesuche. Die Beratung kann helfen, Momente zu schaffen, in denen es wieder um das „Wir" geht, nicht nur um das Funktionieren.
- *Sichere Räume schaffen:* Ein zentrales Ziel ist, dass beide Partner*innen sich emotional sicher fühlen. Die Frage „Was brauchst du, um dich gesehen zu fühlen?" kann dabei zu einem Schlüssel für mehr Verständnis werden.

Systemische Ansätze betrachten nicht den „kranken Teil" der Beziehung, sondern das Zusammenspiel beider Personen. Es wird nicht gefragt: „Wer ist schuld?", sondern: *„Wie beeinflussen sich eure Verhaltensmuster gegenseitig – und wie könnt ihr sie gemeinsam verändern?"*

Ein Beispiel: Wenn eine Partnerin sich aufgrund von Schmerz zurückzieht, interpretiert der Partner das vielleicht als Ablehnung – was ihn ebenfalls still werden lässt. Daraus entsteht ein Kreislauf von Rückzug auf beiden Seiten. In der Therapie kann dieses Muster erkannt, benannt und unterbrochen werden.

Das ermöglicht neue Handlungsspielräume – nicht, um „funktionieren zu müssen", sondern um wieder in echten Kontakt zu treten.

Paartherapie bedeutet nicht nur, Probleme zu „lösen".

Es bedeutet oft auch, gemeinsam durch schwierige Gefühle zu gehen:
- Trauer über das, was gerade (noch) nicht möglich ist
- Wut darüber, dass eine Krankheit so viel Einfluss nimmt
- Hilflosigkeit angesichts von wiederkehrenden Symptomen oder medizinischer Unsicherheit
- Angst vor Entfremdung oder dem Zerbrechen der Beziehung

Diese Gefühle dürfen sein – und sie dürfen ausgesprochen werden. Nicht, um sie sofort zu verändern, sondern um ihnen Raum zu geben. Oft berichten Paare, dass schon allein das Aussprechen von etwas, das lange verdrängt wurde, wie eine Last von ihren Schultern nimmt.

Die Sprache der Liebe wiederfinden

Manchmal sind es nicht die großen Gesten, die eine Beziehung stärken, sondern ein neues Verständnis dafür, wie Liebe überhaupt empfunden und ausgedrückt wird. In der Paartherapie hat sich das Konzept der „Fünf Sprachen der Liebe" von Gary Chapman (Chapman 2020) als besonders hilfreich erwiesen. Es macht deutlich, dass Nähe viele verschiedene Formen annehmen kann – und dass Missverständnisse oft daraus entstehen, dass Partner*innen einfach unterschiedliche „emotionale Sprachen" sprechen.

Ich arbeite in meiner Praxis oft mit dem Konzept der „Fünf Sprachen der Liebe". Zunächst möchte ich verstehen, welche Liebessprache die eine und welche die andere Person spricht. Anschließend begleite ich sie mit Übungen, die das gegenseitige Verständnis fördern und eine bewusstere Form der Nähe ermöglichen.

Laura und David, 38 und 40 Jahre

Laura ist durch ihre chronische Erkrankung oft erschöpft und braucht vor allem ungestörte gemeinsame Zeit, um sich emotional aufzutanken. Ihre wichtigste Liebessprache ist „gemeinsame Zeit" – Momente, in denen sie einfach zusammen sein können, ohne Ablenkungen oder Pflichten.

David hingegen zeigt seine Liebe vor allem durch „Hilfsbereitschaft" – er unterstützt im Haushalt, organisiert Dinge und übernimmt Verantwortung, um Laura den Alltag zu erleichtern. Seine Liebessprache wird jedoch oft übersehen, weil Laura in ihrer Erschöpfung kaum auf seine Fürsorge reagiert.

In der Paartherapie lernen sie, die Liebessprache des jeweils anderen zu verstehen und bewusst zu sprechen. Laura beginnt, Davids Hilfsbereitschaft als Ausdruck seiner Liebe wahrzunehmen und bedankt sich regelmäßig bei ihm – das lässt seinen „emotionalen Tank" wieder voll werden.

Gleichzeitig erkennt David, wie wichtig die gemeinsame Zeit für Laura ist, und schafft bewusst Raum für solche Momente: gemeinsame Spaziergänge oder ruhige Abende ohne Ablenkung. Diese Zeiten geben Laura neue Kraft und Nähe.

Indem sie bewusst in ihren jeweiligen Liebessprachen geben und empfangen, fühlen sich beide gesehen und gestärkt. Ihre emotionalen „Tanks" sind gefüllt, und sie können sich mit mehr Verständnis und Verbundenheit begegnen – auch wenn der Alltag mit Endometriose herausfordernd bleibt.

Eine therapeutisch begleitete Paararbeit zielt nicht auf Perfektion – sondern auf Verbindung.
Es geht nicht darum, „wieder zu funktionieren". Es geht darum, wieder zu fühlen.
Und sich dabei gegenseitig zu halten – mit allem, was ist.

Nicht jede Berührung muss zu Intimität führen.
Nicht jedes Gespräch braucht eine Lösung.
Aber jedes ehrliche Bemühen, sich zu begegnen, zählt.

Sie als Paar müssen nicht alles allein schaffen. Manchmal liegt echte Stärke darin, Hilfe anzunehmen – und gemeinsam neue Wege zu gehen.

Liebe darf sich verändern. Und gerade in der Herausforderung kann sie neue Tiefe gewinnen.

3.6 Erfahrungsberichte und erfolgreiche Ansätze aus der Praxis

Sexualität neu zu entdecken, nachdem sie über Jahre hinweg von Schmerzen, Scham oder Rückzug überschattet war – ist kein leichter Weg. Doch er ist möglich.

Hier erzählen Frauen (und Paare) von ihren ganz persönlichen Wegen: von Momenten der Verzweiflung, von kleinen Fortschritten und von berührenden Wendepunkten.

Ob durch achtsame Berührung, therapeutische Begleitung oder neue Formen der Kommunikation – die Erfahrungen zeigen, dass Heilung viele Gesichter hat.

Es geht nicht um Patentlösungen. Es geht um Räume der Begegnung – mit dem eigenen Körper, mit der Partner*in, mit dem Leben selbst.

„Ich dachte, ich bin kaputt." – Mara, 36 Jahre

Mara lebte über ein Jahrzehnt mit Endometriose, ohne eine klare Diagnose. Der Sex mit ihrem Mann wurde seltener, schmerzhafter – bis er irgendwann ganz aufhörte. „Ich dachte, ich bin kaputt. Ich habe mich geschämt, wenn er mich nackt sah", erzählt sie rückblickend. Erst durch die Sexualtherapie – verbunden mit achtsamer Körperarbeit – begann sich ihr Blick zu verändern.

Wir arbeiteten in der Therapie mit Focusing-Techniken (man richtet die Aufmerksamkeit nach innen und hört dem Körper zu).: Mara lernte, in ihren Körper hineinzuhören, ohne ihn sofort zu bewerten. Sie entdeckte Spannungen, die sie früher gar nicht bemerkt hatte. Ihr Mann begleitete sie zu einigen Sitzungen, lernte, wie er ihr Sicherheit vermitteln konnte – mit der Stimme, mit Berührungen, mit Geduld.

Nach Monaten begannen sie, sich gegenseitig absichtslos zu berühren – ohne Ziel. Einfach da sein. Hände auf dem Bauch. Wärme. Spüren. „Es war nicht sexuell im klassischen Sinn – aber es war intimer als alles zuvor", sagt Mara. Heute, Jahre später, erleben sie Sexualität wieder – aber anders. Weicher. Langsamer. Mit mehr Pausen. „Ich bin nicht kaputt", sagt Mara heute. „Ich bin nur anders sensibel."

„Wir mussten völlig neu anfangen." – Luisa & Robin

Luisa, 29, und ihr Partner Robin suchten Hilfe, als ihre Beziehung zu zerbrechen drohte. „Ich fühlte mich abgelehnt", erinnert sich Robin. „Ich dachte, sie will mich nicht mehr." Luisa dagegen hatte das Gefühl, ständig zu versagen – ihr Körper bereitete ihr beim Sex unerträgliche Schmerzen. In der Paartherapie arbeiteten sie zunächst mit Kommunikation: „Ich-Botschaften", Zeitinseln, in denen über Nähe, Angst und Sehnsucht gesprochen werden durfte – ohne Vorwurf, ohne Lösungsdruck.

Dann begannen wir mit Sensate Focus – einer Methode, bei der Berührungen wieder neu erlebt werden konnte, jenseits von sexuellen Erwartungen. In der ersten Phase durften keine erogenen Zonen berührt werden – nur Rücken, Arme, Gesicht. „Das war anfangs komisch", sagt Robin. „Aber dann haben wir gemerkt, wie viel Nähe in einer ruhigen Berührung steckt."

Luisa lernte, ihrem Körper wieder zu vertrauen. Und Robin lernte, dass Lust nicht nur durch Penetration entsteht. Heute sagen beide: „Unsere Sexualität ist nicht wieder wie früher – sie ist viel echter."

„Endometriose hat mich jahrelang dominiert – jetzt habe ich mir ein Stück Leben zurückerobert" – Caroline, 38 Jahre

„Meine Endometriose war nicht nur eine körperliche Belastung – sie war ein Schatten, der auf allem lag. Auf meiner Beziehung, meinem Selbstbild, meinem sexuellen Erleben. Ich hatte Schmerzen beim Sex, fühlte mich oft wie ein Fremdkörper in meinem eigenen Körper. Mein Partner war liebevoll, aber irgendwann spürte ich, dass auch er sich zurückzog, aus Angst, mir weh zu tun oder abgelehnt zu werden.

Die Sexualtherapie war für mich eine der mutigsten Entscheidungen meines Lebens. Es war anfangs schambehaftet, über so intime Dinge zu sprechen. Doch ich habe gelernt, dass meine Empfindungen legitim sind – und dass Heilung möglich ist. Die achtsame Yoni-Massage war dabei ein Wendepunkt: Nicht, weil sie ‚funktionierte' im sexuellen Sinn, sondern weil sie mir zeigte, dass Berührung heilsam sein kann – wenn sie absichtslos und respektvoll ist.

Heute bin ich nicht mehr ‚die mit der Endometriose'. Ich bin Caroline. Ich habe Lust, ich spüre Nähe, und ich weiß, dass Sexualität viele Formen haben darf – jenseits von Penetration oder Leistung."

„Durch achtsame Selbstberührung habe ich meinen Körper neu kennengelernt – und endlich wieder gespürt, dass ich ganz bin" – Pia, 32 Jahre

„Ich weiß nicht genau, wann ich den Kontakt zu meinem Körper verloren habe. Vielleicht war es schleichend – mit den ersten Schmerzen während der Menstruation, den Arztbesuchen, der Diagnose Endometriose, dem Gefühl, irgendwie ‚defekt' zu sein. Ich funktionierte. Ich machte Karriere, hatte Beziehungen, war nach außen stark – aber innerlich fühlte ich mich abgeschnitten. Vor allem von mir selbst.

Sexualität war für mich lange Zeit etwas, das mit Erwartung verknüpft war – entweder mit dem Gefühl, funktionieren zu müssen, oder mit Angst vor Schmerzen. Ich hatte aufgehört, mich selbst zu berühren. Nicht aus Scham, sondern weil es mir sinnlos erschien. Ich war taub – nicht körperlich, sondern seelisch. In Gesprächen mit meiner Therapeutin tauchte irgendwann die Frage auf: ‚Wann haben Sie sich das letzte Mal mit Zärtlichkeit selbst berührt – ohne ein Ziel, ohne Druck?' Ich konnte nicht antworten.

Wir begannen mit kleinen Übungen: meine Hand auf mein Herz legen, sie dort lassen, atmen. Spüren. Es war anfangs kaum auszuhalten. Ich merkte, wie sehr ich mich selbst über Jahre verlassen hatte. Aber genau da fing etwas an – etwas ganz Zartes. Ich begann, regelmäßig Zeit nur für mich zu nehmen. Ich schuf mir einen sicheren, ruhigen Raum, legte leise Musik auf, entzündete eine Kerze. Und dann begann ich, mit achtsamer Selbstberührung zu experimentieren. Nicht als ‚Selbstbefriedigung' im klassischen Sinn – sondern als eine Art Begegnung mit mir selbst.

Ich berührte meine Haut, langsam, absichtslos. Ich erlaubte mir, meine Vulva mit der gleichen Neugier und Würde zu erkunden, mit der ich vielleicht ein Neugeborenes gestreichelt hätte: vorsichtig, liebevoll, mit Staunen. Ich spürte nicht sofort Lust – aber ich spürte mich. Und irgendwann kam da etwas zurück: ein Kribbeln, eine Wärme, ein leises, fast kindliches Gefühl von Ja. Ich darf hier sein. Ich darf spüren. Ich darf fühlen – ohne Ziel, ohne Bewertung.

Mit der Zeit wurde diese Praxis zu einem festen Bestandteil meines Lebens. Ich bemerkte, wie sich meine Haltung veränderte – nicht nur mir selbst gegenüber, sondern auch im Kontakt mit anderen. Ich stand aufrechter. Ich sprach klarer. Ich sagte öfter Nein – aber auch öfter Ja, wenn ich es wirklich meinte. Meine Sexualität wurde nicht plötzlich ‚normal' – aber sie wurde ehrlich. Ich begann, wieder neugierig zu werden. Ich konnte Nähe zulassen, ohne Angst. Und ich konnte mich selbst halten, wenn es schwierig wurde.

Die achtsame Selbstberührung war kein Wundermittel – aber sie war eine Tür. Eine Tür zurück zu mir. Heute weiß ich: Mein Körper ist kein Problem, das es zu lösen gilt. Er ist mein Zuhause. Und ich habe das Recht, mich dort sicher, willkommen und lebendig zu fühlen."

„Sensate Focus hat unsere Kommunikation verändert – endlich können wir mit dem Schmerz leben, ohne dass er zwischen uns steht" – Laura und Jonas

Laura (36 Jahre): Ihre Perspektive

„Als ich die Diagnose Endometriose bekam, war ich einerseits erleichtert – endlich hatte mein jahrelanger Schmerz einen Namen. Andererseits begann da eine neue Unsicherheit: Was bedeutet das für mein Leben, meine Beziehung, meine Sexualität? Ich hatte oft Schmerzen beim Geschlechtsverkehr – manchmal auch schon bei bloßen Berührungen im Unterbauch. Das machte mich ängstlich, angespannt, irgendwann auch traurig und wütend. Und Jonas? Er meinte es gut, aber ich sah in seinen Augen, dass er sich hilflos fühlte.

Wir sprachen irgendwann kaum noch über Nähe – weil es zu schmerzhaft war. Und ich meine nicht nur körperlich. Es fühlte sich an, als würden wir langsam unsere Verbindung verlieren. Als meine Gynäkologin mir eine Sexualtherapie empfahl, war ich anfangs skeptisch. Doch dort lernten wir Sensate Focus kennen – ein Konzept, das uns beiden den Druck nahm.

Die Übungen waren einfach und gleichzeitig sehr intim: sich berühren ohne Ziel, ohne Erwartung, ohne dass es zu Sex kommen muss. Für mich war das eine Offenbarung. Zum ersten Mal konnte ich Berührung wieder genießen – ohne Angst, dass es wehtut oder dass ich etwas „schuldig bin". Ich durfte sagen: ‚Hier tut es weh, da ist es schön.' Und Jonas hat mir zugehört. Mit seinen Händen, mit seinem Blick, mit seinem ganzen Wesen. Ich habe mich wieder sicher gefühlt. Und das war der Wendepunkt."

Jonas (39 Jahre): Seine Perspektive

„Ich wusste, dass Laura Schmerzen hatte, aber ich wusste nicht, wie tief das alles ging – wie sehr es ihre Selbstwahrnehmung, ihre Lust, ihre Sicherheit beeinflusste. Und ehrlich gesagt: Ich fühlte mich oft abgelehnt. Nicht, weil sie etwas falsch machte – sondern weil ich ihre Schmerzen als Kommentar auf meine Männlichkeit verstand. Ich dachte: Ich genüge nicht. Ich kann ihr nichts Gutes tun. Und diese Unsicherheit brachte mich dazu, mich ebenfalls zurückzuziehen.

Sensate Focus war für mich eine Art Brücke. Ich musste lernen, zu berühren, ohne etwas zu wollen. Das war schwer – ich hatte verlernt, wie sich Berührung ohne Absicht anfühlt. Aber gleichzeitig war es sehr befreiend. Ich konnte endlich wieder Kontakt zu Laura aufnehmen, ohne dass wir beide Angst hatten: sie vor Schmerzen, ich vor Zurückweisung.

Heute hat sich unsere Intimität verändert. Wir messen sie nicht mehr daran, wie oft wir Sex haben, sondern daran, wie wir uns begegnen. Und manchmal ist eine halbe Stunde achtsames Streicheln am Rücken viel intimer als alles andere. Die Schmerzen sind nicht weg – aber sie sind nicht mehr zwischen uns. Wir schauen gemeinsam darauf. Und das verändert alles."

„Ich konnte plötzlich fühlen, was lange betäubt war." – Yasmin, 43 Jahre

Nach mehreren Operationen war Yasmins Beckenboden chronisch angespannt. Jede vaginale Berührung fühlte sich bedrohlich an. In der Sexualtherapie wurde deutlich, dass frühere Erfahrungen – auch eine übergriffige gynäkologische Untersuchung – das Körpergedächtnis geprägt hatten. Mithilfe von Somatic Experiencing arbeitete Yasmin daran, ihr Nervensystem zu beruhigen.

Später lernte sie in einem geschützten Setting mit einer Körpertherapeutin die Yoni-Massage kennen – zuerst nur als Beobachterin, dann mit ihrer Partnerin zusammen. Es ging nicht um Lust. Es ging um Erlaubnis. Um das Recht, „Nein" zu sagen. Oder „Vielleicht". Oder zu weinen, wenn es nötig war.

Yasmin sagt heute: „Ich konnte plötzlich fühlen, was lange betäubt war – nicht nur körperlich, auch emotional. Ich habe mich wieder in meinem Körper bewohnt gefühlt."

„Ich wollte helfen – aber erst als ich aufhörte, etwas zu lösen, wurde ich wirklich ein Partner" – David, 42 Jahre

„Meine Partnerin Lena hat Endometriose. Als sie mir das zum ersten Mal erzählte, wusste ich kaum, was das bedeutet. Ich hörte ‚chronische Schmerzen' und ‚Probleme beim Sex' – aber ich verstand nicht, wie sehr das ihr ganzes Leben beeinflusst. Anfangs wollte ich einfach helfen. Ich googelte, las medizinische Artikel, schlug Therapien vor. Aber was ich übersah: Sie brauchte keinen Problemlöser. Sie brauchte jemanden, der einfach da war.

In unserer Beziehung wurde das Thema Intimität kompliziert. Immer wieder mussten wir abbrechen, wenn es ihr zu weh tat. Und obwohl ich wusste, dass es nicht gegen mich ging, fühlte ich mich irgendwann frustriert, verletzt – und, was ich kaum sagen wollte: manchmal auch wütend. Ich fühlte mich ungeliebt, obwohl ich wusste, dass sie mich liebte. Das machte es umso schwieriger.

In der Sexualtherapie habe ich zum ersten Mal verstanden, dass ihre Schmerzen keine persönliche Zurückweisung sind. Dass Nähe anders aussehen kann, wenn man nicht von Normen ausgeht, sondern von Bedürfnissen. Ich habe gelernt, dass ich nicht heilen muss – sondern begleiten. Dass ich achtsam zuhören muss, mit Körper und Geist. Dass ich fragen darf: ‚Was brauchst du gerade?', ohne die Antwort persönlich zu nehmen.

Wir haben gemeinsam neue Wege gefunden: mehr Kommunikation, mehr non-sexuelle Berührung, mehr Verständnis. Ich habe gelernt, dass Intimität nicht gleich Sex bedeutet. Und dass Liebe nicht an Schmerz scheitert, sondern an Sprachlosigkeit. Heute bin ich kein Held, der etwas gelöst hat – aber ich bin ein Partner, der geblieben ist. Und das zählt mehr, als ich früher dachte."

„Zwischen Schmerz und Nähe"- Die Geschichte von Mira (32) und Sophie (35 Jahre)

Miras Perspektive (die Betroffene)

„Als ich Sophie kennenlernte, war ich voller Hoffnung. Endlich eine Beziehung mit Verständnis, Offenheit, gegenseitigem Respekt – nach so vielen Jahren des Versteckens und Funktionierens. Ich hatte damals schon die Diagnose Endometriose, aber ich sprach selten darüber. Ich hatte gelernt, Schmerzen zu ertragen, zu lächeln, zu erklären, dass es ‚schon geht'.

Mit Sophie wollte ich ehrlich sein. Und sie war wunderbar – geduldig, liebevoll, offen. Aber die Realität ist: Sexuelle Schwierigkeiten machen auch bei queeren Beziehungen keinen Halt. Ich hatte Schmerzen beim Sex, bei tiefer Berührung, manchmal auch einfach so, aus dem Nichts. Anfangs versuchten wir, es zu ignorieren. Wir probierten andere Positionen, nahmen mehr Zeit – aber je mehr wir versuchten, desto weniger entspannt war ich. Und ich hatte Angst, dass Sophie irgendwann das Interesse verlieren würde.

Ich zog mich zurück. Nicht, weil ich sie nicht begehrte – sondern weil ich mich schämte. Ich hatte das Gefühl, meinem eigenen Körper nicht mehr vertrauen zu können. Die Intimität, die uns zu Beginn so stark verbunden hatte, war plötzlich mit Unsicherheit überlagert. Ich begann, Nähe zu vermeiden. Und Sophie? Sie war traurig, aber sie sagte nichts. Bis wir es gemeinsam nicht mehr aushielten – und Hilfe suchten."

Sophies Perspektive (ihre Partnerin)

„Ich habe gesehen, wie Mira litt. Aber ich wusste nicht, wie ich ihr helfen konnte. Und das tat weh – denn ich bin jemand, der am liebsten Lösungen findet. Als sie sich immer mehr zurückzog, spürte ich meine eigene Unsicherheit wachsen. Ich dachte manchmal: Vielleicht findet sie mich nicht mehr attraktiv. Vielleicht habe ich etwas falsch gemacht.

Ich schämte mich für diesen Gedanken – weil ich wusste, dass sie Schmerzen hatte. Aber ich war überfordert. Es war, als würde zwischen uns eine unsichtbare Wand entstehen, die niemand benennen konnte. Erst in der Sexualtherapie haben wir diese Mauer langsam angefangen abzutragen. Die Therapeutin gab uns Raum, unsere Perspektiven zu teilen – ohne Schuldzuweisungen.

Besonders geholfen hat uns Sensate Focus – ein achtsamer Berührungsansatz, bei dem wir lernten, Nähe ganz neu zu gestalten. Nicht mit dem Ziel, dass ‚etwas passieren muss', sondern mit der Erlaubnis, einfach zu spüren: Haut, Atem, Vertrauen. Ich habe gelernt, Mira zu berühren, ohne Erwartungen. Und sie hat gelernt, sich zu zeigen – ohne Angst, dass sie mir etwas schuldet.

Unsere Sexualität sieht heute ganz anders aus. Sie ist langsamer, offener, manchmal sehr zart – manchmal mutig. Wir sprechen viel. Wir lachen wieder. Und wir berühren uns. Vielleicht nicht wie früher – aber mit mehr Bewusstsein, mehr Ehrlichkeit. Und das fühlt sich tiefer an als alles, was ich je kannte."

Therapie wirkt – aber nicht nach Schema F
Alle diese Berichte haben eines gemeinsam: Es gab keinen schnellen Durchbruch. Keine lineare Heilung. Aber es gab Begegnung, Prozess, Vertrauen. Die Sexualtherapie half nicht, indem sie Lösungen vorgab, sondern indem sie Raum öffnete: für Stille, für Sprache, für neue Wege.

Dabei kamen unterschiedliche Methoden zum Einsatz – je nach Person und Thema:

- Achtsame Berührung (Sensate Focus)
- Therapeutische Gespräche über Schuld, Körperbild, Identität
- Körperorientierte Verfahren
- Traumatherapie bei tieferliegenden Verletzungen
- Psychoedukation für Partner*innen
- Ritualisierte Zärtlichkeit ohne Leistungsdruck

Entdecken Sie gemeinsam, welche Wohlfühlmomente Ihnen guttun und wo Ihre Grenzen liegen.

Jede Reise ist anders – aber jede darf möglich sein

Die Wege, Sexualität trotz (oder gerade wegen) Endometriose neu zu entdecken, sind so vielfältig wie die Menschen, die sie gehen. Manche brauchen viel Zeit. Manche brauchen Hilfe von außen. Manche starten zaghaft, mit Unsicherheit – und finden doch Kraft in der Begegnung.

Was hilft, ist ein sicherer Raum, in dem Scham schmelzen darf. Eine therapeutische Begleitung, die urteilsfrei bleibt. Ein Gegenüber – in der Beziehung oder in der Praxis – das nicht fragt: Warum kannst du das nicht?, sondern: Was brauchst du, um dich sicher zu fühlen?
Sexualität ist kein Ziel. Sie ist ein Weg. Und dieser Weg darf leise, zärtlich und radikal ehrlich sein.

Nähe, Intimität und Lust – all das verändert sich, wenn Endometriose Teil des Lebens wird. Und doch: Inmitten von Schmerz, Scham oder Schweigen gibt es Wege zurück zur Verbindung – mit dem eigenen Körper und in der Beziehung.

Dieses Kapitel zeigt: Es gibt keine allgemeingültige Lösung, aber es gibt individuelle Zugänge. Achtsame Berührung, therapeutische Begleitung und das ehrliche Gespräch können neue Räume öffnen – für Empfindsamkeit, für Sicherheit, für neue Formen von Sexualität.

Heilung beginnt nicht mit einem Plan – sondern mit einem Moment von Vertrauen.

Doch was, wenn Schmerzen so stark werden, dass Zärtlichkeit zur Ausnahme wird?

Wie lässt sich Lust bewahren – wenn der Körper dauernd Alarm schlägt?

In Kap. 4 werfen wir einen Blick auf medizinische und alternative Behandlungsansätze: von Operationen über medikamentöse Therapien bis hin zu Ernährung, Körperarbeit und integrativen Methoden.

Literatur

Buggio, L., Barbara, G., Facchin, F., Ghezzi, L., Dridi, D., & Vercellini, P. (2022). The influence of hormonal contraception on depression and female sexuality: A narrative review of the literature. Gynecological Endocrinology: The Official Journal of the International Society of Gynecological Endocrinology, 38(3), 193–201. https://doi.org/10.1080/09513590.2021.2016693

Chapman, G. D. (2020). Die 5 Sprachen der Liebe: Wie Kommunikation in der Partnerschaft gelingt (40. Auflage, neu bearbeitet). Francke.

Dumont, H. (2024). Sex therapy and support for women and couples. Revue De L'infirmiere, 73(299), 34–35. https://doi.org/10.1016/j.revinf.2024.01.013

Faubion, S. S., & Rullo, J. E. (2015). Sexual Dysfunction in Women: A Practical Approach. American Family Physician, 92(4), 281–288.

Gehenne, L., Parent, A., Christophe, V., & Rubod, C. (2022). Living with endometriosis, sexual experiences of patients and their partners: A French qualitative study. Gynecologie, Obstetrique, Fertilite & Senologie, 50(1), 69–74. https://doi.org/10.1016/j.gofs.2021.10.007

Kelley, E. L., & Althof, S. E. (2025). Psychotherapy in Treating Female Sexual Dysfunction. Clinical Obstetrics and Gynecology, 68(1), 3–9. https://doi.org/10.1097/GRF.0000000000000904

Pluchino, N., Wenger, J.-M., Petignat, P., Tal, R., Bolmont, M., Taylor, H. S., & Bianchi-Demicheli, F. (2016). Sexual function in endometriosis patients and their partners: Effect of the disease and consequences of treatment. Human Reproduction Update, 22(6), 762–774. https://doi.org/10.1093/humupd/dmw031

Raimondo, D., Cocchi, L., Raffone, A., Del Forno, S., Iodice, R., Maletta, M., Aru, A. C., Salucci, P., Ambrosio, M., Mollo, A., Youssef, A., Casadio, P., & Seracchioli, R. (2022). Pelvic floor dysfunction at transperineal ultrasound and chronic constipation in women with endometriosis. International Journal of Gynaecology and Obstetrics: The Official Organ of the International Federation of Gynaecology and Obstetrics, 159(2), 505–512. https://doi.org/10.1002/ijgo.14088

Wischmann, T., & Ditzen, B. (2024). Endometriosis: Patient–doctor communication and psychological counselling. Archives of Gynecology and Obstetrics, 309(2), 599–610. https://doi.org/10.1007/s00404-023-07292-2

Zhu, X., Wu, Y., Jia, J., Zhao, X., & Zhao, X. (2023). Impact of endometriosis on female sexual function: An updated systematic review and meta-analysis. Sexual Medicine, 11(2), qfad026. https://doi.org/10.1093/sexmed/qfad026

4

Medizinische und alternative Behandlungsansätze

Wenn Sie die Diagnose Endometriose erhalten haben, ist das meist nicht der Anfang, sondern das Ende eines langen Leidensweges. Viele Betroffene haben bereits Jahre voller Schmerzen, Unsicherheit und medizinischer Odysseen hinter sich (Davenport et al. 2023). Vielleicht erkennen Sie sich darin wieder. Sie haben gelernt, Symptome zu verdrängen, sich zu arrangieren, durchzuhalten. Oft kommen auch Selbstzweifel hinzu, weil Beschwerden nicht ernst genommen oder bagatellisiert wurden. Und irgendwann stellt sich die Frage: Was hilft wirklich, was bringt nachhaltige Entlastung und ein Stück Lebensqualität zurück?

In meiner Praxis begleite ich Frauen mit Endometriose ganzheitlich und nehme mir Zeit, unterschiedliche Perspektiven einzubeziehen. Immer wieder zeigt sich: Es gibt nicht den einen richtigen Weg. Jeder Körper, jede Geschichte, jede Lebenssituation ist anders. Manche Frauen finden mit einer medikamentösen Behandlung Erleichterung, andere benötigen einen operativen Eingriff. Wieder andere spüren, dass sie alternative Zugänge brauchen, weil ihr Körper sich nach etwas anderem sehnt – nach Ruhe, Berührung, Verbindung, vielleicht auch nach einem bewussteren Umgang mit sich selbst.

In diesem Kapitel möchte ich Ihnen die wichtigsten medizinischen und komplementären Ansätze vorstellen – nicht als Entweder-oder, sondern als ein Sowohl-als-auch. Denn häufig liegt die wirksamste Unterstützung im Zusammenspiel verschiedener Ebenen, wenn klassische Therapien, sanfte Methoden und die eigene innere Stärke Hand in Hand wirken dürfen.

A. Falconnier und V. Schulte, *Endometriose verstehen und bewältigen,*
https://doi.org/10.1007/978-3-662-72774-4_4

> *Endometriose ist eine chronische Erkrankung mit vielen Erscheinungsformen. Deswegen ist sie gelegentlich schwer zu diagnostizieren.*
>
> *Glücklicherweise gibt es heute mehrere Therapieoptionen sowohl in der Schulmedizin wie auch in der Komplementärmedizin, sodass jede betroffene Frau nach ausführlicher Beratung durch eine Fachperson dann individuell entscheiden kann, welche für die Frau passende Therapieform sie anwenden möchte.*
>
> ***Dr. med. Giuseppina Menzinger, Gynäkologin, Frauenärzte am Werk, Rheinfelden, Schweiz***

> *„Endometriose ist eine Erkrankung mit vielen Gesichtern. Heute wissen wir mehr denn je darüber – und genau deshalb steht nicht mehr nur die Diagnose im Mittelpunkt, sondern die Frau mit ihren individuellen Bedürfnissen. Dank eines interdisziplinären, gut vernetzten Teams von verschiedenen Berufsgruppen und Fachspezialisten ist es möglich geworden, eine auf Sie abgestimmte Behandlung anzubieten, die Sie nicht allein lässt, sondern begleitet, unterstützt und ernst nimmt."*
>
> ***Dr. med. Jean-Jacques Ries, Frauenpraxis Zollweiden, Münchenstein, Schweiz***

> *Endometriose ist eine komplexe Erkrankung, die sich auf unterschiedliche Weise äußern kann, weshalb es schwierig sein kann, sie zu erkennen und zu behandeln. Es gibt jedoch Hilfe, und es ist wichtig zu wissen, dass man mit dieser chronischen Erkrankung nicht allein ist. Die Unterstützung durch andere, auch durch andere Betroffene, ist auf lange Sicht ein wichtiger Teil der Behandlungsstrategie.*
>
> *Bei der Behandlung der Endometriose ist es von größter Bedeutung, die individuellen Bedürfnisse und Wünsche der Frau zu verstehen. Der Schlüssel zu diesem Verständnis liegt in einer umfassenden Anamnese und einer offenen Kommunikation.*
>
> ***Dr. med. Li Mei Koh, Leiterin Endometriosezentrum Baselland***

> *„Endometriose ist eine Herausforderung, aber mit Mut, Unterstützung und Wissen können Betroffene ihren Weg finden und ihre Stärke zeigen."*
>
> ***Rezo Dschafrow, Akupressur- und Osteopathie-Therapeut***

„Das eine ist es, mit Endometriose oder dem Chronic Pelvic Pain Syndrome diagnostiziert zu werden. Das andere ist, zu wissen, wie man sich in dieser Situation als Betroffene helfen kann. Mein Ziel als Therapeutin ist es, Fakten und Denkweisen zu vermitteln, die Frauen in ihrer Selbstwirksamkeit stärken. Um den diversen Symptomen überlegen zu begegnen, soll der Rucksack nicht mit schweren Steinen, sondern mit konstruktiven Tools aus der aktiven, passiven und physikalischen evidenzbasierten Therapie gefüllt sein."

Vera Studer, Beckenbodenphysiotherapeutin, Basel, Schweiz

4.1 Medikamentöse Therapie – Wann ist sie sinnvoll?

Wenn Sie unter Endometriose leiden, kennen Sie den Alltag mit Schmerzen, Erschöpfung und Unsicherheit. In solchen Momenten ist der Wunsch nach Linderung nur allzu verständlich – und genau hier kann die medikamentöse Therapie eine wichtige Rolle spielen.

Viele Menschen haben zunächst Bedenken, wenn es um Medikamente oder Hormone geht – sei es wegen möglicher Nebenwirkungen oder weil man Angst hat, „abhängig" zu werden. Aber: Medikamente sind keine Schwäche. Sie sind ein Werkzeug. Und richtig eingesetzt, können sie dabei helfen, wieder durchzuatmen, den Alltag zu bewältigen und Lebensqualität zurückzugewinnen.

In diesem Abschnitt schauen wir gemeinsam:

Welche Optionen gibt es? Was können Schmerzmittel, was können Hormontherapien leisten – und wo liegen ihre Grenzen? Vor allem aber: Wie finden Sie den Weg, der zu Ihrem Körper und Ihrem Leben passt?

4.1.1 Schulmedizinische Behandlung von Endometriose: Schmerzmittel und hormonelle Therapien

In der schulmedizinischen Behandlung von Endometriose stehen vor allem zwei medikamentöse Strategien im Vordergrund: Schmerzmittel zur akuten Symptomlinderung und hormonelle Therapien zur langfristigen Kontrolle des Krankheitsverlaufs. Beide Ansätze können je nach individueller Ausprägung der Erkrankung kombiniert oder angepasst werden.

4.1.2 Schmerzmittel – Linderung mit Grenzen

Zur akuten Behandlung von Endometriose-Schmerzen kommen vor allem nichtsteroidale Antirheumatika (NSAR) zum Einsatz (Dunselman et al. 2014). Hierzu zählen Wirkstoffe wie Ibuprofen, Naproxen oder Diclofenac, die entzündungshemmend, fiebersenkend und schmerzlindernd wirken. Sie können bei leichten bis mittelschweren Beschwerden eine wertvolle Hilfe sein – insbesondere dann, wenn sie rechtzeitig eingenommen werden: idealerweise vor dem erwarteten Schmerzhöhepunkt, also bereits am Tag vor Einsetzen der Menstruation oder beim Auftreten erster Vorboten wie Unterleibsspannung oder Rückenschmerzen.

Für viele Betroffene bedeuten Schmerzmittel eine spürbare Erleichterung im Alltag. Sie helfen dabei, berufliche und soziale Verpflichtungen besser zu bewältigen, sich zu bewegen und wieder ein Stück Lebensqualität zurückzugewinnen. Doch diese Wirkung ist oft symptomatisch und zeitlich begrenzt.

Gerade bei chronischen Schmerzen – die viele Patientinnen außerhalb der Menstruation oder sogar täglich erleben – stoßen NSAR an ihre Grenzen. Zudem bergen sie bei längerer oder hochdosierter Anwendung gesundheitliche Risiken: Magen-Darm-Beschwerden, Magenschleimhautentzündungen, Leberbelastung sowie Nierenfunktionsstörungen gehören zu den möglichen Nebenwirkungen. Aus diesem Grund ist eine ärztliche Begleitung bei regelmäßigem Gebrauch dringend empfohlen, ebenso wie das Abwägen von Nutzen und Risiken im Einzelfall.

Viele meiner Patientinnen sagen mir Sätze wie:

„Ich nehme Tabletten, aber ich spüre trotzdem, dass in meinem Körper etwas nicht stimmt."
Oder: „Ich bin wie betäubt – aber der Schmerz ist nie wirklich weg."

Solche Aussagen zeigen deutlich: Die medikamentöse Behandlung lindert zwar oft Symptome, doch sie ist nicht immer ausreichend, besonders dann, wenn die Schmerzen chronisch oder zyklusunabhängig geworden sind. Deshalb lohnt es sich, auch andere Therapieansätze in Betracht zu ziehen – oder bestehende kritisch zu hinterfragen und individuell anzupassen.

4.1.3 Hormonelle Therapie – ein gezielter Eingriff, der entlasten kann

Viele Betroffene zögern, wenn es um hormonelle Therapien geht. Die Sorge, „in den natürlichen Zyklus einzugreifen", ist verständlich – schließlich geht es um den eigenen Körper und ein sensibles Gleichgewicht. Aber genau dieses Gleichgewicht kann bei Endometriose aus der Bahn geraten – und hier setzt die hormonelle Therapie an.

Endometriose ist eine hormonabhängige Erkrankung (Marquardt et al. 2019). Die sogenannten Endometrioseherde außerhalb der Gebärmutter reagieren stark auf das Hormon Östrogen – genau wie die Gebärmutterschleimhaut selbst. Steigt der Östrogenspiegel im Monatszyklus, wachsen auch die Herde mit – was häufig Schmerzen und Entzündungsreaktionen auslöst.

Die Idee der hormonellen Therapie ist daher nicht „unnatürlich", sondern gezielt: Sie soll den Einfluss von Östrogen bremsen oder unterbrechen. So wird den Herden die „hormonelle Nahrung" entzogen – was in vielen Fällen zu einer spürbaren Linderung der Beschwerden führt.

Das Ziel: Schmerzen verringern, das Fortschreiten der Erkrankung bremsen – und den Alltag wieder besser bewältigen können.

Dafür gibt es verschiedene Möglichkeiten – je nach Lebenssituation, Familienplanung und Verträglichkeit (Zondervan et al. 2020):

- Kombinierte orale Kontrazeptiva (z. B. klassische Antibabypille)
- Gestagen-Monopräparate (wie die „Progesteron-only-Pill", auch bekannt als POP, oder die Hormonspirale)
- GnRH-Analoga oder -Antagonisten, die eine Art medikamentöse Pause der Hormonproduktion einleiten

Welche Therapie infrage kommt, hängt von vielen Faktoren ab – etwa Alter, Schwere der Beschwerden, Kinderwunsch oder individuelle Reaktion auf die Präparate. Wichtig ist: Es gibt nicht den einen richtigen Weg, sondern mehrere Optionen.

Und Sie haben das Recht, gut informiert zu entscheiden – in Ihrem Tempo, mit Ihrer Ärztin oder Ihrem Arzt an der Seite.

Therapieform	Wirkweise	Vorteile	Mögliche Nebenwirkungen
Gestagene (z. B. Dienogest/ Visanne®)	Hemmen das Wachstum der Gebärmutterschleimhaut und dämpfen die Östrogenwirkung. Die Ovulation wird in niedriger Dosierung nicht zuverlässig unterdrückt	Häufig erste Wahl bei Endometriose, einfache Einnahme, oft gute Wirksamkeit	Zwischenblutungen, Stimmungsschwankungen, Libidoverlust
Kombinierte Pille (Östrogen + Gestagen)	Unterdrückt zuverlässig den Eisprung, stabilisiert den Zyklus und kann Schmerzen lindern	Regelmäßige Blutung, hormonelle Steuerbarkeit, Zykluskontrolle	Erhöhtes Thromboserisiko, nicht für alle geeignet (z. B. bei Migräne oder Rauchen)
GnRH-Analoga	Führen zu einer „medikamentösen Menopause" durch stark gesenkte Östrogenspiegel – bremsen so das Wachstum der Herde	Starke Unterdrückung der Östrogenproduktion – reduziert Herde	Hitzewallungen, Knochendichteverlust, depressive Verstimmungen
Hormonspirale (z. B. Mirena®)	Lokale Gestagenfreisetzung in der Gebärmutter	Weniger systemische Nebenwirkungen, langfristiger Schutz	Unregelmäßige Blutungen, mögliche Verstärkung der Beschwerden in ersten Wochen

So hilfreich hormonelle Therapien bei Endometriose sein können – sie sind kein Allheilmittel. Denn Hormone wirken nicht nur lokal auf die Gebärmutter oder die Endometrioseherde, sondern beeinflussen den gesamten Körper. Und genau deshalb ist es ganz normal, dass Frauen unterschiedlich darauf reagieren.

Manche erleben mit der Hormontherapie eine spürbare Erleichterung: weniger Schmerzen, mehr Energie, ein Stück Lebensqualität zurück. Andere spüren Nebenwirkungen wie Stimmungsschwankungen, Veränderungen im Körpergefühl, Libidoverlust oder Hitzewallungen – manchmal vorübergehend, manchmal stärker ausgeprägt.

Wichtig ist: Diese Reaktionen sagen nichts über Ihre Stärke oder Sensibilität aus – sondern nur, dass Ihr Körper individuell ist. Und das ist völlig in Ordnung.

Deshalb kommt es bei der Hormontherapie nicht auf Durchhalten um jeden Preis an, sondern auf gute Begleitung: eine individuelle Beratung, eine achtsame ärztliche Betreuung, und den Mut, auf den eigenen Körper zu hören.

Manchmal braucht es Anpassungen – eine andere Dosierung, ein anderes Präparat oder einen neuen Weg. Das ist kein Rückschritt, sondern ein Zeichen dafür, dass Sie Verantwortung übernehmen – für sich selbst.

Hormonelle Therapien gehören zu den wirksamsten Möglichkeiten (Edi & Cheng 2022), um Endometriosebeschwerden zu lindern. Sie können helfen, den Schmerz zu reduzieren, das Fortschreiten der Erkrankung zu bremsen – und wieder mehr Kontrolle über das eigene Leben zu gewinnen.

Doch so individuell wie die Erkrankung selbst ist auch die Wirkung der Hormone: Was für viele eine echte Entlastung bringt, passt für andere weniger gut. Deshalb ist entscheidend, dass die Therapie nicht nur medizinisch sinnvoll ist, sondern auch zu Ihrem Alltag, Ihren Bedürfnissen und Ihrem Körpergefühl passt.

Am wirksamsten sind hormonelle Therapien dann, wenn sie Teil eines gut begleiteten Weges sind – mit ehrlicher Aufklärung, regelmäßiger Rücksprache und Raum für Veränderung, falls nötig.

Nadja, 38 Jahre

Nadja war zu Beginn ihrer Therapie skeptisch gegenüber Hormonen. Sie hatte viel darüber gelesen, wollte „so natürlich wie möglich" bleiben. Doch ihre Schmerzen waren täglich da – nicht nur während der Periode. Sie hatte starke Verwachsungen und litt an tief infiltrierender Endometriose.

Nach einem ausführlichen Gespräch mit ihrer Gynäkologin und einer Zweitmeinung entschied sie sich für eine hormonelle Dauertherapie mit einem Gestagen-Präparat. Und bereits nach drei Monaten war klar: Sie konnte wieder arbeiten, sich bewegen, schlafen – leben.

Ihr Körper war entspannter, sie konnte sich auf Körpertherapie einlassen. Die Kombination aus Hormonbehandlung und Therapie gab ihr nicht nur Schmerzlinderung, sondern auch neue Stabilität.

Ich möchte Sie ermutigen, Medikamente weder zu glorifizieren noch zu verteufeln. Sie können – richtig eingesetzt – ein starker Verbündeter sein. Sie schaffen oft den nötigen Raum, damit überhaupt andere Dinge möglich werden: Therapie, Bewegung, Sexualität, Selbstfürsorge.

Manchmal ist es klug, sich für einen Zeitraum bewusst für eine medikamentöse Therapie zu entscheiden – um danach mit neuer Kraft an andere Ebenen der Heilung heranzugehen. Und manchmal reicht ein rein schulmedizinischer Weg nicht aus, um dem Schmerz in seiner Tiefe zu begegnen.

Es geht nicht um ein einfaches Ja oder Nein zu Hormonen.

Es geht darum: Was tut meinem Körper jetzt gut – in genau dieser Lebensphase?
Gestalten Sie Ihre Therapie und Ihren Weg selbstbestimmt – so, wie es wirklich zu Ihnen passt.

- *Führen Sie ein Schmerz- und Stimmungstagebuch, um Veränderungen bewusst wahrzunehmen.*
- *Halten Sie auch kleine Fortschritte fest, z. B.: „Heute konnte ich spazieren gehen – ohne Wärmflasche."*
- *Besprechen Sie Nebenwirkungen frühzeitig mit Ihrer Ärztin oder Ihrem Arzt – oft können schon eine Dosisanpassung oder ein Präparatewechsel viel bewirken.*

Lassen Sie sich begleiten. Stellen Sie Fragen. Vertrauen Sie auf Ihr inneres Wissen.

Und nehmen Sie sich die Freiheit, Ihren Weg immer wieder neu anzupassen.

4.2 Operative Eingriffe und deren Auswirkungen

Vielleicht haben Sie bereits eine Operation hinter sich – oder Sie stehen kurz davor. Viele Frauen mit Endometriose erleben diesen Moment als Wendepunkt: *„Endlich wird etwas getan."* Oder auch: *„Jetzt wird es greifbar."*

Ich kann das gut verstehen. Wenn man über Jahre hinweg Schmerzen hat, sich unverstanden fühlt oder immer wieder gesagt bekommt, man solle sich „nicht so anstellen", kann eine Operation wie ein Befreiungsschlag wirken. Endlich wird sichtbar, was sonst im Verborgenen lag.

Doch eine Operation ist kein Zauberstab. Sie ist ein Eingriff – nicht nur in den Körper, sondern auch in Ihr Empfinden, Ihre Beziehung zum Schmerz, Ihre Vorstellung von Heilung. Deshalb ist es mir wichtig, dass Sie gut informiert sind: über Chancen, Grenzen, Folgen – und über das, was danach kommt.

Was passiert bei einer Endometriose-OP?
Die gängigste Methode ist die sogenannte Laparoskopie – eine minimalinvasive Bauchspiegelung (Mak et al. 2022). Dabei werden durch kleine Schnitte Instrumente eingeführt, um die Endometrioseherde zu identifizieren und – wenn möglich – zu entfernen oder zu veröden.

Es gibt zwei hauptsächliche Ziele:

- *Diagnose:* die genaue Lokalisation und Ausbreitung der Herde feststellen.
- *Therapie:* Endometrioseherde entfernen, Verwachsungen lösen, Zysten beseitigen.

In spezialisierten Zentren wird häufig nach dem Goldstandard operiert: Herde werden nicht nur oberflächlich verödet, sondern tief infiltrierend entfernt, sofern dies medizinisch sinnvoll und sicher ist. Dabei werden oft auch Darm, Blase, Zwerchfell oder Eierstöcke miteinbezogen – denn Endometriose macht vor keinem Gewebe halt.

Die gute Nachricht: Viele Frauen erleben nach der OP eine deutliche Linderung (Pašalić et al. 2023) – sowohl was die Schmerzintensität betrifft als auch ihre Lebensqualität.

Doch es gibt auch Einschränkungen. Chancen und Grenzen.

Eine Operation kann entlasten. Sie kann:

- Schmerzen reduzieren oder ganz beseitigen,
- Verwachsungen lösen und Beweglichkeit verbessern,
- den Kinderwunsch unterstützen sowie
- Klarheit schaffen.

Gleichzeitig sollten Sie wissen:

- Endometriose ist chronisch – eine OP heilt die Krankheit nicht, sondern behandelt ihre Ausprägung.
- Rückfälle (Rezidive) sind möglich (Shakiba et al. 2008) – besonders bei stark ausgeprägter Endometriose oder wenn keine begleitende Therapie folgt.
- Der Körper braucht Zeit zur Integration – Gewebe, Faszien, das Nervensystem reagieren oft sensibel auf den Eingriff.

Deshalb ist es aus meiner Sicht wichtig, eine OP nicht als „Endpunkt" zu betrachten, sondern als Teil eines größeren therapeutischen Weges.

Miriam, 29 Jahre

Miriam kam sechs Monate nach ihrer zweiten Bauchspiegelung zu mir in die Praxis. Die erste Operation hatte ihr spürbare Erleichterung gebracht, doch zwei Jahre später waren die Beschwerden zurückgekehrt. Die zweite OP verlief technisch gut: Die Herde wurden entfernt und vorhandene Verwachsungen gelöst.

Dennoch spürte sie täglich einen dumpfen, ziehenden Schmerz im Becken. In der Körperarbeit zeigte sich, dass ihr ganzer Unterbauch „fest" war. Der Psoas-Muskel, das Zwerchfell, die Bauchmuskulatur und die Beckenbodenmuskulatur standen unter Spannung – der Körper war weiterhin im „Schutzmodus".

Erst durch sanfte manuelle Techniken und Faszientechniken, ergänzt durch Atemarbeit und gezielte Mobilisierung, konnte sich wieder mehr Weite einstellen. Der Schmerz war nicht mehr so stark wie früher – das Spüren, das Vertrauen und die innere Sicherheit konnten langsam wieder wachsen.

Eine begleitende Therapie nach der Operation kann den Heilungsprozess erheblich unterstützen und helfen, langfristig mehr Wohlbefinden zu erreichen.

Wann eine OP notwendig ist – und hilft

Es gibt Situationen, in denen eine Operation medizinisch unumgänglich ist:

- bei tief infiltrierender Endometriose (z. B. am Darm, an der Blase),
- bei Zysten an den Eierstöcken (Endometriome),
- bei unerfülltem Kinderwunsch sowie
- bei stark eingeschränkter Lebensqualität trotz anderer Therapieversuche.

In diesen Fällen kann eine OP nicht nur entlasten, sondern wirklich einen Unterschied machen – auch langfristig.

Gut vorbereitet zur OP – Fragen, die Sie stellen dürfen

Eine Operation ist nicht nur ein medizinischer Eingriff, sie ist auch eine Entscheidung. Und eine Einladung, sich selbst ernst zu nehmen. Diese Fragen können Ihnen helfen, gut vorbereitet und gestärkt in das Gespräch mit Ihrer Ärztin oder Ihrem Arzt zu gehen – medizinisch, emotional und organisatorisch.

Vor dem Eingriff – medizinische Klarheit schaffen

- Welche Operationsmethode ist für mich vorgesehen – und warum gerade diese?
- Wie viel Erfahrung hat das Operationsteam speziell mit Endometriose?

- Was genau soll entfernt oder belassen werden – und welche Konsequenzen kann das haben?
- Wie hoch ist das Risiko für Verwachsungen, Nervenirritationen oder Folgeeingriffe?
- Ist eine hormonelle Vor- oder Nachbehandlung vorgesehen – und wie wird sie begleitet?

Organisatorisches und seelische Vorbereitung

- Wie lange werde ich voraussichtlich in der Klinik bleiben und wie kann ich mich darauf einstellen?
- Was sollte ich zu Hause im Vorfeld vorbereiten – körperlich, praktisch, emotional?
- Gibt es Menschen in meinem Umfeld, die mich begleiten, abholen oder für mich da sein können?
- Was hilft mir innerlich, um ruhig und gestärkt in den Eingriff zu gehen? (z. B. Meditation, Musik, Gespräche, Journaling)

Notieren Sie Ihre Fragen – und nehmen Sie sie zum Vorgespräch mit.

So behalten Sie den Überblick – und zeigen zugleich: *Das ist Ihr Körper. Und Ihre Entscheidung.*

Tanja, 35 Jahre

Tanja litt seit Jahren unter chronischen Schmerzen, die nicht nur während der Menstruation auftraten. Sie konnte kaum sitzen, hatte Schmerzen beim Stuhlgang, war ständig müde. Ihre Gynäkologin stellte schließlich den Verdacht auf tief infiltrierende Endometriose – und überwies sie an ein spezialisiertes Zentrum.

Dort wurde eine laparoskopische Operation mit Darmbeteiligung durchgeführt. Ein Teil des befallenen Gewebes wurde entfernt, der Darm rekonstruiert. Die OP war aufwendig, aber erfolgreich.

Nach ihrer Operation entschied sich Tanja für eine hormonelle Dauertherapie, um einem schnellen Rückfall vorzubeugen. Parallel dazu begleitete ich sie in der Körperarbeit mit dem Fokus auf die Entspannung der Beckenmuskulatur, die Förderung der Durchblutung, das Lösen von Verklebungen sowie die Verbesserung der Körperwahrnehmung und den Aufbau von Vertrauen. Heute sagt sie: „Ich kann wieder sitzen, lachen, reisen – das hätte ich nie für möglich gehalten."

Nach der OP ist vor der Heilung

Was viele nicht wissen: Der Erfolg einer Operation hängt nicht nur von der Technik ab – sondern auch von dem, was danach kommt.

Der Körper muss die Veränderungen verarbeiten. Narbengewebe kann Spannungen verursachen, alte Schutzhaltungen bleiben oft bestehen. Und das Nervensystem braucht Zeit, um wieder aus dem Alarmzustand auszusteigen.

Daher ist Nachsorge entscheidend. Dazu gehören:

- Faszien- und Beckenbodenarbeit, um Spannungen zu lösen.
- Nervensystemregulation, um aus der Stressschleife auszusteigen, planen Sie mindestens 1–2 Wochen bewusste Ruhe ein – ohne Druck, ohne Termine.
- Ernährungsunterstützung, um Entzündungen zu senken, starten Sie mit leichter, entzündungsarmer Kost wie Suppen, gedünstetem Gemüse oder Porridge. Trinken Sie warmes Wasser oder Tees (z. B. Ingwer, Frauenmantel) in kleinen Schlucken. Meiden Sie schwer Verdauliches, Zucker und stark Verarbeitetes – Ihr Darm wird es Ihnen danken.
- Weiche Kleidung, aufrechte Lagerung, Kissen unter die Knie – alles, was Druck vom Bauch nimmt, hilft.
- Emotionale Unterstützung, sprechen Sie mit einer vertrauten Person oder einer Therapeutin über Ihre Gefühle.
- Manchmal hilft auch eine begleitende hormonelle Therapie, um Rückfälle zu verhindern.

Ich lade Sie ein, Ihren eigenen Weg zu gehen. Eine Operation ist kein Zeichen von Scheitern – im Gegenteil. Sie kann ein wichtiger, mutiger Schritt sein. Wichtig ist, dass Sie nicht stehen bleiben, wenn der Eingriff vorbei ist.

Geben Sie Ihrem Körper Zeit. Und vertrauen Sie darauf: Heilung ist mehr als das Entfernen von Gewebe. Es ist ein Prozess des Zurückfindens – zu Ihrem Rhythmus, Ihrer Kraft, Ihrem Spüren.

Abschließend ist es wichtig, neben den medizinisch-technischen Aspekten eines operativen Eingriffs auch die seelische Dimension zu berücksichtigen. Operative Eingriffe mit vaginalem Zugang erfordern besondere Achtsamkeit, insbesondere bei Menschen, die in ihrem Leben ein sexuelles Trauma erlebt haben. Bereits die Vorbereitung auf die Operation sowie die Phase der Narkoseeinleitung können Gefühle von Kontrollverlust, Angst oder Überforderung auslösen.

Auch während des Eingriffs und vor allem im Aufwachraum können intensive Stressreaktionen, Panik oder Dissoziation auftreten. Umso wichtiger ist eine trauma-sensible Begleitung über den gesamten Behandlungsverlauf hinweg – mit klarer, ruhiger Kommunikation, transparenten Abläufen, respektvollem Umgang mit körperlichen Grenzen und möglichst konstanten Ansprechpersonen.

Eine achtsame Führung vor, während und nach der Operation kann entscheidend dazu beitragen, Sicherheit zu vermitteln und psychische Belastungen zu reduzieren.

4.3 Alternative Therapieformen – ganzheitliche Wege zur Linderung

Viele Frauen kommen zu mir, nachdem sie bereits eine medizinische Odyssee hinter sich haben. Sie haben Schmerzmittel ausprobiert, Hormone genommen, vielleicht sogar eine oder mehrere Operationen hinter sich – und trotzdem ist da noch etwas: der Schmerz, die Erschöpfung, das Gefühl, sich selbst verloren zu haben.

Vielleicht geht es Ihnen ähnlich. Vielleicht fragen Sie sich: *Gibt es noch andere Wege? Etwas, das nicht nur Symptome bekämpft, sondern mich als ganzen Menschen sieht?*

Die Antwort ist: Ja. In diesem Kapitel möchte ich Ihnen alternative und komplementäre Therapieansätze vorstellen, die nicht nur die körperlichen Beschwerden ansprechen, sondern auch Ihre Seele, Ihre Energie und Ihre innere Kraft.

Warum alternative Therapien?

Endometriose ist nicht nur eine Krankheit der Gebärmutterschleimhaut. Es ist eine chronische, oft systemische Erkrankung, die tief in den Alltag eingreift. Sie betrifft das Nervensystem, den Hormonhaushalt, das Immunsystem – und oft auch das eigene Selbstbild, Beziehungen, Sexualität.

Deshalb braucht es manchmal mehr als Medikamente und Operationen. Es braucht Ansätze, die:

- ganzheitlich denken – Körper, Psyche und Lebensstil einbeziehen,
- regulierend wirken – das überreizte Nervensystem beruhigen,
- achtsam berühren – den Kontakt zum eigenen Körper stärken,
- und Ressourcen fördern – statt nur Defizite zu behandeln.

1. Körperorientierte Therapien
Beckenboden- und Faszienarbeit

Viele Frauen mit Endometriose haben eine chronisch verspannte Beckenbodenmuskulatur. Diese Verspannung kann Schmerzen beim Sitzen, bei der Penetration, beim Stuhlgang und auch beim Wasserlassen verursachen. Auch die Faszien – also das Bindegewebe – sind häufig verklebt oder verhärtet.

Sanfte, manuelle Techniken (wie Myofascial Release, Viszerale Osteopathie, Rolfing) können:

- Spannungen im Beckenraum lösen,
- die Durchblutung verbessern,
- den Druck auf Nerven reduzieren,
- emotionale Blockaden lösen (im Gewebe gespeichert).

> **Valeria, 30 Jahre**
>
> Valeria litt unter starken Schmerzen beim Sex und spürte eine tiefe innere Abwehr gegenüber Berührungen. Ihr Körper hatte ein Schmerzgedächtnis entwickelt – die wiederholten Erfahrungen von Schmerzen hatten dazu geführt, dass die Beckenmuskulatur und die Nerven schon im Vorfeld angespannt reagierten, oft noch bevor eine Berührung stattfand.In der Therapie begannen wir behutsam mit äußeren Techniken der Beckenmuskulatur und Beckenbodenmassagen, später kamen auch interne Techniken hinzu – stets in einem sicheren Rahmen, begleitet von Atemübungen und kontinuierlichem Feedback. Durch die Behandlung konnte sich ihr Körper Schritt für Schritt vom alten Schmerzgedächtnis lösen: Die Muskeln entspannten sich langsam, sie lernte, sich selbst wieder besser zu fühlen, und die Angst ging zurück. So gewann sie auch neues Vertrauen – sowohl in sich selbst als auch in ihren Partner.Nach einigen Wochen sagte sie: „Ich kann wieder fühlen. Nicht nur Schmerz – sondern auch Lust."

Trauma- und Nervensystemarbeit

Ein überreiztes Nervensystem spielt bei chronischem Schmerz eine große Rolle. Viele Frauen sind innerlich im „Kampf-oder-Flucht-Modus" gefangen – ohne es zu wissen.

Therapien wie Somatic-Experiencing-basierte Arbeit (Levine 2023) oder Embodiment-Coaching helfen:

- aus dem Stressmodus auszusteigen,
- den Vagusnerv zu stärken (für Ruhe und Verdauung),
- sich im eigenen Körper wieder sicher zu fühlen.

2. Psychosomatische und tiefenpsychologische Ansätze

Gerade bei Endometriose ist es wichtig, nicht nur den körperlichen Beschwerden Aufmerksamkeit zu schenken, sondern auch die inneren Geschichten und emotionalen Hintergründe zu betrachten. Viele Betroffene stehen vor Herausforderungen in Bezug auf Selbstwert, die Beziehung zur eigenen Weiblichkeit, Sexualität und persönliche Grenzen. Zudem können auch ungelöste sexuelle Traumata eine Rolle spielen und die Beschwerden verstärken.

Eine einfühlsame psychotherapeutische Begleitung bietet einen geschützten Raum, um diese inneren Muster zu erkennen und zu reflektieren. Dabei können folgende Fragen hilfreich sein:

- *Wann muten Sie sich zu viel zu, ohne auf Ihre eigenen Bedürfnisse zu achten?*
- *Wie gehen Sie mit Schmerz um – kämpfen Sie dagegen an, vermeiden Sie ihn oder resignieren Sie?*
- *Welche Gefühle halten Sie zurück, weil sie vielleicht als unangenehm oder schwer zuzulassen empfunden werden? Und an welchen Stellen zeigt der Körper diese unterdrückten Emotionen?*

Psychotherapie kann helfen, seelische Belastungen zu lösen, die oft unbewusst mit den körperlichen Symptomen verknüpft sind. Sie unterstützt dabei, alte Verletzungen anzunehmen, Ängste zu überwinden und neue, gesunde Lebensstrategien zu entwickeln (Pehlivan et al. 2024).

Das Erkennen und Verarbeiten solcher tief liegenden emotionalen Themen kann einen bedeutenden Beitrag zur ganzheitlichen Heilung leisten und die Lebensqualität nachhaltig verbessern.

3. Naturheilkunde und Pflanzenmedizin
Die Pflanzenheilkunde bietet sanfte Unterstützung bei hormonellen Ungleichgewichten, Schmerzen und Entzündungen.

Bewährte Heilpflanzen:

- Mönchspfeffer (Vitex agnus-castus) – reguliert den Zyklus, wirkt auf die Hypophyse (van Die et al. 2013).
- Schafgarbe – krampflösend, menstruationsregulierend (Jenabi & Fereidoony 2015).
- Frauenmantel – stärkend für die Gebärmutter und das „weibliche Feld".
- Kurkuma und Ingwer – entzündungshemmend (Vallée & Lecarpentier 2020).
- CBD (Cannabidiol) – schmerzlindernd und entspannend, ohne psychoaktive Wirkung (Sinclair et al. 2021).

Bitte sprechen Sie die Anwendung immer mit einer Fachperson ab – nicht jede Pflanze passt zu jeder hormonellen Konstitution.

4. Körper-Geist-Verbindung: Achtsamkeit, Yoga, Atem
Manchmal ist das Heilsamste nicht das „Tun", sondern das „Sein".

Yoga bei Endometriose
Speziell angepasste Yoga-Sequenzen (z. B. aus dem Yin-Yoga oder traumasensitiven Yoga) können:

- Spannungen im Beckenraum lösen,
- die Atmung vertiefen,
- innere Ruhe fördern (Gonçalves et al. 2017).

Auch Qi Gong oder Kundalini-Übungen helfen, Energie zu mobilisieren und Blockaden zu lösen.

Atemarbeit

Der Atem ist ein direkter Zugang zum Nervensystem und spielt eine zentrale Rolle bei der Regulation von Stress und Schmerz. Sanfte Atemtechniken – wie ein verlängerter Ausatem, Zwerchfellatmung oder Co-Regulationsübungen – können dabei helfen, Schmerzen zu lindern und das Gefühl von innerer Sicherheit und Ruhe zu stärken.

Mini-Atemübung: 1 min für Sie

Manchmal braucht es keine große Veränderung – sondern nur einen Atemzug, der bewusst geschieht.
Schließen Sie sanft Ihre Augen.
Atmen Sie langsam und tief durch die Nase ein.
Halten Sie den Atem für einen kleinen Moment.
Und atmen Sie dann lang, weich und vollständig durch den Mund wieder aus.

Wiederholen Sie das einige Male.
Mit jeder Ausatmung darf ein wenig Anspannung weichen.
Mit jedem Einatmen holen Sie sich sanfte Energie zurück.
Wenn Gedanken kommen – lassen Sie sie ziehen wie Wolken am Himmel.
Kehren Sie einfach immer wieder zum Atem zurück.

Schon eine Minute dieser bewussten Atmung kann helfen, Ihr Nervensystem zu regulieren, Anspannung abzubauen und wieder in Kontakt mit Ihrem Körper zu kommen.
Wenn Sie tiefer einsteigen möchten, finden Sie im Kap. 3 ausführlichere Atemübungen und körperzentrierte Techniken.

---

5. Sexualtherapeutische Unterstützung

Viele Frauen mit Endometriose erleben, dass ihr sexuelles Erleben leidet. Entweder durch die Schmerzen selbst, durch negative Erfahrungen oder durch Unsicherheit mit dem Partner.

Sensate Focus, achtsame Berührung, Paarübungen und Kommunikationstrainings können helfen, wieder in Kontakt zu kommen – mit Lust, Nähe und Intimität.

Jana und Marc, 27 und 28 Jahre

Jana konnte durch die Endometriose keine Penetration mehr zulassen. Marc zog sich zurück, aus Angst, sie zu verletzen. In der Paartherapie begannen sie mit Berührungsübungen ohne Ziel. Schritt für Schritt fanden sie wieder zueinander – ohne Druck, dafür mit viel Nähe. „Wir haben eine neue Sprache gefunden", sagte Marc. „Nicht nur mit Worten, sondern mit Händen, Blicken, Atem."

Ein ganzheitlicher Ansatz bedeutet: Sie sind mehr als Ihre Diagnose. Alternative Therapien eröffnen neue Räume für Selbstfürsorge, innere Verbundenheit und Selbstwirksamkeit. Dabei geht es nicht nur darum, gegen den Schmerz anzukämpfen, sondern aktiv für Ihr Wohlbefinden zu sorgen.

Ich ermutige Sie, das auszuprobieren, was sich für Sie richtig anfühlt. Hören Sie auf Ihre innere Stimme und nehmen Sie sich die Freiheit, Ihren eigenen Weg zu gestalten – frei von starren Vorgaben und Konzepten.

Auch kleine Schritte gehören zum Weg. Ihr Körper vergisst nicht – er erinnert sich auch an Zuwendung, an Ruhe, an Verbindung.

4.4 Ernährung und Endometriose – Einfluss auf Entzündungen

„Als studierte Ernährungsberaterin mit eigener Endometriose-Diagnose weiß ich, wie entscheidend die Ernährung bei chronisch-entzündlichen Erkrankungen sein kann. Endometriose ist eine systemische, entzündliche Erkrankung – und genau dort setzt die Ernährung an. Eine gut durchdachte, evidenzbasierte, entzündungshemmende Ernährung kann helfen, das hormonelle Gleichgewicht zu unterstützen, den Darm zu entlasten und das Immunsystem zu stabilisieren. Ich arbeite täglich mit Patientinnen, die oft zum ersten Mal erfahren, dass Ernährung mehr ist als Kalorien oder Verzicht – sie ist aktive Selbstfürsorge. Mein Ziel ist es, jede Frau individuell zu begleiten, ihre Symptome ernst zu nehmen und gemeinsam realistische, alltagstaugliche Strategien zu entwickeln. Dabei geht es nicht um starre Regeln, sondern um wissenschaftlich fundiertes Wissen, das in der Praxis umsetzbar ist – und das langfristig wirklich etwas verändern kann."

Tina Mazzola, Ernährungsberaterin mit eigener Endometriose-Erfahrung

Wenn Sie an Endometriose erkrankt sind, haben Sie sich möglicherweise schon gefragt, ob Si'e Ihrer Gesundheit über die medizinische Therapie hinaus selbst etwas Gutes tun können. Eine der wirkungsvollsten und zugleich unterschätzten Möglichkeiten liegt in Ihrer täglichen Ernährung (Barnard et al. 2023). Ernährung ist nicht einfach nur Nahrungsaufnahme. Sie ist ein zentraler Einflussfaktor auf Entzündungen, Schmerzen, den Hormonhaushalt und letztlich auf Ihr körperliches und emotionales Wohlbefinden.

Endometriose ist eine chronisch-entzündliche, östrogenabhängige Erkrankung. Das bedeutet: In Ihrem Körper laufen Prozesse ab, die das Immunsystem dauerhaft belasten. Entzündungsstoffe werden freigesetzt, die nicht nur Schmerzen, sondern auch Müdigkeit, Stimmungsschwankungen, Verdauungsprobleme und hormonelle Dysbalancen fördern. Genau an dieser Stelle kann die Ernährung ansetzen. Eine bewusste, anti-entzündliche Ernährungsweise kann zwar keine Heilung versprechen, aber sie ist ein wirksames Werkzeug, um Ihr körperliches Gleichgewicht zu unterstützen, Ihre Beschwerden zu lindern und die Kontrolle über Ihren Körper zurückzugewinnen (Abramiuk et al. 2024).

Ziel einer anti-entzündlichen Ernährung – echte Lebensmittel als Schlüssel zur Linderung

Ziel einer anti-entzündlichen Ernährung ist es, Nahrungsmittel zu bevorzugen, die Entzündungsprozesse im Körper hemmen, und gleichzeitig solche zu vermeiden, die Entzündungen fördern können. Dabei geht es nicht um eine kurzfristige Diät oder starre Verbote, sondern vielmehr um eine bewusste, achtsame Auswahl von Lebensmitteln, die Ihre Gesundheit langfristig stärken und das Wohlbefinden positiv beeinflussen.

Empfohlen werden insbesondere naturbelassene, pflanzenbasierte Lebensmittel, die reich an Antioxidanzien, Vitaminen, Mineralstoffen und Ballaststoffen sind (Piecuch et al. 2022). Dazu gehören beispielsweise:

- Viel frisches Gemüse, insbesondere Brokkoli, Zucchini, Kürbis, Karotten und grünes Blattgemüse
- Hochwertige, kaltgepresste Öle wie Olivenöl, Leinöl oder Hanföl mit einem hohen Anteil an Omega-3-Fettsäuren
- Komplexe Kohlenhydrate aus Hirse, Quinoa, Hafer oder Süßkartoffeln
- Pflanzliche Eiweißquellen wie Linsen, Bohnen, Nüsse oder Tofu
- Gewürze mit entzündungshemmender Wirkung wie Kurkuma, Ingwer, Zimt oder Kreuzkümmel

Diese Lebensmittel können dazu beitragen, den Entzündungsstatus im Körper zu senken, die Hormonregulation zu unterstützen und das Immunsystem zu entlasten.

Den Fokus auf „echte" Lebensmittel legen

Eine wirksame anti-entzündliche Ernährung basiert nicht nur auf dem *Was*, sondern auch auf dem *Wie:* Es geht darum, den Fokus bewusst auf echte, unverarbeitete Lebensmittel zu legen – also auf Nahrungsmittel, die so naturbelassen wie möglich sind und ohne Zusatzstoffe, Pestizide oder industrielle Verarbeitung auskommen.

Unsere heutige Ernährung ist häufig stark von industriell gefertigten Produkten geprägt, die arm an Nährstoffen, aber reich an versteckten Schadstoffen sind. Diese können still Entzündungen fördern und in den Hormonhaushalt eingreifen – auch wenn das Produkt auf den ersten Blick „gesund" erscheint.

Besonders bei chronischen Erkrankungen wie Endometriose kann eine konsequente Umstellung auf natürliche, nährstoffreiche und histaminarme Lebensmittel einen entscheidenden Unterschied machen. Dabei ist zu berücksichtigen, dass jede Frau individuell auf bestimmte Nahrungsmittel reagiert – gerade dann, wenn weitere Beschwerden wie eine gestörte Darmflora (Dysbiose), Leaky Gut, Reizdarm oder SIBO vorliegen. Eine individuelle Begleitung durch eine/n erfahrene/n Ernährungsberater/in kann in solchen Fällen sehr hilfreich sein.

Histamin – ein unterschätzter Faktor bei Endometriose

Ein wichtiger Aspekt in der Ernährung bei Endometriose betrifft den Histaminhaushalt (Orazov et al. 2017). Histamin bindet an spezielle Rezeptoren in der Gebärmutter, wodurch es das Schmerzempfinden verstärken und krampfartige Reaktionen während der Menstruation begünstigen kann. Zudem kann ein Überschuss an Histamin zyklusbedingte Symptome verstärken und sich sogar auf die Psyche auswirken.

Bei gleichzeitig bestehendem SIBO (eine bakterielle Fehlbesiedlung im Dünndarm) produziert der Darm zusätzlich Histamin. Wenn der Darm durch Entzündungen gereizt oder das Mikrobiom aus dem Gleichgewicht geraten ist, fällt dem Körper der Histaminabbau zunehmend schwerer – was die Symptome weiter verstärken kann.

Omega-3-Fettsäuren – Schutz vor Entzündung und Schmerz

Kaltgepresste Öle mit hohem Omega-3-Gehalt spielen eine zentrale Rolle in der anti-entzündlichen Ernährung (Habib et al. 2022). Diese gesunden Fettsäuren wirken entzündungshemmend, unterstützen das hormonelle Gleichgewicht und helfen dabei, Endometriose-bedingte Schmerzen zu lindern. Sie hemmen gezielt Prostaglandine – Botenstoffe, die für Schmerzen und Entzündungen mitverantwortlich sind.

In unserer heutigen Ernährung überwiegen jedoch oft Omega-6-Fettsäuren, etwa durch Fast Food, industriell verarbeitete Produkte oder häufiges Essen außer Haus. Diese fördern, im Übermaß konsumiert, die Bildung entzündungsfördernder Prostaglandine und begünstigen ein hormonelles Ungleichgewicht – vor allem durch eine erhöhte Estradiolproduktion. Entscheidend ist deshalb nicht nur die Zufuhr von Omega-3, sondern das Verhältnis zwischen Omega-6 und Omega-3 in Ihrer täglichen Ernährung.

Magnesium – natürliche Hilfe bei Menstruationskrämpfen

Wenn Sie während Ihrer Menstruation häufig unter Krämpfen leiden, kann eine gezielte Zufuhr von Magnesium bereits in der Lutealphase (die zweite Zyklushälfte) sinnvoll sein. Magnesium entspannt die Gebärmuttermuskulatur und kann dadurch Schmerzen und Spannungszustände im Unterleib wirksam lindern.

Qualität vor Quantität – worauf Sie beim Einkauf achten sollten

Viele Lebensmittel aus dem Supermarkt enthalten heute deutlich weniger Nährstoffe als noch vor einigen Jahrzehnten. Gleichzeitig sind sie mit Rückständen aus der Landwirtschaft – Pestiziden, Düngemitteln oder Antibiotika belastet. Eine vermeintlich gesunde Ernährung kann daher sogar unbemerkt zur Belastung werden, wenn die Qualität nicht stimmt.

Deshalb ist es besonders wichtig, möglichst auf Bio-Qualität, regionale Herkunft und frische Zubereitung zu achten. Kaufen Sie saisonal ein, bevorzugen Sie Märkte, Bioläden oder Direktvermarkter und kochen Sie regelmäßig selbst. So behalten Sie die Kontrolle über Ihre Mahlzeiten – und damit über Ihre Gesundheit.

Warum echte Lebensmittel entscheidend sind

Echte, unverarbeitete Lebensmittel versorgen Ihren Körper nicht nur mit allen essenziellen Nährstoffen, sondern stärken auch Ihre Darmflora – ein Schlüsselfaktor für Ihr Immunsystem, Ihre Hormonbalance und Ihr allgemeines Wohlbefinden.

Drei zentrale Vorteile echter Lebensmittel:

Nährstoffdichte:

Naturbelassene Lebensmittel sind reich an Vitaminen, Mineralstoffen, Spurenelementen, sekundären Pflanzenstoffen und Antioxidanzien – Substanzen, die Ihre Zellen schützen und aktiv gegen Entzündungen wirken.

Ballaststoffe:

Obst, Gemüse, Vollkornprodukte und Samen enthalten lösliche und unlösliche Ballaststoffe, die als Futter für das Mikrobiom dienen. Sie fördern die Verdauung, regulieren den Blutzuckerspiegel, helfen bei der Cholesterinsenkung und erhöhen das Sättigungsgefühl.

Weniger Schadstoffe:

Verarbeitete Produkte enthalten oft Zusatzstoffe, Geschmacksverstärker, Transfette oder Zucker – all dies kann Ihre Darmflora schädigen und entzündliche Prozesse fördern. Echte Lebensmittel hingegen sind frei von solchen Belastungen und unterstützen Ihre körperliche Selbstregulation.

Ihr Alltag – Ihre Verantwortung

Auch wenn es manchmal mühsam erscheint: Je häufiger Sie frisch und selbst kochen, desto besser können Sie nachvollziehen, was Sie Ihrem Körper zuführen. In Restaurants oder bei Fertigprodukten lassen sich Qualität und Zusammensetzung oft schwer kontrollieren. Wenn Sie unter Endometriose leiden, lohnt sich hier eine klare Entscheidung für sich selbst.

Sie haben nur diesen einen Körper. Und er verdient es, gut versorgt zu werden – mit echter Nahrung, liebevoller Aufmerksamkeit und bewusster Fürsorge.

Lebensmittel, die Sie bei Endometriose besser reduzieren sollten

Bei Endometriose ist es empfehlenswert, bestimmte Nahrungsmittel möglichst zu meiden oder deutlich zu reduzieren, da sie entzündungsfördernd wirken und Ihre Beschwerden verstärken können.

1. *Industriezucker und Weißmehlprodukte*
   Produkte wie Toast, Pasta aus Weißmehl, Kuchen und Süßigkeiten enthalten isolierte Kohlenhydrate, die Ihren Blutzuckerspiegel rasch ansteigen lassen und zu hormonellen Schwankungen führen können – insbesondere zu einer erhöhten Östrogenproduktion. Bei Frauen mit Endometriose, deren Körper bereits mit entzündlichen Prozessen belastet ist, kann dies zusätzliche Beschwerden wie Schmerzen oder Erschöpfung verstärken.
2. *Frittierte Speisen, Transfette und Sonnenblumenöl*
   Diese enthalten häufig ungesunde Fette – insbesondere Transfette (Arab et al. 2022) und ein Übermaß an Omega-6-Fettsäuren. Diese werden im Körper unter anderem zu Arachidonsäure umgewandelt, die Entzündungen und Schmerzprozesse begünstigen kann.
3. *Wurst, Fleisch und Milchprodukte*
   Tierische Produkte, vor allem aus konventioneller Haltung, enthalten hohe Mengen an Omega-6-Fettsäuren. Diese fördern die Produktion entzündlicher Prostaglandine, die das Schmerzempfinden erhöhen und Endometriosebeschwerden verschlimmern können.
4. *Stark verarbeitete Fertigprodukte und Junk-Food*
   Diese Lebensmittel enthalten häufig zahlreiche Zusatzstoffe wie Konservierungsmittel, Farbstoffe, Geschmacksverstärker, Zucker und Transfette. Sie liefern kaum Vitalstoffe, belasten das Immunsystem und fördern stille Entzündungen im Körper. Besonders in der zweiten Zyklushälfte können diese Nahrungsmittel Ihr körperliches und emotionales Wohlbefinden stark beeinträchtigen.
5. *Gluten und Weißmehl*
   Glutenhaltige Produkte sowie Weißmehl enthalten kurzkettige Kohlenhydrate, die zu starken Blutzuckerschwankungen und Heißhunger führen

können. Zudem wirkt Gluten bei vielen Menschen entzündungsfördernd und kann bei empfindlichen Personen Verdauungsprobleme oder ein „verklebendes" Gefühl im Darm hervorrufen.

6. *Koffein*
Koffeinhaltige Getränke wie Kaffee oder Energydrinks können die Blutgefäße verengen – auch im Bereich der Gebärmutter. Das kann zu verstärkten Menstruationsschmerzen und Krämpfen führen (Hemmert et al. 2019). Darüber hinaus hemmt Koffein die Eisenaufnahme und kann bei empfindlichen Frauen auch Unruhe und Schlafstörungen verursachen. Ein Verzicht oder eine Reduktion vor und während der Periode kann hilfreich sein.

7. *Alkohol*
Alkoholkonsum kann den Hormonhaushalt beeinflussen, die Zykluslänge verändern und typische Menstruationsbeschwerden wie Kopfschmerzen oder Krämpfe verstärken. Daher lohnt es sich, den Alkoholkonsum bei Endometriose deutlich einzuschränken oder zeitweise ganz darauf zu verzichten.

Alltagstipps zur Umsetzung einer entzündungsarmen Ernährung bei Endometriose

1. *Industriezucker und Weißmehlprodukte reduzieren*
   Süßen Sie mit natürlichen Alternativen wie Datteln, Kokosblütenzucker, Erythrit oder etwas Ahornsirup – aber sparsam.
   Backen Sie mit glutenfreiem Mehl (z. B. Buchweizen, Hirse, Hafermehl) oder mit Nussmehl.
   Ersetzen Sie Weißbrot durch Vollkornbrot aus Sauerteig oder selbstgebackene Brote mit Saaten.
   Bereiten Sie Snacks wie Energyballs oder Fruchtpüree selbst zu, um industriellen Zucker zu vermeiden.
2. *Frittierte Speisen, Transfette und Omega-6-reiches Sonnenblumenöl vermeiden*
   Verwenden Sie in Ihrer Küche bevorzugt Olivenöl zum schonenden Braten oder Leinöl für Salate.
   Bereiten Sie Ofengemüse oder gebackene Kartoffelspalten statt Pommes zu.
   Lesen Sie Zutatenlisten auf Verpackungen – meiden Sie Produkte mit „gehärteten Fetten" oder „Pflanzenfett".
   Bereiten Sie Dressings und Dips selbst zu – so behalten Sie die Kontrolle über die Zutaten.
3. *Wurst, Fleisch und konventionelle Milchprodukte reduzieren*

Setzen Sie auf pflanzliche Eiweißquellen wie Linsen, Kichererbsen, Bohnen, Tofu oder Tempeh.

Probieren Sie pflanzliche Drinks (z. B. Mandel-, Hafer- oder Lupinenmilch) – achten Sie dabei auf ungesüßte Varianten.

Wenn Sie tierische Produkte essen, wählen Sie Bio-Qualität und bevorzugen Sie Fisch mit hohem Omega-3-Gehalt wie Lachs oder Hering (1 × pro Woche).

4. *Fertigprodukte und Junk-Food meiden*

Kochen Sie größere Mengen frisch vor – z. B. eine Linsensuppe oder ein Gemüse-Curry – und frieren Sie Portionsgrößen ein.

Halten Sie gesunde Snacks griffbereit (z. B. Nüsse, Reiswaffeln mit Mandelmus, geschnittenes Gemüse mit Hummus).

Ersetzen Sie fertige Dressings durch ein einfaches selbstgemachtes aus Olivenöl, Zitronensaft, Senf und Kräutern.

Planen Sie Ihre Mahlzeiten vor – so kommen Sie seltener in Versuchung, zu Fertigprodukten zu greifen.

5. *Gluten und Weißmehl vermeiden*

Experimentieren Sie mit glutenfreien Alternativen wie Quinoa, Hirse, Buchweizen oder Amaranth.

Kaufen Sie glutenfreies Haferbrot oder backen Sie selbst.

Achten Sie auf Ihr Sättigungsgefühl – nehmen Sie sich Zeit zum Essen, um Heißhunger zu vermeiden.

Führen Sie ein Ernährungstagebuch, um mögliche Reaktionen auf Gluten zu erkennen.

6. *Koffein einschränken*

Probieren Sie koffeinfreien Kaffee, Lupinenkaffee und Grüntee als milde Alternative.

Trinken Sie beruhigende Kräutertees wie Frauenmantel, Melisse oder Mönchspfeffer.

Reduzieren Sie Kaffee schrittweise, z. B. indem Sie ihn mit Getreidekaffee mischen.

Achten Sie besonders in der zweiten Zyklushälfte auf koffeinfreie Getränke – der Körper reagiert in dieser Zeit empfindlicher.

7. *Alkohol reduzieren*

Greifen Sie zu alkoholfreien Alternativen wie infused Water (z. B. mit Minze, Gurke, Zitrone), fermentierten Getränken (Kombucha) oder selbst gemachten Mocktails.

Achten Sie bei Feiern bewusst darauf, sich Alternativen mitzubringen oder im Vorfeld danach zu fragen.

Schaffen Sie alkoholfreie Gewohnheiten, z. B. ein Kräutertee-Ritual am Abend anstelle eines Glases Wein.

> **Laura, 31 Jahre**
>
> Seit fast zehn Jahren wird Laura von ihrer Endometriose begleitet. Lange dachte sie, ihre Ernährung habe keinen Einfluss – sie aß, was sie kannte und mochte: Brot, Käse, Kaffee, gern auch ein Glas Wein am Abend. Erst als sie mehrere Monate hintereinander kaum einen schmerzfreien Tag hatte, begann sie, sich intensiver mit dem Thema Ernährung zu beschäftigen.
>
> Zögerlich stellte sie ihre Ernährung um, zuerst den Industriezucker, dann Weißmehl, schließlich Milchprodukte. Sie kochte mehr selbst, entdeckte Linsen, Ofengemüse, Tees und begann, ein Ernährungstagebuch zu führen.
>
> Die Veränderungen kamen schleichend, aber deutlich. Ihre Menstruation war weniger krampfhaft, das Aufgeblähtsein seltener, die Stimmung ausgeglichener.
>
> „Ich dachte immer, Verzicht würde mir etwas wegnehmen. Aber ich habe etwas zurückbekommen: Leichtigkeit, Energie, Kontrolle." Heute isst Laura nicht perfekt – aber bewusst.

Diese kleinen, aber wirkungsvollen Veränderungen können Ihnen helfen, Ihren Alltag nachhaltig gesünder zu gestalten, ohne dass Sie das Gefühl haben, auf alles verzichten zu müssen. Ernährung ist keine starre Regel, sondern ein Weg, sich und seinen Körper besser kennenzulernen und liebevoll zu unterstützen.

Ein gesundes Verdauungssystem ist bei Endometriose besonders wichtig (Salliss et al. 2021). Rund 80 % unseres Immunsystems befinden sich im Darm. Ein intakter Darm kann Entzündungen regulieren, überschüssiges Östrogen abbauen und fördert die Produktion von stimmungsaufhellenden Botenstoffen wie Serotonin. Viele Frauen mit Endometriose berichten von Blähungen, Verstopfung oder Durchfall, insbesondere um die Menstruation herum. Diese Beschwerden stehen häufig in engem Zusammenhang mit hormonellen Veränderungen.

Sie können Ihren Darm gezielt unterstützen durch:

- Ballaststoffe aus Gemüse, Flohsamenschalen und Leinsamen
- Fermentierte Lebensmittel wie Sauerkraut, Kimchi, Kombucha oder Joghurt – sofern verträglich
- Probiotika und Präbiotika – am besten in Absprache mit einer Ernährungsfachperson

Zyklusorientierte Ernährung – essen im Rhythmus Ihres Körpers
Ihr Körper verändert sich über den Verlauf Ihres Menstruationszyklus hinweg. Die hormonellen Schwankungen beeinflussen nicht nur Ihre Stimmung und Ihre Leistungsfähigkeit, sondern auch Ihren Nährstoffbedarf und Ihre Verdauung. Eine zyklusorientierte Ernährung kann Sie dabei unterstützen, auf diese Veränderungen einzugehen und Symptome gezielter zu lindern.

In der Menstruationsphase ist der Körper besonders verletzlich und braucht Wärme sowie eisenreiche Nahrungsmittel. Empfehlenswert sind wärmende Suppen, Eintöpfe, rote Bete, Linsen sowie beruhigende Kräutertees wie Frauenmantel oder Schafgarbe.

Während der Follikelphase fühlt sich der Körper oft leichter und energiegeladener an. In dieser Zeit vertragen viele Frauen frische Salate, Sprossen, Zitrusfrüchte oder Rohkost besser.

In der Ovulationsphase steigt der Östrogenspiegel an. Der Körper verlangt nach eiweißreichen, vitalstoffreichen Lebensmitteln. Leichte Proteine, Omega-3-reiche Lebensmittel und kühlende Speisen können hier sinnvoll sein.

In der Lutealphase, also in den Tagen vor der Periode, ist Stabilität gefragt. Hier sind sättigende, wärmende und beruhigende Mahlzeiten von Vorteil. Kürbis, Zimt, Süßkartoffeln und dunkle Schokolade (zuckerfrei!) können helfen, Stimmungsschwankungen auszugleichen.

Ein Ernährungstagebuch – Ihre persönliche Landkarte
Ein Ernährungstagebuch kann Ihnen helfen, Zusammenhänge zwischen Ihrer Ernährung, Ihren Symptomen und Ihrem Zyklusverlauf besser zu erkennen. Dabei notieren Sie nicht nur, was Sie essen, sondern auch:

- Zeitpunkt und Ort der Mahlzeiten,
- Ihre Stimmung beim Essen,
- körperliche Reaktionen nach der Mahlzeit (z. B. Blähungen, Krämpfe, Müdigkeit),
- Ihre aktuelle Zyklusphase sowie
- emotionale Auslöser, die Ihr Essverhalten beeinflussen könnten.

Beispielseite Ernährungstagebuch – Ihre persönliche Landkarte

Datum: Montag, 18. März
Zyklusphase: Lutealphase (PMS spürbar)
Allgemeine Stimmung: Etwas gereizt, schnell erschöpft – Wunsch nach Rückzug

Frühstück
Uhrzeit & Ort: 08:15 Uhr, am Küchentisch
Mahlzeit: Hirseporridge mit Apfel, Zimt & Mandelmus
Stimmung beim Essen: Ruhig, noch etwas müde
Körperliche Reaktion: Gut sättigend, warmes Gefühl im Bauch, später leichtes
    Vormittagstief

Mittagessen
Uhrzeit & Ort: 13:00 Uhr, im Homeoffice
Mahlzeit: Süßkartoffel-Linsen-Curry, Kräutertee
Stimmung beim Essen: Gehetzt, nebenbei Mails gecheckt
Körperliche Reaktion: Leichtes Völlegefühl, danach kurzes Tief – evtl. zu schnell
    gegessen

Snack
Uhrzeit & Ort: 16:30 Uhr, auf dem Sofa
Snack: Reiswaffeln mit Mandelmus und Banane
Stimmung beim Essen: Unruhe – Lust nach Süßem
Körperliche Reaktion: Danach ruhiger, aber leicht träge

Abendessen
Uhrzeit & Ort: 19:00 Uhr, mit Partner
Mahlzeit: Ofengemüse mit Hirse, Kürbiskernöl
Stimmung beim Essen: Verbunden, gemütlich.
Körperliche Reaktion: Angenehm wohlig, gute Verdauung

Notiz: Heißhunger vor der Periode nimmt zu – Gefühl von Kontrollverlust. Heute bewusst mehr Gewürze (Kurkuma, Kreuzkümmel) eingesetzt. Meditation am Abend geplant.

Diese Form der Selbstbeobachtung ist kein Kontrollinstrument, sondern ein Mittel zur Selbstfürsorge. Sie hilft Ihnen, bewusster mit Ihrem Körper in Verbindung zu treten und gezielt auf seine Bedürfnisse einzugehen.

Nahrungsergänzungsmittel – unterstützende Bausteine

Viele Betroffene profitieren von gezielten Nahrungsergänzungen (Yalçın Bahat et al. 2022). Studien zeigen positive Effekte unter anderem bei:

- Vitamin D, E und C: wichtig für das Immunsystem und antioxidativer Zellschutz

- Zink und Selen: regulieren Immunprozesse und wirken entzündungshemmend (Afrin et al. 2021)
- Omega-3-Fettsäuren: hemmen die Produktion von Prostaglandinen
- N-Acetylcystein (NAC; Anastasi et al. 2023): kann Größe und Aktivität von Endometrioseherden reduzieren
- Curcumin und Resveratrol: entzündungshemmend, antioxidativ und hormonregulierend
- Magnesium (z. B. als Magnesiumglycinat): wirkt entspannend auf die Gebärmuttermuskulatur

Bitte beachten Sie: Nahrungsergänzungsmittel sind keine Ersatztherapie und sollten individuell abgestimmt werden. Sprechen Sie vor der Einnahme mit einer spezialisierten Fachperson.

Natürliche Unterstützung bei Endometriose: Gewürze, Wild- und Heilpflanzen

Die Behandlung von Endometriose ist individuell und vielschichtig – Medikamente, operative Eingriffe, Bewegung, Stressreduktion und vor allem Ernährung spielen eine zentrale Rolle. Ein unterstützender, oft unterschätzter Baustein auf dem Weg zu mehr Wohlbefinden kann die natürliche Heilkraft von Pflanzen sein. Obwohl sie die Erkrankung nicht heilen können, bieten sie großes Potenzial zur Linderung von Symptomen, vor allem bei Schmerzen, hormonellen Dysbalancen und Entzündungen.

Heilsame Gewürze aus der Küche
Bestimmte Gewürze besitzen starke entzündungshemmende, krampflösende und hormonregulierende Eigenschaften – genau die Prozesse, die bei Endometriose gestört sind. *Drei besonders empfehlenswerte Vertreter sind:*

- *Kurkuma*
  Kurkuma enthält den Wirkstoff Curcumin, der stark entzündungshemmend wirkt. Studien zeigen, dass Curcumin möglicherweise das Wachstum endometrialer Zellen hemmen kann (Vallée & Lecarpentier 2020). Zudem unterstützt es die Leberfunktion, was bei der Hormonverarbeitung eine wichtige Rolle spielt.
- *Ingwer*
  Ingwer ist nicht nur ein bewährtes Mittel gegen Übelkeit, sondern auch ein starkes natürliches Schmerzmittel. Seine entzündungshemmende Wirkung kann bei Regelschmerzen und chronischen Unterleibsschmerzen unterstützend wirken (Matek Sarić et al. 2025). Als Tee, frisch im Smoothie oder gekocht – Ingwer lässt sich vielseitig in den Alltag integrieren.

- *Zimt*
  Zimt wirkt nicht nur wärmend und verdauungsfördernd, sondern auch krampflösend und hormonregulierend. Er kann helfen, Menstruationsbeschwerden zu lindern, den Blutzuckerspiegel stabil zu halten und Entzündungen zu reduzieren – ein wichtiger Faktor bei Endometriose.

Die Kraft der Wild- und Heilpflanzen

Wildpflanzen gehören zu den ursprünglichsten Nahrungsmitteln der Menschheit. Heutzutage sind sie weitgehend aus unserem Speiseplan verschwunden, obwohl sie voller bioaktiver Substanzen, Bitterstoffe und Chlorophyll stecken. Besonders Frauen mit Endometriose können von den heilenden Kräften dieser Pflanzen profitieren – vorausgesetzt, sie werden gezielt und achtsam eingesetzt.

Wichtige Heilpflanzen im Überblick:

- *Frauenmantel*
  Eine traditionelle Frauenheilpflanze mit krampflösender und hormonell ausgleichender Wirkung. Frauenmantel wird häufig bei Menstruationsbeschwerden und Zyklusunregelmäßigkeiten eingesetzt. Als Tee wirkt er wohltuend auf den Unterleib.
- *Schafgarbe*
  Schafgarbe hat ähnliche Eigenschaften wie Frauenmantel: Sie lindert Krämpfe, wirkt entzündungshemmend und reguliert hormonelle Schwankungen. Besonders hilfreich bei starken Regelschmerzen.
- *Fünffingerkraut*
  Eine eher unbekannte, aber wirkungsvolle Pflanze zur Linderung von Menstruationskrämpfen. Oft in Kombination mit anderen Kräutern eingesetzt.
- *Rotklee*
  Rotklee enthält natürliche Phytoöstrogene, die helfen können, den Östrogenspiegel auszugleichen – besonders hilfreich bei Östrogendominanz, wie sie bei Endometriose häufig vorkommt.
- *Himbeerblätter*
  Sie wirken zyklusregulierend, stärken die Gebärmutter und können Beschwerden während der Menstruation lindern. Als Tee sind sie eine gute tägliche Begleitung über den Zyklus hinweg.
- *Taubnessel (Goldnessel)*
  Diese Pflanze ist bekannt für ihre entzündungshemmenden und verdauungsfördernden Eigenschaften – wichtig, da viele Betroffene auch unter Verdauungsproblemen leiden.

- *Beifuß*
  Beifuß wird traditionell zur Linderung von Unterleibsschmerzen verwendet. Er hat eine wärmende, entspannende Wirkung auf den Uterus und kann bei Schmerzen während der Periode sehr hilfreich sein.

Wichtiger Hinweis zur Anwendung
*Phytotherapie kann eine wertvolle Ergänzung zur schulmedizinischen Behandlung sein – jedoch sollte sie achtsam und individuell abgestimmt erfolgen. Informieren Sie sich über Dosierungen, Nebenwirkungen und mögliche Wechselwirkungen mit Medikamenten. Bei Unsicherheiten ziehen Sie am besten einen ausgebildeten Phytotherapeut*in oder naturheilkundliche Fachkraft hinzu.*

Ihr Weg ist individuell – und darf leicht sein
Nicht jede Maßnahme passt für jede Frau. Ernährung und Lebensstil sind persönliche Themen – vergleichen Sie sich nicht mit anderen, sondern hören Sie auf Ihr eigenes Körpergefühl. Was heute nicht klappt, kann morgen schon besser gehen. Es ist völlig in Ordnung, wenn Sie nicht alles perfekt umsetzen können. Viel wichtiger ist: Tun Sie das, was Ihnen guttut – ohne Druck oder Verzicht.

Ein hilfreicher Tipp: Planen Sie Ihre Ernährung im Einklang mit Ihrem Zyklus. Notieren Sie sich Lebensmittel und Heilpflanzen, die Ihnen helfen, und suchen Sie sich Rezepte, die Ihnen schmecken und guttun. Achten Sie besonders darauf, Ihren Blutzuckerspiegel stabil zu halten, da starke Schwankungen Entzündungen und Schmerzen begünstigen können.

Wenn Sie beginnen möchten, Ihre Ernährung bewusster zu gestalten, kann dieser Überblick Ihnen als liebevolle Orientierung dienen. Die folgende Auswahl unterstützt Ihren Körper dabei, Entzündungen zu regulieren, das hormonelle Gleichgewicht zu fördern und Ihr Wohlbefinden nachhaltig zu stärken – ohne starre Regeln, sondern mit echter, nährender Fürsorge.

Gemüse & Salat
Brokkoli, Brokkolisprossen, Rosenkohl, Kürbis, Fenchel, Rote Bete, Karotten, Spargel, Süßkartoffeln, Zucchini, Gurke, Mangold, Grünkohl, Salate aller Art

Obst (histaminarm)
Äpfel, Aprikosen, Birnen, Nektarinen, Mango, Beeren (Erd-, Blau-, Him-, Brombeeren), Granatapfel, Sauerkirschen, Datteln, Wassermelone

Komplexe Kohlenhydrate
Haferflocken (glutenfrei), Quinoa, Hirse, Buchweizen, Amaranth, Vollkornreis, Vollkornprodukte, Kartoffeln

Pflanzliches Eiweiß & Hülsenfrüchte
Linsen, Bohnen, Kichererbsen, Tofu, Tempeh (nach Verträglichkeit)
Fisch (fettreich, 1 × wöchentlich)
Lachs, Makrele, Forelle, Hering, Sardinen
Milchprodukte (bio/fettarm, sofern verträglich)
Joghurt, Kefir, Magerquark, Hüttenkäse, Buttermilch
Eier
Freiland- oder Bio-Eier
Gesunde Fette & Öle
Kaltgepresstes Olivenöl, Leinöl, Hanföl, Rapsöl, Ghee
Nüsse & Samen
Mandeln, Paranüsse, Macadamia, Kürbiskerne, Sonnenblumenkerne, Chiasamen, Hanfsamen
Getränke
Still- oder Sprudelwasser, ungesüßte Kräutertees (z. B. Frauenmantel, Schafgarbe, Melisse)

Diese Vielfalt darf Sie inspirieren – nicht zu einem strengen Plan, sondern zu einer achtsamen und wohltuenden Ernährung, die zu Ihnen und Ihrem Leben passt.

Inspiration für Ihre Küche – leicht, nährstoffreich und zyklusfreundlich
Ernährung kann eine Form der Fürsorge sein. Diese Gerichte unterstützen Sie sanft – mit ausgewählten Lebensmitteln, die Ihre Entzündungswerte senken, den Hormonhaushalt stabilisieren und Ihren Körper in jeder Zyklusphase liebevoll begleiten.

Frühstück

1. Hirse-Porridge mit Apfel & Zimt
   Ideal für die Lutealphase und während der Menstruation – wärmend und ausgleichend.

Zutaten (für 1 Portion): 60 g Hirse, 200 ml Mandelmilch, 1 kleiner Apfel (gerieben), 1 TL Zimt, 1 EL Mandelmus, 1 TL Mandelsplitter (optional)
   Zubereitung: Hirse gut abspülen und mit Mandelmilch aufkochen. Bei schwacher Hitze 10–15 min köcheln lassen. Apfel und Zimt unterrühren. Mit Mandelmus und Mandelsplittern toppen.

2. Chia-Leinsamen-Pudding mit Beeren
   Perfekt in der Follikelphase – kühlend und Omega-3-reich

Zutaten (für 1 Portion): 2 EL Chiasamen, 1 TL Leinsamen (geschrotet),
200 ml Mandelmilch, 1 Handvoll Beeren (frisch oder TK), 1 TL Hanfsamen.
   Zubereitung: Chia- und Leinsamen mit Mandelmilch verrühren und über
Nacht kühl stellen. Morgens mit Beeren und Hanfsamen garnieren.

Mittagessen

3. Süßkartoffel-Linsen-Curry mit Kurkuma & Kokos
   Wohltuend zur Menstruation – entzündungshemmend und sättigend.

Zutaten (für 2 Portionen): 1 große Süßkartoffel (geschält, gewürfelt), 100 g
rote Linsen, 1 Dose Kokosmilch (400 ml), 1 Handvoll frischer Spinat, 1 TL
Kurkuma, 1 TL Kreuzkümmel, Salz, Pfeffer, etwas Zitronensaft.
   Zubereitung: Süßkartoffeln kurz anbraten, Linsen und Kokosmilch dazu-
geben. Mit Kurkuma, Kreuzkümmel, Salz und Pfeffer würzen. 15 min köcheln lassen. Spinat unterheben, mit Zitrone abschmecken.

4. Quinoa-Gemüse-Bowl mit Tahin-Dressing
   Stärkend in der Ovulationsphase – eiweißreich und vitalisierend

Zutaten (für 2 Portionen): 120 g Quinoa, 1 Brokkoli (in Röschen), 1 Karotte (in Stifte), 1 kleine Zucchini (in Scheiben), 1 EL Olivenöl
   Tahin-Dressing: 1 EL Tahin, 1 TL Zitronensaft, 1 TL Senf, 1 TL Ahornsirup, 2–3 EL Wasser, Salz & Pfeffer
   Zubereitung: Quinoa nach Packung garen. Gemüse dämpfen oder leicht
anbraten. Alles in einer Bowl anrichten, Dressing darüber geben.

Abendessen

5. Ofengemüse mit Hirse & Kürbiskernöl
   Erdend und nervenstärkend für die Lutealphase

Zutaten (für 2 Portionen): 1 kleine Zucchini, 1 Paprika, 1/2 Kürbis (z. B.
Hokkaido), 1 Karotte, 100 g Hirse, 2 TL Kürbiskernöl, Kräuter nach Wahl
(z. B. Rosmarin, Thymian).
   Zubereitung: Gemüse in Stücke schneiden, mit Olivenöl und Kräutern
mischen, bei 180 °C ca. 30 Min. backen. Hirse garen, mit Kürbiskernöl verfeinern.

6. Zucchini-Nudeln mit Linsenbolognese
   Frisch und hormonregulierend zur Ovulation

Zutaten (für 2 Portionen): 2 Zucchini (mit Spiralschneider zu „Nudeln"),
100 g rote Linsen, 1 kleine Zwiebel, 1 Knoblauchzehe, 1 Dose Tomaten
(stückig, 400 ml), 1 TL Oregano, Salz, Pfeffer, etwas frisches Basilikum.
   Zubereitung: Linsen mit Zwiebel und Knoblauch anbraten, Tomaten und
Gewürze hinzufügen. 15 min köcheln. Zucchininudeln roh oder kurz blan-
chiert mit der Sauce servieren.

Snackideen für zwischendurch

- Energyballs aus Datteln, Mandeln & Kakao
- Reiswaffeln mit Mandelmus & Banane
- Hummus mit Karotten- & Gurkensticks
- Handvoll Nüsse (z. B. Mandeln, Macadamia)
- Warme Goldene Milch (Kurkuma + Pflanzenmilch)

Vertrauen Sie Ihrem Bauchgefühl
Diese Rezepte sollen keine neuen Regeln aufstellen, sondern Möglichkeiten
öffnen. Sie dürfen ausprobieren, variieren und wieder verwerfen. Kochen ist
keine Pflicht – es ist eine Chance, Verbindung mit sich selbst aufzubauen.
Und manchmal beginnt Fürsorge eben mit einer warmen Suppe oder einer
Handvoll Beeren.

Wichtig für Ihren Weg
*Ernährung ist individuell – hören Sie auf Ihren Körper und probieren Sie aus,
was Ihnen guttut. Es geht nicht um Perfektion, sondern um Entlastung und
Lebensqualität. Planen Sie Ihre Ernährung ruhig im Einklang mit Ihrem Zyklus
und achten Sie darauf, den Blutzuckerspiegel stabil zu halten. Ernährung darf
Freude machen – nicht zusätzlichen Druck erzeugen.*

Medikamente, Operationen, Körperübungen, Atemtechniken oder eine ent-
zündungsarme Ernährung, all diese Wege erzählen davon, wie Heilung beginnen kann. Nicht immer laut, nicht immer sichtbar. Aber spürbar. Und
Schritt für Schritt. Heilung ist nicht Kontrolle. Heilung ist Beziehung. Und
genau darin liegt Ihre Kraft: sich dem eigenen Körper zuzuwenden, mit
allem, was ist – in Achtsamkeit, in Wissen und in Verbundenheit.

In Kap. 5 wenden wir uns der heilenden Kraft der Bewegung zu: Wie Sie Ihren Körper wieder spüren können – nicht im Modus des „Funktionierens", sondern im Rhythmus Ihrer Bedürfnisse. Sanft. Stärkend. Und ganz bei sich.

Literatur

Abramiuk, M., Mertowska, P., Frankowska, K., Świechowska-Starek, P., Satora, M., Polak, G., Dymanowska-Dyjak, I., & Grywalska, E. (2024). How Can Selected Dietary Ingredients Influence the Development and Progression of Endometriosis? *Nutrients, 16*(1), 154. https://doi.org/10.3390/nu16010154

Afrin, S., AlAshqar, A., El Sabeh, M., Miyashita-Ishiwata, M., Reschke, L., Brennan, J. T., Fader, A., & Borahay, M. A. (2021). Diet and Nutrition in Gynecological Disorders: A Focus on Clinical Studies. *Nutrients, 13*(6), 1747. https://doi.org/10.3390/nu13061747

Anastasi, E., Scaramuzzino, S., Viscardi, M. F., Viggiani, V., Piccioni, M. G., Cacciamani, L., Merlino, L., Angeloni, A., Muzii, L., & Porpora, M. G. (2023). Efficacy of N-Acetylcysteine on Endometriosis-Related Pain, Size Reduction of Ovarian Endometriomas, and Fertility Outcomes. *International Journal of Environmental Research and Public Health, 20*(6), 4686. https://doi.org/10.3390/ijerph20064686

Arab, A., Karimi, E., Vingrys, K., Kelishadi, M. R., Mehrabani, S., & Askari, G. (2022). Food groups and nutrients consumption and risk of endometriosis: A systematic review and meta-analysis of observational studies. *Nutrition Journal, 21*(1), 58. https://doi.org/10.1186/s12937-022-00812-x

Barnard, N. D., Holtz, D. N., Schmidt, N., Kolipaka, S., Hata, E., Sutton, M., Znayenko-Miller, T., Hazen, N. D., Cobb, C., & Kahleova, H. (2023). Nutrition in the prevention and treatment of endometriosis: A review. *Frontiers in Nutrition, 10*, 1089891. https://doi.org/10.3389/fnut.2023.1089891

Davenport, S., Smith, D., & Green, D. J. (2023). Barriers to a Timely Diagnosis of Endometriosis: A Qualitative Systematic Review. Obstetrics & Gynecology, 142(3), 571. https://doi.org/10.1097/AOG.0000000000005255

Dunselman, G. A. J., Vermeulen, N., Becker, C., Calhaz-Jorge, C., D'Hooghe, T., De Bie, B., Heikinheimo, O., Horne29, A. W., Kiesel, L., Nap, A., Prentice, A., Saridogan, E., Soriano, D., & Nelen, W. (2014). ESHRE guideline: Management of women with endometriosis. *Human Reproduction*, (3), 400–412. https://doi.org/10.1093/humrep/det457

Edi, R., & Cheng, T. (2022). Endometriosis: Evaluation and Treatment.American Family Physician,106(4), 397–404.

Gonçalves, A. V., Barros, N. F., & Bahamondes, L. (2017). The Practice of Hatha Yoga for the Treatment of Pain Associated with Endometriosis. *The Journal of*

Alternative and Complementary Medicine, 23(1), 45–52. https://doi.org/10.1089/acm.2015.0343

Habib, N., Buzzaccarini, G., Centini, G., Moawad, G., Ceccaldi, P.-F., Gitas, G., Alkatout, I., Gullo, G., Terzic, S., & Sleiman, Z. (2022). Impact of lifestyle and diet on endometriosis: A fresh look to a busy corner. *Menopausal Review, 21*(2), 124–132. https://doi.org/10.5114/pm.2022.116437

Hemmert, R., Schliep, K. C., Willis, S., Peterson, C. M., Louis, G. B., Allen-Brady, K., Simonsen, S. E., Stanford, J. B., Byun, J., & Smith, K. R. (2019). Modifiable life style factors and risk for incident endometriosis. *Paediatric and Perinatal Epidemiology, 33*(1), 19–25.

Jenabi, E., & Fereidoony, B. (2015). Effect of Achillea Millefolium on Relief of Primary Dysmenorrhea: A Double-Blind Randomized Clinical Trial. *Journal of Pediatric and Adolescent Gynecology, 28*(5), 402–404. https://doi.org/10.1016/j.jpag.2014.12.008

Mak, J., Leonardi, M., & Condous, G. (2022). „Seeing is believing": Arguing for diagnostic laparoscopy as a diagnostic test for endometriosis. *Reproduction & Fertility, 3*(3), C23–C28. https://doi.org/10.1530/RAF-21-0117

Marquardt, R. M., Kim, T. H., Shin, J.-H., & Jeong, J.-W. (2019). Progesterone and Estrogen Signaling in the Endometrium: What Goes Wrong in Endometriosis? *International Journal of Molecular Sciences, 20*(15), 3822. https://doi.org/10.3390/ijms20153822

Matek Sarić, M., Sorić, T., Sarić, A., Marušić, E., Čoklo, M., Mavar, M., Ljubičić, M., & Lisica Šikić, N. (2025). The Role of Plant-Based Diets and Personalized Nutrition in Endometriosis Management: A Review. *Medicina* (Kaunas, Lithuania), *61*(7), 1264. https://doi.org/10.3390/medicina61071264

Orazov, M. R., Radzinskiy, V. Y., Khamoshina, M. B., Nosenko, E. N., Tokaeva, E. S., Barsegyan, L. K., & Zakirova, Y. R. (2017). Histamine metabolism disorder in pathogenesis of chronic pelvic pain in patients with external genital endometriosis. *Patologicheskaia Fiziologiia I Eksperimental'naia Terapiia, 61*(2), 56–60.

Pašalić, E., Tambuwala, M. M., & Hromić-Jahjefendić, A. (2023). Endometriosis: Classification, pathophysiology, and treatment options. *Pathology – Research and Practice, 251*, 154847. https://doi.org/10.1016/j.prp.2023.154847

Pehlivan, M. J., Sherman, K. A., Wuthrich, V., Gandhi, E., Zagic, D., Kopp, E., & Perica, V. (2024). The effectiveness of psychological interventions for reducing poor body image in endometriosis, PCOS and other gynaecological conditions: A systematic review and meta-analysis. *Health Psychology Review, 18*(2), 341–368. https://doi.org/10.1080/17437199.2023.2245020

Piecuch, M., Garbicz, J., Waliczek, M., Malinowska-Borowska, J., & Rozentryt, P. (2022). I Am the 1 in 10 – What Should I Eat? A Research Review of Nutrition in Endometriosis. *Nutrients, 14*(24), Article 24. https://doi.org/10.3390/nu14245283

Salliss, M. E., Farland, L. V., Mahnert, N. D., & Herbst-Kralovetz, M. M. (2021). The role of gut and genital microbiota and the estrobolome in endometriosis, infertility and chronic pelvic pain. *Human Reproduction Update, 28*(1), 92–131. https://doi.org/10.1093/humupd/dmab035

Shakiba, K., Bena, J. F., McGill, K. M., Minger, J., & Falcone, T. (2008). Surgical Treatment of Endometriosis: A 7-Year Follow-up on the Requirement for Further Surgery. *Obstetrics & Gynecology, 111*(6), 1285. https://doi.org/10.1097/AOG.0b013e3181758ec6

Sinclair, J., Collett, L., Abbott, J., Pate, D. W., Sarris, J., & Armour, M. (2021). Effects of cannabis ingestion on endometriosis-associated pelvic pain and related symptoms. *PloS One, 16*(10), e0258940. https://doi.org/10.1371/journal.pone.0258940

Levine, P. A. (2023). *Sprache ohne Worte: Wie unser Körper Trauma verarbeitet und uns in die innere Balance zurückführt* (K. Petersen, Übers.; 11. Auflage). Kösel.

Vallée, A., & Lecarpentier, Y. (2020). Curcumin and Endometriosis. *International Journal of Molecular Sciences, 21*(7), 2440. https://doi.org/10.3390/ijms21072440

Van Die, M., Burger, H., Teede, H., & Bone, K. (2012). Vitex agnus-castus Extracts for Female Reproductive Disorders: A Systematic Review of Clinical Trials. *Planta Medica, 79*(07), 562–575. https://doi.org/10.1055/s-0032-1327831

Yalçın Bahat, P., Ayhan, I., Üreyen Özdemir, E., İnceboz, Ü., & Oral, E. (2022). Dietary supplements for treatment of endometriosis: A review. *Acta Bio-Medica: Atenei Parmensis,* 93(1), e2022159. https://doi.org/10.23750/abm.v93i1.11237

Zondervan, K. T., Becker, C. M., & Missmer, S. A. (2020). Endometriosis. *New England Journal of Medicine, 382*(13), 1244–1256. https://doi.org/10.1056/NEJMra1810764

5

Bewegung und Sport bei Endometriose

Bewegung ist mehr als Fitness – sie kann ein Schlüssel zur Linderung Ihrer Endometriose-Beschwerden sein. Obwohl Schmerzen, Erschöpfung und Stimmungsschwankungen oft das Gegenteil bewirken, zeigen aktuelle Studien: Körperliche Aktivität fördert die Durchblutung, reduziert Entzündungen und unterstützt das hormonelle Gleichgewicht. In diesem Kapitel erfahren Sie, wie Sport nicht zur Belastung, sondern zur Ressource werden kann – angepasst an Ihre Bedürfnisse, Ihren Zyklus und Ihre Lebensrealität.

Vielleicht haben Sie sich selbst schon einmal gefragt: Wie soll ich mich bewegen, wenn ich kaum aus dem Bett komme? Wenn der Schmerz tobt, wenn mein Bauch aufgebläht ist, wenn schon das Aufstehen Kraft kostet?

Diese Frage stellen sich viele Frauen mit Endometriose. Und sie ist berechtigt. In einem Körper, der täglich kämpft, kann Bewegung wie ein ferner Luxus erscheinen. Doch genau hier liegt das Paradoxon: Sanfte, gezielte körperliche Aktivität kann nicht nur Ihre Lebensqualität verbessern (Scheffer & Latini 2020) – sie kann sogar Schmerzen lindern.

Das bedeutet nicht, dass Sie ab jetzt ein Sportprogramm absolvieren müssen. Es geht nicht um Leistung oder Disziplin, sondern um Verbindung: Zu Ihrem Körper, zu Ihrer Atmung, zu Ihrem inneren Tempo. Bewegung darf klein beginnen – mit einem achtsamen Spaziergang, einer Yoga-Übung im Bett oder einer bewussten Dehnung im Sitzen. Wichtig ist, dass Sie anfangen. Und dass Sie liebevoll aufhören, wenn es zu viel ist.

© Der/die Autor(en), exklusiv lizenziert an Springer-Verlag GmbH, DE, ein Teil von Springer Nature 2026
A. Falconnier und V. Schulte, *Endometriose verstehen und bewältigen*,
https://doi.org/10.1007/978-3-662-72774-4_5

Sina, 25 Jahre

„Ich hatte immer das Gefühl, Sport ist etwas, das ich nicht darf, weil es mir danach oft schlechter ging. Erst als ich gelernt habe, Bewegung als etwas Weiches zu sehen – wie ein Gespräch mit meinem Körper – hat sich etwas verändert. Jetzt gehe ich nicht mehr joggen, um Leistung zu bringen, sondern weil ich mich bewegen möchte, wenn ich es kann."

Nathalie, 37 Jahre

„Ich hatte mich komplett zurückgezogen. Ich war in Schmerzspiralen gefangen, bewegte mich kaum noch. Dann schlug meine Physiotherapeutin vor, es mit täglicher Bewegung zu versuchen – fünf Minuten, nicht mehr. Erst war es absurd. Aber ich ging mit dem Timer in der Hand spazieren. Fünf Minuten. Dann sieben. Irgendwann zehn. Es war keine Wunderheilung. Aber es war der erste Schritt raus aus der Hilflosigkeit."

Diese Haltung möchten wir mit diesem Kapitel unterstützen. Wir laden Sie ein, Sport neu zu entdecken – als Möglichkeit zur Selbstfürsorge, zur Stabilisierung und als sanfte Medizin für Körper und Seele (Peluso & Andrade 2005). Sie werden sehen: Es gibt viele Wege, wie Bewegung Ihnen persönlich helfen kann.

5.1 Warum Bewegung hilft – Wissenschaftliche Hintergründe

Wenn Sie diesen Ratgeber lesen, haben Sie vielleicht schon erlebt, wie unterschiedlich sich Endometriose anfühlen kann: dumpfe, drückende Schmerzen im Unterleib, stechende Attacken in Rücken oder Beinen, eine bleierne Erschöpfung, das Gefühl, als ob der eigene Körper gegen einen arbeitet. In solchen Momenten erscheint Bewegung oft als letzter Gedanke – und doch kann sie genau dann zu einem Schlüssel werden.

Es geht nicht um leistungsorientierten Sport, nicht um Fitnessziele oder Selbstoptimierung. Es geht um eine Form der Bewegung, die stärkt, ohne zu überfordern – die nicht fordert, sondern heilt.

Eine Bewegung, die hilft, sich mit dem eigenen Körper zu versöhnen, gerade wenn dieser durch Schmerzen, Operationen oder chronische Müdigkeit fremd geworden ist.

Wie kann diese Form der Bewegung aussehen – heilsam, sanft und tief verbunden mit dem eigenen Tempo? Genau hier beginnt unsere Reise.

Immer mehr wissenschaftliche Studien belegen: Körperliche Aktivität ist im Umgang mit Endometriose kein bloßer Lifestyle-Faktor. Sie wirkt aktiv auf die zentralen Mechanismen ein, die bei dieser Erkrankung aus dem Gleichgewicht geraten – auf das Schmerzsystem, auf Entzündungsprozesse, auf die hormonelle Regulation und auf das psychische Wohlbefinden (Tourny et al. 2023).

Bewegung als heilsamer Impuls bei chronischem Schmerz und Entzündung

Chronische Schmerzen hinterlassen Spuren – nicht nur im Alltag der Betroffenen, sondern tief im Nervensystem. Über die Zeit entwickeln viele Menschen mit Endometriose eine sogenannte zentrale Sensibilisierung (Cetera et al. 2023): Das Nervensystem reagiert zunehmend überempfindlich auf Reize, die zuvor als harmlos oder neutral wahrgenommen wurden. Selbst sanfte Berührungen oder alltägliche Bewegungen können plötzlich Schmerz auslösen. Der Körper befindet sich dauerhaft im Alarmmodus – eine Art innerer Hochspannung, die sich in Schonhaltungen, Muskelverspannungen und einer zunehmenden Vermeidung von Bewegung widerspiegelt. So entsteht ein Teufelskreis: Der Schmerz verstärkt die Anspannung, und die Anspannung wiederum den Schmerz.

Gerade hier setzt Bewegung als therapeutischer Schlüssel an – nicht als zusätzliche Belastung, sondern als gezielter Reiz, der das Nervensystem neu ausrichten kann. Sanfte, kontrollierte körperliche Aktivität sendet beruhigende Signale: „Ich bin in Bewegung. Ich bin sicher. Ich bin aktiv." Diese Signale helfen dem Gehirn, den Zustand ständiger Alarmbereitschaft zu verlassen. Gleichzeitig werden körpereigene Endorphine ausgeschüttet – natürliche Schmerzhemmer, die nicht nur die körperliche Wahrnehmung verändern, sondern auch das emotionale Gleichgewicht stärken können. Bewegung wird so zu einem wirksamen Werkzeug, um aus der Spirale von Schmerz und Vermeidung auszubrechen – körperlich wie seelisch (Xie et al. 2025).

Körperliche Aktivität als Antwort auf stille Entzündungen

Ein weiterer wesentlicher Aspekt bei Endometriose ist die chronisch-entzündliche Komponente der Erkrankung. Die versprengten Gewebeherde im Körper setzen kontinuierlich Zytokine frei (Kyama et al. 2008) – entzündungsfördernde Botenstoffe, die das Immunsystem reizen, systemische

Beschwerden verstärken und langfristig zur Chronifizierung von Schmerzen beitragen können. Häufig verlaufen diese Prozesse im Verborgenen, weshalb man auch von einer „stillen Entzündung" spricht: Sie wirkt im Hintergrund, ohne immer unmittelbar spürbar zu sein, doch sie beeinflusst den gesamten Organismus.

Moderate Bewegung kann hier regulierend eingreifen. Studien zeigen, dass bereits regelmäßige, schonende körperliche Aktivität die Konzentration entzündungsfördernder Zytokine im Blut senken kann (Moldoveanu et al. 2001). Gleichzeitig wird die Produktion entzündungshemmender Substanzen wie Interleukin-10 angeregt. Besonders effektiv zeigen sich dabei Ausdaueraktivitäten mit geringer Intensität – etwa Radfahren, Schwimmen, Spazierengehen oder freies Tanzen. Auch der Lymphfluss wird durch Bewegung aktiviert, wodurch entzündliche Stoffwechselprodukte besser abtransportiert werden können. Auf diese Weise unterstützt Bewegung nicht nur die körperliche Regeneration, sondern stärkt auch das innere Gleichgewicht – leise, aber nachhaltig.

Natürliches Hormonmanagement durch Bewegung

Die hormonelle Komponente der Endometriose – insbesondere die Rolle von Östrogen – ist zentral für das Verständnis der Erkrankung. Östrogen fördert das Wachstum der Endometrioseherde und steht daher im Fokus vieler therapeutischer Ansätze (Tassinari et al. 2023). Auch hier kann Bewegung regulierend wirken. Durch den Abbau von Körperfett – einem Speicherort für Östrogen – wird die Hormonbelastung reduziert. Zusätzlich aktiviert körperliche Aktivität die Leber, die für den Abbau überschüssiger Hormone zuständig ist. Auf diese Weise kann Bewegung helfen, den Östrogenspiegel auf natürliche Weise zu senken.

In Kombination mit einer entzündungshemmenden Ernährung – reich an ballaststoffreichem Gemüse, gesunden Fetten wie Omega-3, wenig Zucker und pflanzlich betonten Lebensmitteln – entsteht ein ganzheitlicher Ansatz, der den Hormonhaushalt stabilisieren und die Aktivität der Erkrankung positiv beeinflussen kann. Zum Thema Ernährung lesen Sie gerne mehr im Kap. 4. Bewegung wird so nicht nur zum körperlichen Ausgleich, sondern auch zum hormonellen Mitspieler in der Therapie.

Zurück in die eigene Kraft: Bewegung als Seelenbalsam

Endometriose betrifft nicht nur den Körper – sie greift tief in das emotionale Erleben ein. Viele Betroffene berichten von Erschöpfung, depressiven Verstimmungen, Ängsten und dem Gefühl, die Kontrolle über das eigene Leben zu verlieren. Die psychische Belastung ist häufig ebenso schwerwiegend wie die körperlichen Beschwerden (Thiel et al. 2024).

Auch hier kann Bewegung einen heilsamen Beitrag leisten. Selbst sanfte Aktivität wirkt regulierend auf das vegetative Nervensystem, senkt den Spiegel des Stresshormons Cortisol und fördert die Ausschüttung stimmungsaufhellender Neurotransmitter wie Serotonin. Gleichzeitig verbessert Bewegung die Schlafqualität (Baranwal et al. 2023), unterstützt die emotionale Resilienz und stärkt das Gefühl von Selbstwirksamkeit – das Empfinden, selbst aktiv etwas für das eigene Wohlbefinden tun zu können.

Schon wenige Minuten bewusster Bewegung pro Tag – sei es ein Spaziergang an der frischen Luft, leichtes Dehnen oder freies Tanzen in den eigenen vier Wänden – können spürbare Effekte haben. Sie erinnern daran, dass Veränderung möglich ist, dass Körper und Seele in Beziehung zueinanderstehen – und dass in der Bewegung nicht nur Erleichterung, sondern auch Hoffnung liegt.

Die fünf zentralen Wirkmechanismen körperlicher Aktivität

Die positiven Effekte von Bewegung auf Körper und Psyche sind vielschichtig – und lassen sich dennoch in einige zentrale Wirkprinzipien bündeln, die besonders bei Endometriose eine wichtige Rolle spielen. Sie helfen dabei, die komplexen Zusammenhänge greifbar zu machen und zeigen auf, warum selbst kleine Schritte große Wirkung entfalten können:

1. *Verbesserung der Durchblutung & Reduktion von Entzündungen*
   Bewegung regt die Blutzirkulation im gesamten Körper an. Dadurch werden sauerstoff- und nährstoffreiche Blutbestandteile gezielt zu den betroffenen Geweben transportiert, was Entzündungen verringern und Schmerzen lindern kann (Clauss et al. 2021). Zusätzlich wird die Ansammlung entzündungsfördernder Substanzen abgebaut – ein Effekt, der auch durch begleitende Maßnahmen wie Kältebäder unterstützt werden kann. Studien zeigen, dass tägliche Kältereize von 1–2 min bei unter 12 °C das Immunsystem modulieren und entzündungshemmend wirken (Spiljar et al. 2021).

2. *Endorphine – natürliche Schmerzmittel*
   Bewegung setzt Endorphine frei – die körpereigenen „Wohlfühlhormone". Sie verbessern die Stimmung, lindern Schmerzen und erzeugen ein Gefühl von Leichtigkeit (Mikkelsen et al. 2017). Gerade für Frauen mit Endometriose kann dieser hormonelle Impuls ein entscheidender Lichtblick im Alltag sein – ein Moment innerer Aufrichtung trotz äußerem Schmerz.

3. *Stärkung der Muskulatur & Flexibilität*
   Regelmäßige Bewegung kräftigt die Muskulatur, insbesondere im Rumpf- und Beckenbereich, und verbessert die Beweglichkeit. Dies kann Ver-

spannungen und Krämpfen entgegenwirken und die Belastung auf die betroffenen Körperregionen abfedern. Flexible und starke Muskeln schützen den Körper – Bewegung wird so zu einem sanften Schutzschild gegen Schmerzattacken.

4. *Stressabbau & emotionales Gleichgewicht*
Körperliche Aktivität wirkt direkt auf das vegetative Nervensystem und kann Stressreaktionen nachhaltig dämpfen. Sie unterbricht Grübelschleifen, fördert den Schlaf, steigert die Resilienz und schafft Momente von Präsenz und Selbstfürsorge (Penedo & Dahn 2005). In einer chronisch belastenden Lebenssituation wie Endometriose kann das ein wertvoller Anker sein.

5. *Stärkung von Selbstwahrnehmung & Autonomie*
Bewegung fördert die bewusste Wahrnehmung des eigenen Körpers. Frauen lernen, ihre Signale differenzierter zu deuten – wann Aktivität guttut, wann Rückzug notwendig ist. Dieses wachsende Körperbewusstsein stärkt das Vertrauen in sich selbst und die Autonomie im Umgang mit der Erkrankung.

Lena, 32 Jahre

Lena war eine ambitionierte Eiskunstläuferin mit professionellen Ambitionen. Ihre Liebe zum Sport – zu Anmut, Disziplin und körperlicher Ausdruckskraft – prägte sie tief. Die Diagnose Endometriose war für sie ein harter Bruch. Plötzlich stand ihr Körper nicht mehr zur Verfügung. Die Schmerzen nach dem Training waren überwältigend, der Traum vom Leistungssport rückte in weite Ferne.

Doch Lena fand einen neuen Weg: Sie begann, auf sanfte Weise aktiv zu bleiben, hörte genau auf die Signale ihres Körpers und passte ihr Bewegungspensum sorgfältig an. Aus der kontrollierten Perfektion des Leistungssports wurde eine intuitive Praxis – und eine neue Beziehung zum eigenen Körper. Bewegung blieb Teil ihres Lebens, aber mit einem neuen Ziel: Heilung statt Höchstleistung.

Julia, 25 Jahre

Julia war 23, als sie das erste Mal dachte: „So kann ich nicht weitermachen."

Nicht wegen der Schmerzen – die kannte sie längst. Es war dieses Gefühl der inneren Abwesenheit, als würde sie sich langsam selbst verlieren. Ihr Leben war durchzogen von Arztbesuchen, Krankschreibungen und Erschöpfung. An manchen Tagen war da einfach nur ein grauer Schleier, der sich über alles legte. „Ich fühlte mich wie im Nebel", erinnert sie sich. „Die Schmerzen waren schlimm – aber diese Hoffnungslosigkeit war fast schlimmer. "

Es gab keinen konkreten Wendepunkt. Kein großes Aha-Erlebnis. Nur ein leises Bedürfnis, sich wieder zu spüren. Und so begann sie, eines Morgens, einfach zu tanzen.

Noch im Schlafanzug, mit zerzausten Haaren und einem alten Song aus Teenagertagen. Auf der Stelle. Im Wohnzimmer. Völlig albern. Völlig frei. Es waren gerade mal fünfzehn Minuten – aber sie machten etwas mit ihr.

„Ich konnte nichts kontrollieren – nicht die Krankheit, nicht die Schmerzen. Aber ich konnte tanzen. Ich konnte entscheiden, wie ich mich bewege, wie ich atme, wie ich mich anschaue im Spiegel. Das war plötzlich so viel mehr, als ich mir selbst zugetraut hatte."

Julia machte weiter. Jeden Morgen. Ihre Bewegungen waren mal kraftvoll, mal zaghaft, mal fließend, mal brüchig. Es ging nicht darum, perfekt zu sein. Es ging darum, überhaupt wieder etwas zu sein – nicht nur Patientin. Nicht nur erschöpft. Nicht nur „krank".

„Durch die Bewegung habe ich meine Lebendigkeit wiedergefunden. Mein Körper war nicht länger nur Ort des Schmerzes – er wurde wieder Ausdruck meines Selbst. Ich war wieder Frau. Ich war wieder Ich."

Heute ist das morgendliche Tanzen für Julia ein Ritual. Kein Ersatz für Therapie, keine Wunderheilung – aber ein täglicher Akt der Selbstverbindung. Ein stilles Aufbegehren gegen die Ohnmacht. Und ein kraftvolles Ja zum eigenen Leben.

Die richtige Form finden – individuell, sanft, selbstbestimmt

Entscheidend ist nicht, wie viel oder wie intensiv Sie sich bewegen – sondern wie stimmig die Bewegung sich für Sie anfühlt. Gerade bei Endometriose ist es wichtig, den Körper nicht zu überfordern. Viele Frauen profitieren besonders von achtsamen, sanften Bewegungsformen wie Yoga (Gonçalves et al. 2017), Pilates, Qi Gong, Schwimmen oder einfachem Spazierengehen. Auch Tanz – insbesondere Bauchtanz oder rhythmische Bewegungen zu lateinamerikanischer Musik – kann über die Aktivierung des Beckenbereichs und den emotionalen Zugang zu Freude und Lebendigkeit schmerzlindernd wirken.

Wichtig ist dabei das persönliche Gleichgewicht: Zu viel Aktivität kann Symptome verstärken, zu wenig hingegen führt häufig zu Steifheit, Muskelabbau und vermehrten Schmerzen. Der Weg liegt in der Mitte – im bewussten Hineinspüren: Was tut mir heute gut? Welche Bewegung fühlt sich lebendig, aber nicht überfordernd an?

Bewegung soll nicht als weitere Aufgabe empfunden werden, nicht als Pflicht oder als „To-do" auf einer ohnehin schon langen Liste an Empfehlungen, Diäten und Therapieplänen. Vielmehr ist sie eine Einladung – eine Möglichkeit, sich selbst und dem eigenen Körper auf neue Weise zu begegnen. Mit Geduld, mit Neugier und mit dem Wunsch, wieder in Verbindung zu kommen.

Oft beginnt dieser Weg mit kleinen Gesten: ein paar Minuten Dehnen am Morgen im Bett, ein kurzer Spaziergang in der Mittagssonne, ein paar langsame Bewegungen im warmen Wasser. Jeder dieser Schritte sendet eine klare Botschaft an das Nervensystem: *„Ich bewege mich, weil ich mir vertraue. Nicht gegen meinen Körper – sondern mit ihm."*

Denn auch das ist Teil des Heilungsprozesses: den eigenen Körper nicht nur als Quelle von Schmerz zu betrachten, sondern als Partner. Bewegung kann helfen, diese Beziehung neu zu gestalten – leise, sanft und dennoch tiefgreifend. Sie ist ein stiller Weg zurück zu sich selbst.

Im nächsten Abschnitt erfahren Sie, welche Bewegungsformen sich bei Endometriose besonders bewährt haben – und wie Sie Schritt für Schritt Ihren ganz persönlichen Zugang zur Bewegung finden können.

5.2 Geeignete Sportarten: Yoga, Pilates, Schwimmen & Co.

In diesem Kapitel widmen wir uns gezielten Kräftigungsübungen, die darauf abzielen, den Körper zu stärken, Schmerzen zu lindern und das körperliche Wohlbefinden von Patientinnen mit Endometriose nachhaltig zu verbessern. Die Erkrankung ist häufig mit vielfältigen Beschwerden verbunden – doch durch individuell abgestimmte Bewegungsprogramme lassen sich nachweislich positive Effekte auf Gesundheit und Lebensqualität erzielen. Die hier vorgestellten Übungsformen sollen Sie darin unterstützen, besser für sich selbst zu sorgen und ein gestärktes Gefühl der Kontrolle über Ihren Körper und Ihre Symptome zu entwickeln.

Wenn Sie mit Endometriose leben, wissen Sie: Es gibt Tage, an denen sich der eigene Körper wie ein Fremdkörper oder gar ein Feind anfühlt. Jede Bewegung verursacht Ziehen, Brennen oder stechende Schmerzen. Und dann gibt es Momente, in denen plötzlich mehr möglich scheint – ein kurzer Spaziergang, eine sanfte Dehnung, vielleicht sogar eine kleine Yoga-Einheit. In solchen Momenten wird spürbar, welche heilsame Kraft in Bewegung liegen kann: Nicht als Pflichtübung oder Beweis von Leistungsfähigkeit, sondern als liebevolle Rückverbindung zum eigenen Körper. Als bewusster Schritt zurück zu sich selbst – nicht trotz des Schmerzes, sondern ausgerechnet wegen ihm. Bewegung wird zu einer Form der Selbstzuwendung, zu einer

Einladung, den eigenen Körper nicht länger nur als Ort des Leidens, sondern als lebendigen Teil der eigenen Identität zu erfahren.

Es ist wichtig, sich von der Vorstellung zu lösen, dass körperliche Aktivität automatisch mit mehr gleichzusetzen ist: mehr Tempo, mehr Intensität, mehr Leistung. Bei Endometriose gilt häufig das Gegenteil. Weniger Druck, mehr Spüren. Statt sportlicher Zielsetzungen steht die Frage im Vordergrund: Was tut mir gerade gut?

Viele betroffene Frauen berichten, dass sie durch sanfte und achtsame Bewegungsformen einen neuen, positiven Zugang zu ihrem Körper gefunden haben – auch dann, wenn dieser über lange Zeit hinweg primär mit Schmerz und Einschränkung verbunden war. Die Auswahl geeigneter sportlicher Aktivitäten spielt hierbei eine zentrale Rolle.

Im Folgenden stelle ich Ihnen Bewegungsformen vor, die sich in der Praxis bei Endometriose vielfach bewährt haben – ergänzt durch persönliche Erfahrungsberichte von Patientinnen, die ihren eigenen, individuellen Weg zu mehr Wohlbefinden und körperlicher Selbstwirksamkeit gefunden haben.

Es gibt eine Reihe gezielter Kräftigungsübungen, die sich für Patientinnen mit Endometriose als besonders wirksam erwiesen haben. Dazu zählen unter anderem die Einbein-Stabilisationsübung, welche das Gleichgewicht und die Koordination fördert, Planks und seitliche Planks zur Kräftigung der Rumpfmuskulatur sowie die Brücke zur Stärkung der Gesäßmuskulatur und des unteren Rückens. Jede dieser Übungen wurde mit Bedacht ausgewählt, um jene Muskelgruppen gezielt anzusprechen, die bei Endometriose-Patientinnen häufig beeinträchtigt sind.

Ziel dieser Übungen ist es nicht nur, physische Stärke aufzubauen, sondern auch ein tieferes Verständnis und eine wertschätzende Haltung gegenüber dem eigenen Körper zu fördern. Sie lernen dabei, Körpersignale bewusster wahrzunehmen und ein gesundes Gleichgewicht zwischen Aktivität und Erholung zu finden – ein essenzieller Aspekt im Umgang mit Endometriose. Im Folgenden werden einige bewährte Übungen vorgestellt, die sich in der therapeutischen Praxis als besonders effektiv erwiesen haben:

- **Einbeinstand (Abb.** 5.1**):** Diese Übung zielt auf die Verbesserung von Gleichgewicht und Stabilität. Stellen Sie sich auf ein Bein, während das andere leicht angehoben wird. Halten Sie die Position einige Sekunden, bevor Sie die Seite wechseln. Diese Übung kräftigt nicht nur die Beinmuskulatur, sondern auch die Rumpfmuskulatur und fördert die Koordination. Auf einer instabilen Unterlage, etwa einem Balance Pad, erhöht sich der Schwierigkeitsgrad, was zusätzliche Muskelaktivität erfordert.

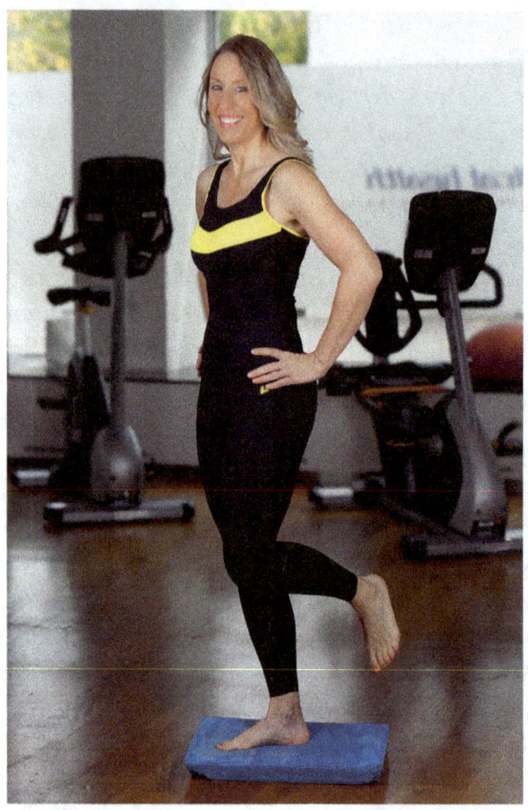

Abb. 5.1   Einbeinstand

- **Planks (Abb.** 5.2 **und** 5.3)**:** Planks eignen sich hervorragend zur Kräftigung des gesamten Körpers – insbesondere des Rumpfes. Beginnen Sie in der Vierfüßler-Position, gehen Sie in den Unterarmstütz und achten Sie darauf, dass Schultern und Ellenbogen eine Linie bilden. Halten Sie den Körper gerade wie ein Brett. Aktivieren Sie Ihre Bauchmuskulatur und achten Sie auf eine neutrale Rückenposition. Alternativ kann die Übung auch auf den Knien ausgeführt werden, um die Intensität zu reduzieren.

- **Seitliche Planks (Abb.** 5.4 **und** 5.5)**:** Diese Variante stärkt insbesondere die seitlichen Bauchmuskeln. Legen Sie sich auf die Seite, stützen Sie sich auf den Unterarm und auf die äußeren Fußkanten. Zur Entlastung kann das untere Bein angewinkelt werden. Diese Übung trägt zur lateralen Rumpfstabilität bei und aktiviert gezielt die schrägen Bauchmuskeln.

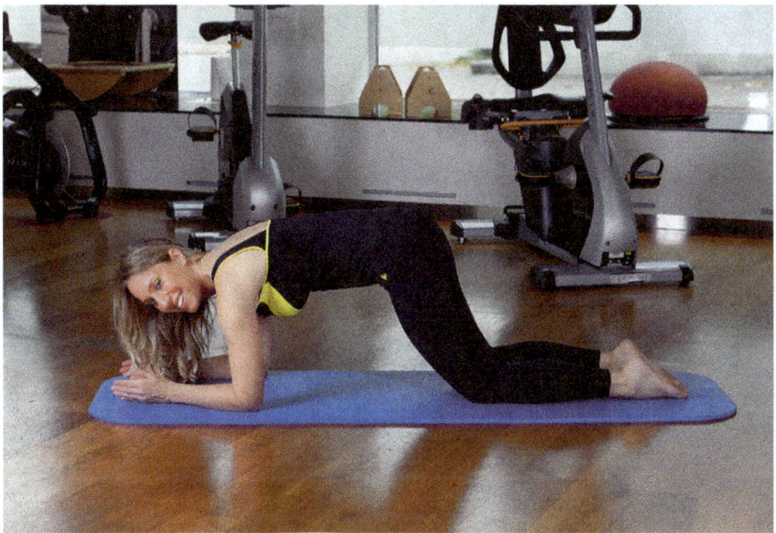

Abb. 5.2   Plank im Unterarmstütz kniend

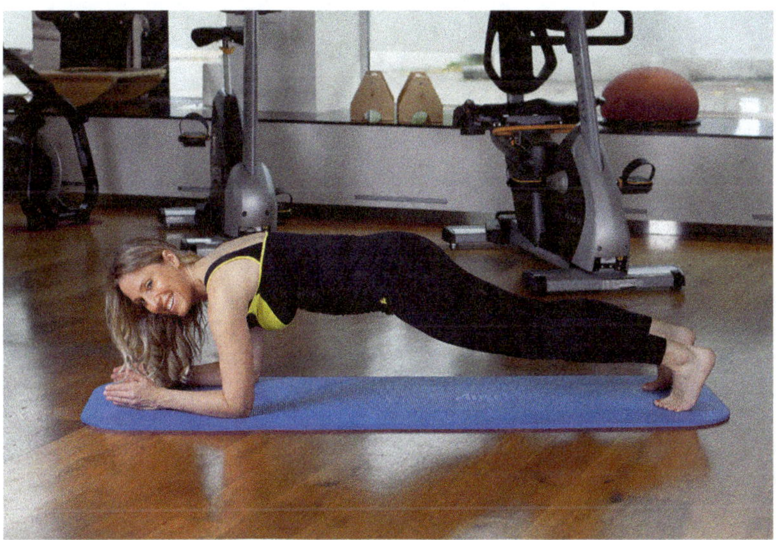

Abb. 5.3   Plank im Unterarmstütz gestreckt

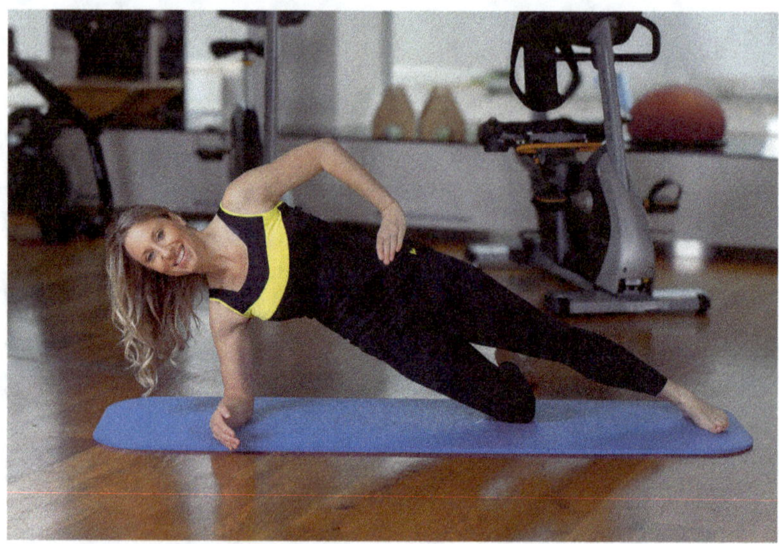

Abb. 5.4 Seitstütz in vereinfachter Form

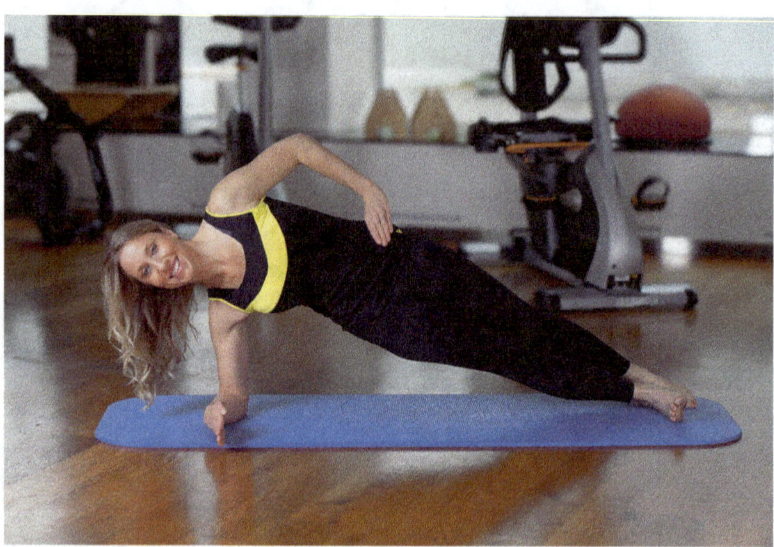

Abb. 5.5 Seitstütz in fortgeschrittener Form

- **Brücke (Abb. 5.6 und 5.7):** Legen Sie sich auf den Rücken, die Füße stehen flach auf dem Boden. Heben Sie das Becken kontrolliert an. Diese Übung kräftigt Gesäß, unteren Rücken und Oberschenkel. Eine

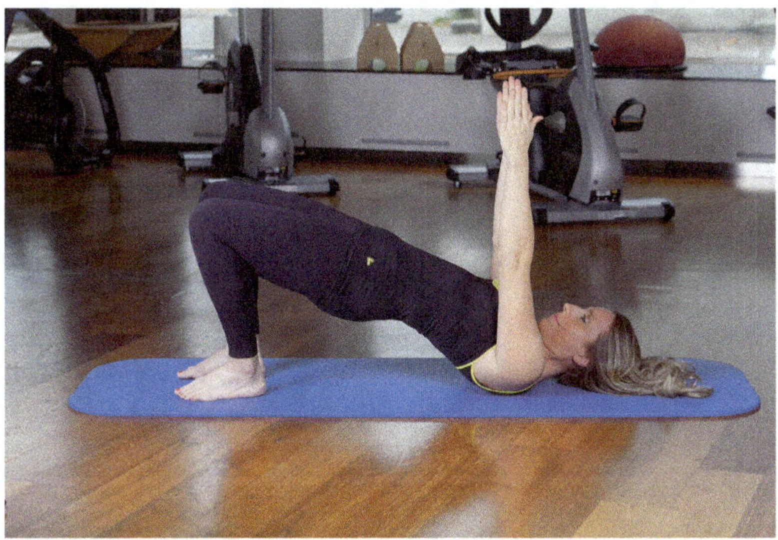

Abb. 5.6 Beckenheben (Brücke)

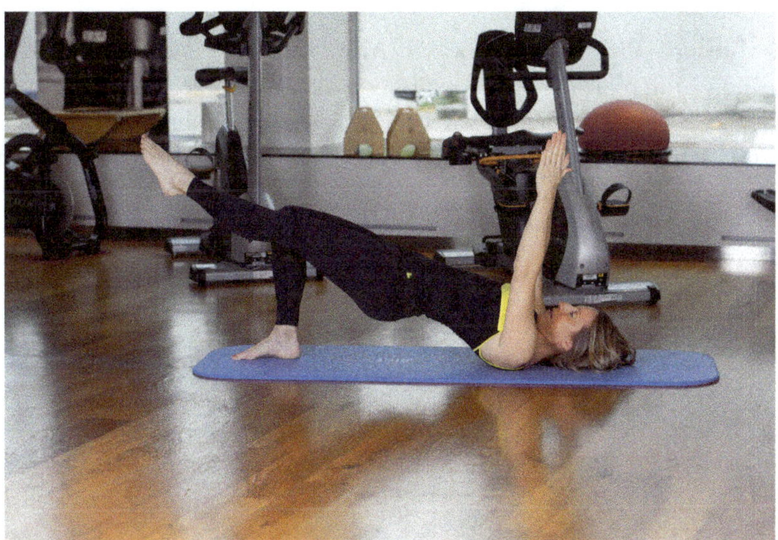

Abb. 5.7 Einbeiniges Beckenheben

gesteigerte Variante ist die einbeinige Brücke: Strecken Sie ein Bein in Verlängerung des Oberschenkels und heben Sie das Becken mit nur einem Bein. Achten Sie auf eine stabile Beckenhaltung ohne Abkippen.

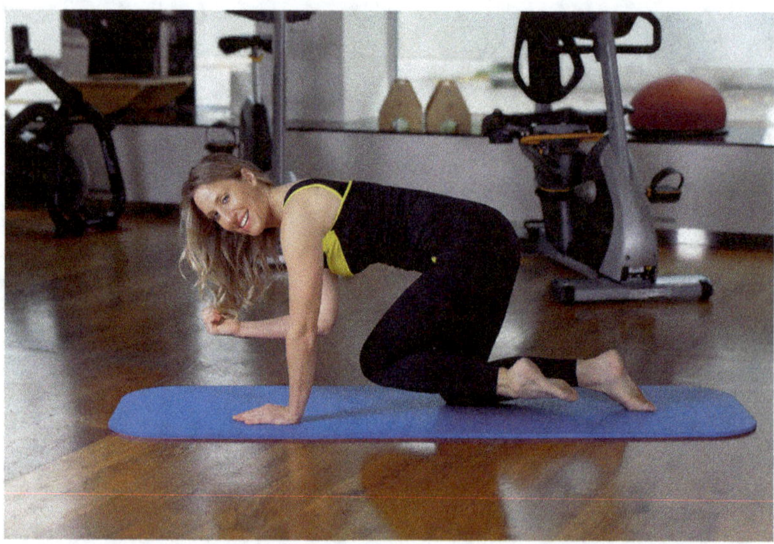

Abb. 5.8 Vierfüßler-Position mit Knie-Ellbogen-Zusammenführung: Diese Ausgangsposition bereitet auf das diagonale Strecken vor und stärkt die Rumpfmuskulatur sowie die Stabilität der Körpermitte

- **Vierfüßler – diagonales Strecken (Abb.** 5.8 **und** 5.9)**:** Aus der Vierfüßler Position führen Sie den Ellbogen und das gegenüberliegende Knie zueinander und strecken sie dann waagrecht aus. Diese koordinativ anspruchsvolle Übung stärkt die Rumpfmuskulatur sowie die Stabilität der Körpermitte.

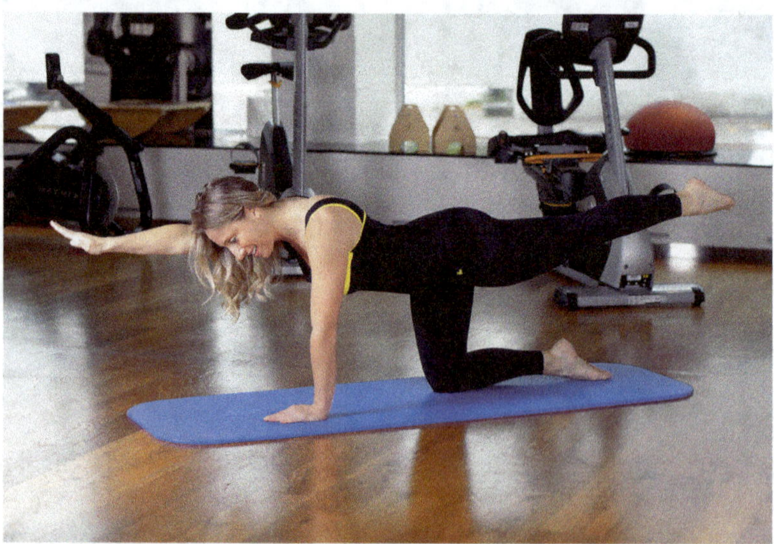

Abb. 5.9   Diagonales Strecken in Vierfüßler-Position

Diese Bewegungen sind mehr als reine Übungsabfolgen – sie stehen symbolisch für Selbstfürsorge und Resilienz. Jede bewusste Bewegung ist ein Schritt in Richtung mehr Selbstbestimmtheit und körperlicher Kraft. Durch regelmäßige Anwendung lassen sich sowohl die körperliche Stabilität als auch das allgemeine Wohlbefinden verbessern. Entwickeln Sie eine individuell angepasste Routine, die Ihre Bedürfnisse respektiert und Ihre Gesundheit fördert.

5.2.1 Mit verschiedenen Sportarten zu mehr Wohlbefinden

Yoga – Rückverbindung mit dem Körper

Yoga ist eine jahrtausendealte Praxis, die weit über körperliche Dehnung hinausgeht. Sie vereint Körperhaltungen (Asanas), Atemtechniken (Pranayama) und meditative Elemente zu einem ganzheitlichen Ansatz, der Körper, Geist und Seele in Einklang bringt. Für Frauen mit Endometriose kann Yoga eine tiefgreifende therapeutische Ressource sein: Die sanften, fließenden Bewegungen fördern die Muskelentspannung, wirken entkrampfend und können besonders in akuten Schmerzphasen lindernd wirken (Mikocka-Walus et al. 2021).

Ein zentraler Bestandteil ist die bewusste Atmung. Pranayama-Techniken vertiefen die Atmung, stimulieren den Parasympathikus – das für Entspannung zuständige Nervensystem – und tragen damit nachweislich zur Reduktion des Schmerzempfindens bei. Wenn Sie mehr über Atemtechniken für die Schmerzlinderung bei Endometriose erfahren wollen, schlagen Sie gerne das Kap. 3 auf. Regelmäßiges Yoga unterstützt nicht nur die körperliche Beweglichkeit, sondern stärkt auch die emotionale Stabilität – ein entscheidender Faktor im Umgang mit einer chronischen Erkrankung wie Endometriose.

In diesen Momenten wird spürbar, was Bewegung im heilsamen Sinne bedeutet: nicht als Leistungsnachweis, sondern als liebevolle Hinwendung zum Körper – nicht trotz des Schmerzes, sondern gerade deswegen. Yoga eröffnet einen geschützten Raum, in dem wir nicht funktionieren müssen, sondern fühlen dürfen (Ravins et al. 2023).

> **Miriam, 29 Jahre**
>
> „Ich hatte jahrelang das Gefühl, mein Körper sei mein Feind. Jede Menstruation war ein Albtraum. Nach meiner Diagnose wurde mir Yoga empfohlen. Anfangs war ich skeptisch – ich war nicht gelenkig, hatte ständig Schmerzen. Aber dann saß ich eines Abends in der Kindhaltung, mit einer Wärmflasche auf dem Bauch, mein Atem war ruhig - und plötzlich war da Frieden.
>
> Heute mache ich kein Yoga, um fitter zu werden. Ich mache Yoga, um mich selbst wieder zu spüren."

Besonders wohltuende Asanas bei Endometriose:

- **Supta Baddha Konasana (liegende Schmetterlingshaltung, Abb**. 5.10): öffnet sanft das Becken, beruhigt den Bauchraum.
- **Balasana (Kindhaltung, s. Abb**. 5.11) Balasana schenkt Geborgenheit, entlastet Lendenwirbelsäule und Becken und fördert so Entspannung und innere Ruhe. Aus dem Sitzen auf den Fersen wird der Oberkörper nach vorne gebeugt, die Stirn berührt den Boden, die Arme liegen entspannt neben dem Körper.
- **Apanasana (Knie-zur-Brust, S. Abb**. 5.12) unterstützt Verdauung und Beckenentspannung.

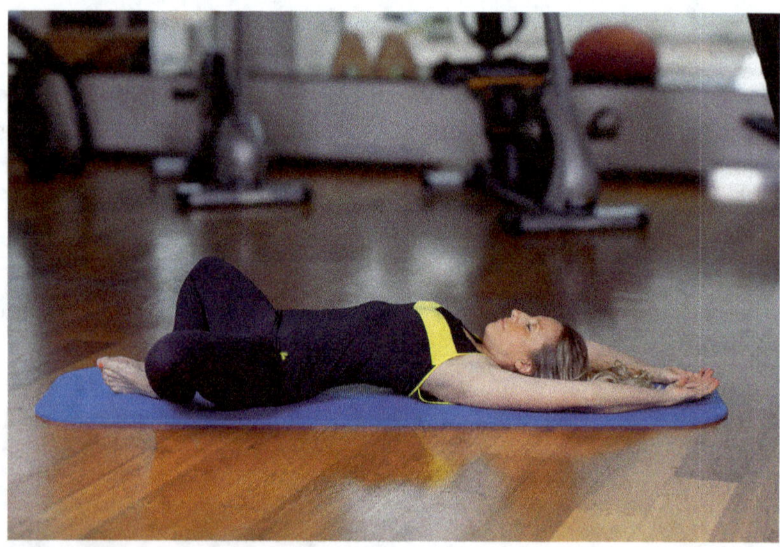

Abb. 5.10 Liegende Schmetterlingshaltung

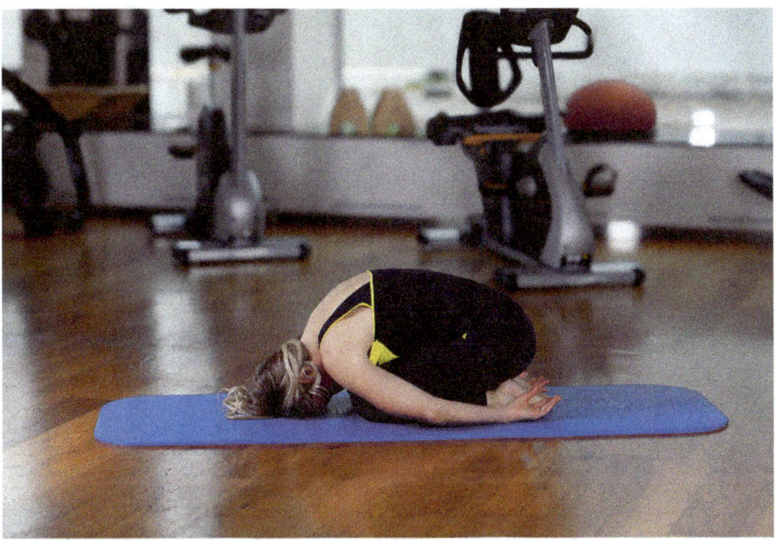

Abb. 5.11   Kindhaltung

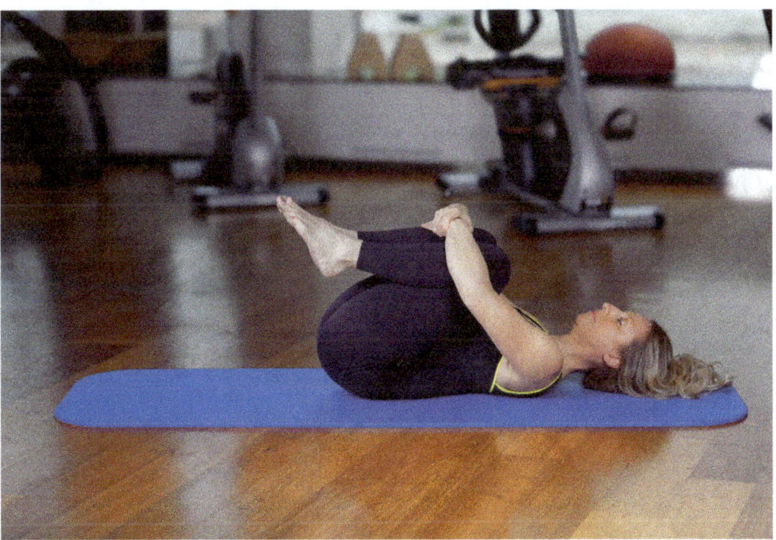

Abb. 5.12   Knie-zur-Brust-Haltung

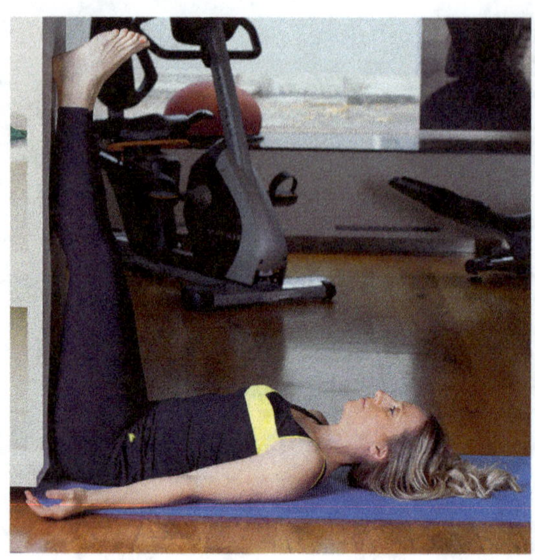

Abb. 5.13 Beine-an-der-Wand-Position

- **Viparita Karani (Beine an der Wand, s. Abb.** 5.13)
  wirkt ausgleichend auf Lymphe, Hormonsystem und Nervensystem. Aus
  der Rückenlage werden die gestreckten Beine an die Wand gelegt, die
  Arme liegen entspannt neben dem Körper. Diese Übung fördert Entspannung und Regeneration und kann Spannungen im Bauch lösen.

Sanfte Yogastile wie Hatha, Yin oder Restorative Yoga eignen sich besonders
gut. Wichtig ist, auf den eigenen Rhythmus zu achten und jede Bewegung
als Einladung – nicht als Forderung – zu verstehen.

Vorteile von Yoga bei Endometriose:

1. Verbesserung von Flexibilität und Muskelkraft
2. Reduktion von Stress und Ängsten durch kontrollierte Atmung
3. Förderung innerer Ruhe und emotionaler Ausgeglichenheit (Ravins et al. 2023)
4. Linderung endometriosebedingter Schmerzen durch Dehnung und Entspannung
5. Stärkung der Körperwahrnehmung und des Selbstmanagements

Digitale Unterstützung: Yoga-Apps

Neben dem Besuch von Präsenzkursen können auch Yoga-Apps eine wertvolle Unterstützung im Alltag sein. Sie bieten flexible Übungseinheiten, die sich in Länge, Intensität und Stil individuell anpassen lassen – ideal, um das Training an den eigenen Energielevel und die aktuelle Schmerzlage anzupassen.

Zu den international beliebten Angeboten zählt *Asana Rebel*, das Yoga mit kurzen Fitness- und Achtsamkeitseinheiten kombiniert. *Down Dog* ermöglicht eine besonders flexible Gestaltung – vom gewünschten Yogastil über die Dauer bis hin zur Stimme der Anleitung. *Daily Yoga* bietet eine große Auswahl an Programmen für Einsteiger*innen und Fortgeschrittene, während *Glo* und *Alo Moves* hochwertige Video-Kurse mit internationalen Lehrer*innen bereitstellen. Wer den Fokus auf Entspannung legen möchte, findet bei *Insight Timer* zahlreiche sanfte Yoga- und Meditationsangebote. Für rein deutschsprachige Inhalte eignet sich YogaEasy, die größte deutschsprachige Yoga-Videothek mit erfahrenen Lehrer*innen und einer breiten Stilvielfalt.

Gerade für Endometriose-Betroffene sind sanfte Yogastile wie *Yin Yoga*, *Restorative Yoga* oder *Yoga Nidra* empfehlenswert. Viele Apps bieten gezielte Sequenzen zur Entspannung, Schmerzlinderung und zum Stressabbau – und ermöglichen so eine alltagstaugliche, individuell angepasste Praxis.

Ausdauertraining – die Kraft der Bewegung

Während Yoga das Nervensystem beruhigt und den Körper wieder weich und durchlässig macht, bringt moderates Ausdauertraining den Kreislauf in Schwung und wirkt auf zellulärer Ebene entzündungshemmend. Formen wie zügiges Gehen, Radfahren, Schwimmen oder freies Tanzen können bei regelmäßiger Anwendung messbar zur Reduktion chronischer Schmerzen und zur Stärkung des Immunsystems beitragen (Westcott 2012).

Durch die Bewegung wird die Durchblutung verbessert, entzündungsfördernde Stoffwechselprodukte werden abtransportiert und der Hormonstoffwechsel reguliert. Gleichzeitig stimuliert Ausdauertraining die Ausschüttung körpereigener Endorphine – Neurotransmitter, die wie natürliche Schmerzmittel wirken und die Stimmung heben. Besonders in Phasen von Erschöpfung und Antriebslosigkeit kann regelmäßige Bewegung zu einem inneren Lichtblick werden – ein Impuls, der aus der Starre herausführt.

Vorteile von Ausdauertraining bei Endometriose:

1. Verbesserung der kardiovaskulären Leistungsfähigkeit und Durchblutung
2. Freisetzung von Endorphinen mit schmerzlindernder Wirkung
3. Entzündungshemmende Effekte bei regelmäßiger Bewegung
4. Steigerung von Energie, Vitalität und positiver Stimmung

Pilates – Stabilität, Zentrierung und innere Stärke

Pilates ist ein ganzheitliches Bewegungskonzept, das auf die Kräftigung der Tiefenmuskulatur, bewusste Atmung und die präzise Ausführung kontrollierter Bewegungen abzielt. Entwickelt wurde es im frühen 20. Jahrhundert von Joseph Pilates – ursprünglich für Menschen in der Rehabilitation. Heute ist es eine weltweit geschätzte Methode zur Verbesserung von Körperhaltung, Beweglichkeit und Körperbewusstsein.

Für Frauen mit Endometriose bietet Pilates einen besonderen therapeutischen Zugang: Durch die sanfte, aber gezielte Kräftigung des Core – also der tiefen Bauch-, Beckenboden- und Rückenmuskulatur – wird der Körper von innen heraus stabilisiert. Diese innere Kraft unterstützt nicht nur die Haltung, sondern kann auch Schmerzen im unteren Rücken, Becken oder Bauchbereich reduzieren. Pilates wirkt wie ein inneres Korsett – stärkend, schützend und stabilisierend.

Die Rolle der Atmung im Pilates

Ein zentrales Element im Pilates ist die laterale Brustkorbatmung, die gleichzeitig beruhigend auf das Nervensystem wirkt und die tiefe Bauchmuskulatur aktiviert. Gerade für Frauen mit Endometriose – bei denen das Zwerchfell durch Schmerzen oft in seiner Beweglichkeit eingeschränkt ist – kann diese Atemform helfen, Verkrampfungen zu lösen, den Bauchraum sanft zu mobilisieren und das vegetative Nervensystem zu entlasten (Werner et al. 2025).

Pilates bedeutet nicht, sich zu fordern bis zur Erschöpfung – sondern, mit Hingabe und Kontrolle zu bewegen, zu spüren und bewusst zu führen. Es ist ein leiser, kraftvoller Weg zurück in den Körper.

Vorteile von Pilates bei Endometriose:

1. Kräftigung der tiefen Bauch- und Beckenbodenmuskulatur – für mehr Stabilität und Haltung
2. Entlastung des unteren Rückens durch gezielte Mobilisation und Dehnung
3. Verbesserung der Körperwahrnehmung und achtsames Spüren innerer Grenzen
4. Förderung einer aufrechten Haltung, was sich auch psychisch positiv auswirken kann
5. Linderung von Verspannungen im Bauch-, Becken- und Schulterbereich
6. Beruhigung des Nervensystems durch bewusste Atemführung

Lea, 34 Jahre

„Es hat lange gedauert, bis ich verstanden habe, wie sehr ich mich von meinem eigenen Körper entfernt hatte. Die Schmerzen kamen in Wellen – mal schleichend, mal überwältigend –, aber das Misstrauen blieb. Ich war ständig angespannt, hielt unbewusst den Atem an, zog den Bauch ein, ging wie auf Zehenspitzen durchs Leben. Mein Unterbauch war eine Art Niemandsland – etwas, das ich weder fühlen noch anschauen wollte.

In der Therapie begannen wir mit achtsamen Pilates-Elementen – der Schwerpunkt lag zunächst auf meiner Atmung und dem behutsamen Wahrnehmen meines inneren Zentrums. Ich erinnere mich noch genau an den Moment, als ich zum ersten Mal während einer Übung den Impuls spürte: Da bin ich. Es war, als hätte ich jahrelang in einem Haus gewohnt, das nie richtig meines war – und plötzlich wurde eine Tür geöffnet. Ich konnte wieder atmen, mich spüren, mich halten.

Heute ist Pilates mein fester Anker. Wenn ich auf der Matte liege, bin ich nicht die Kranke, nicht die mit der Endometriose – ich bin einfach ich. Stark, weich, lebendig. Und manchmal, in diesen ruhigen Momenten zwischen Ein- und Ausatmen, bin ich sogar stolz auf mich."

Welche Pilates-Formen eignen sich?

- Matten-Pilates mit Fokus auf Core-Stabilität, Atmung und langsamer Ausführung
- Therapeutisches Pilates, oft in Einzelstunden oder Kleingruppen – besonders achtsam und individuell
- Pilates mit Reformer oder Geräten – bei guter Anleitung hilfreich, aber für Einsteigerinnen mit Endometriose besser zuerst auf der Matte beginnen

Pilates – die Kunst der leisen Kraft

Pilates ist keine schnelle Lösung, sondern ein Prozess der Rückverbindung, Zentrierung und Stabilisierung. Für viele Frauen mit Endometriose wird es zu einem Ort der Rückeroberung – des eigenen Körpers, der eigenen Stärke, der eigenen Ruhe. In der bewussten Bewegung, im Fluss von Atem und Kraft, entsteht ein neuer Zugang zum Selbst – frei von Leistungsdruck, voll von Präsenz.

Auch hier gilt: Sanftheit vor Intensität. Es geht nicht darum, etwas zu erreichen – sondern darum, den eigenen Körper wieder als sicheren Ort zu erleben.

Schwimmen – Schwerelosigkeit und sanfte Selbstfürsorge

Im Wasser verändert sich alles: Die Bewegungen werden leichter, der Körper fühlt sich getragen und der ständige Druck, der an Land oft spürbar ist, scheint für eine Weile zu verschwinden. Für viele Frauen mit Endometriose ist Schwimmen nicht einfach nur Sport – es ist ein Moment der Freiheit. Die Gelenke werden entlastet, Verspannungen lösen sich, die Muskulatur kann sich auf natürliche Weise bewegen, ohne dass der Körper Widerstand leisten muss. Besonders Rückenschwimmen oder Aquagymnastik in warmem Wasser haben sich bewährt, da sie die Lenden-Becken-Region sanft mobilisieren, ohne sie zu überfordern.

Darüber hinaus wirkt das Element Wasser beruhigend auf das vegetative Nervensystem. Der gleichmäßige Rhythmus der Bewegungen, das gedämpfte Geräusch des Wassers, die tiefe Atmung während des Schwimmens – all das unterstützt einen Zustand innerer Ruhe. Die sensorische Stimulation im Wasser wirkt zudem schmerzlindernd, ähnlich einer leichten Massage, und kann helfen, zentrale Sensibilisierungen zu mildern (Montenegro et al. 2019).

Selina, 41 Jahre

„Es klingt vielleicht kitschig", sagt Selina leise, „aber im Wasser fühle ich mich zum ersten Mal seit Jahren wirklich schmerzfrei. Es ist, als würde mein Körper für einen Moment all das loslassen, was ihn sonst so schwer macht."

Seit ihrer Diagnose vor sechs Jahren hatte Selina viele Therapien ausprobiert – Medikamente, Operationen, Diäten. Doch nichts brachte ihr diese tiefe Erleichterung wie das Wasser. Zweimal pro Woche schwimmt sie morgens im Therapiebecken.

„Ich bewege mich langsam, achtsam, ganz bei mir. Danach bin ich zwar körperlich müde, aber innerlich so viel klarer. Es ist, als hätte ich mir selbst etwas zurückgegeben: Leichtigkeit."

Für Selina ist das Schwimmen zu einem Ritual geworden – kein Leistungssport, sondern eine Form der stillen Heilung.

Viele Reha-Zentren, Kliniken oder Sportvereine bieten Wassertherapie oder Aquafitness speziell für Frauen mit chronischen Beschwerden an (Peretro et al. 2024) – häufig in warmen Therapiebecken. Auch Krankenkassen oder Gesundheitsämter unterstützen entsprechende Angebote im Rahmen von Präventionsprogrammen. Fragen lohnt sich!

Balance finden – innen wie außen

Manchmal kippt das Gleichgewicht, bevor wir es überhaupt bemerken. Nicht nur körperlich – auch innerlich. Gerade bei chronischen Erkrankungen wie Endometriose fühlen sich viele Frauen irgendwann instabil: im Becken, im Rücken, in ihrer Mitte. Schmerzen, Schonhaltungen, Narbengewebe oder muskuläre Dysbalancen verändern nicht nur die Haltung – sie beeinflussen das ganze Körpergefühl.

Genau hier setzt Balance-Training an. Es geht dabei um weit mehr als das Stehen auf einem Bein. Es geht um das Zusammenspiel von Muskulatur, Nervensystem, Atmung und Konzentration – und darum, das Vertrauen in den eigenen Körper langsam zurückzugewinnen.

Die Bewegungen sind oft klein, fast unscheinbar. Und doch haben sie eine tiefe Wirkung. Schon eine leichte Instabilität – etwa durch ein Kissen, ein Wackelbrett oder ein spezielles Trainingsgerät – genügt, um den Körper dazu einzuladen, sich neu auszurichten. Und nicht selten beginnen dabei auch die Gedanken, sich zu verändern.

Alina, 34 Jahre

„Ich stand auf dem Sypoba®-Board und dachte nur: Das schaffe ich nie. Mein Becken war wackelig, mein Rumpf fühlte sich wie aus Watte an. Ich hatte kein Gefühl mehr für meine Mitte. Aber meine Trainerin lächelte nur und sagte: ‚Du musst nicht perfekt stehen. Du musst nur atmen.‘ Also atmete ich.

Es waren winzige Bewegungen, kaum sichtbar – aber sie wirkten tief. Mit jedem Versuch wurde ich stabiler. Ich spürte meinen Körper wieder. Heute trainiere ich einmal pro Woche auf dem Sypoba®. Das hat nicht nur meine Haltung verändert, sondern auch mein Selbstbild. Ich vertraue mir wieder. Ich weiß: Mein Körper kann mich tragen.“

Sypoba® – Training für die Tiefenmuskulatur

Das Sypoba® (System Power Balance) ist ein gezielt entwickeltes Trainingsgerät zur Förderung von Gleichgewicht, Rumpfstabilität und Tiefenmuskulatur. Trainiert wird auf einer schmalen Holzplattform, die auf einer beweglichen Rolle ruht. Diese Instabilität fordert den Körper dazu auf, sich auszubalancieren, zu zentrieren – und sich dabei selbst wiederzufinden.

Besonders aktiv angesprochen werden:

* die Beckenbodenmuskulatur
* die tiefen Rückenmuskeln (z. B. *Musculi multifidii*)
* der quere Bauchmuskel (*Transversus abdominis*)

Gerade bei Endometriose spielen diese Muskelgruppen eine zentrale Rolle: Sie stabilisieren das Becken, entlasten die Lendenwirbelsäule und fördern die Körperwahrnehmung. Das Training mit dem *Sypoba*® (Abb. 5.14) ist nicht nur effektiv, sondern macht auch richtig Spaß – schon die ersten Versuche fordern Balance, Koordination und Konzentration heraus. Durch das Stehen auf der instabilen Unterlage wird die Tiefenmuskulatur

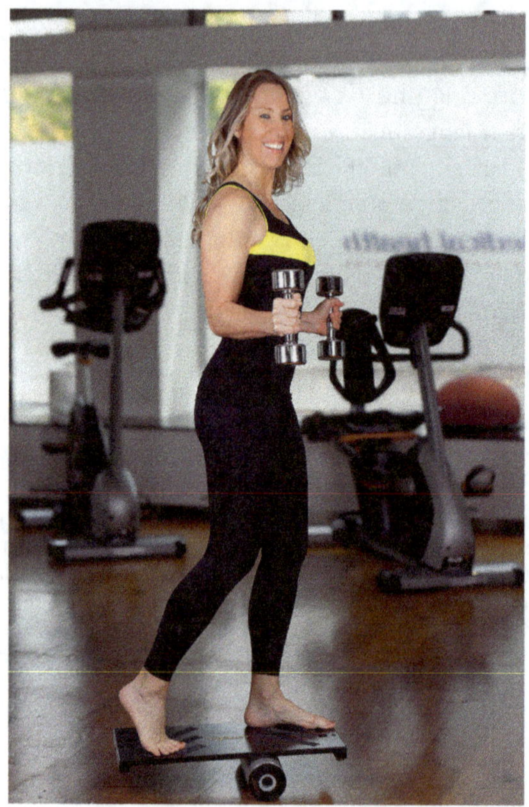

Abb. 5.14   Balanceübung auf dem Sypoba®-Board

aktiviert, Gleichgewicht und Koordination geschult sowie die Rumpfstabilität verbessert. Als Steigerung kann auch mit Hanteln trainiert werden. Mit der Zeit werden immer komplexere Übungen möglich, die sowohl Kraft als auch Beweglichkeit weiter steigern. Gleichzeitig trainiert der Körper nicht nur die Muskeln, sondern auch das Gehirn: Durch die vielseitigen Bewegungsreize entstehen neue neuronale Verbindungen, die das Zusammenspiel von Nervensystem und Muskulatur verbessern. Kein Wunder, dass das Sypoba® inzwischen in vielen Physiotherapiepraxen, Reha-Zentren und Personal-Trainings fest zum Programm gehört.

Gatepress® – bewusste Aktivierung des Beckenbodens

Gatepress® ist ein innovatives Trainingsgerät, das sich auch bei Endometriose bewährt. Die Methode basiert auf achtsam geführten, präzisen Bewegungen, welche die Körperwahrnehmung schulen, die Körperspannung verbessern und tiefliegende Muskeln gezielt aktivieren.

Das Training stärkt die Beckenstabilität, fördert das Zusammenspiel der tiefen Muskelgruppen und unterstützt so die Entwicklung eines neuen, kraftvollen Körpergefühls – von innen heraus. Neben dem Beckenboden profitieren auch Rumpf-, Rücken- und Hüftmuskulatur.

Nur wenige Minuten Training täglich genügen, und die Übungen lassen sich überall durchführen. Gatepress® ist in verschiedenen Größen und Federstärken erhältlich und entfaltet in Kombination mit physiotherapeutisch begleiteter Bewegungstherapie besonders nachhaltige Wirkung.

Die innere Mitte stärken – behutsam und bewusst.
Es geht nicht darum, besonders lange auf einem Bein zu stehen. Es geht um etwas Tieferes: das Gefühl, sich selbst wieder zu spüren. Viele Frauen mit Endometriose verlieren im Verlauf der Erkrankung genau diese Verbindung – durch chronische Schmerzen, Operationen oder die verständliche Angst vor Bewegung.

Balance-Training kann helfen, diesen Kontakt achtsam wiederherzustellen. Nicht als sportliche Herausforderung, sondern als Einladung: in kleinen Schritten Vertrauen aufzubauen – in die eigene Kraft, in den eigenen Körper, in die eigene Mitte.

Bewegung wird so zu einer Form der Selbstermächtigung.

Drei einfache Übungen für Zuhause

Wenn Sie beginnen möchten, brauchen Sie keine Geräte – nur einen ruhigen Moment und etwas Mut zur Langsamkeit:

- Barfuß auf der Matte: Stellen Sie sich auf eine weiche Unterlage, schließen Sie die Augen. Spüren Sie: Wohin verlagert sich Ihr Gewicht?
- Handtuchrolle: Rollen Sie ein Handtuch fest zusammen, balancieren Sie darauf – atmen Sie ruhig, bleiben Sie bei sich.
- Einbeinstand mit leichtem Vorbeugen
  Stellen Sie sich hüftbreit hin. Verlagern Sie das Gewicht langsam auf ein Bein. Heben Sie das andere Bein ein paar Zentimeter vom Boden ab, beugen Sie den Oberkörper leicht nach vorn. Die Arme dürfen Sie zur Seite ausstrecken. Atmen Sie ruhig. Kleine Wackler sind willkommen – Ihr Körper findet seinen Weg zurück zur Mitte.

Drei einfache Übungen für Zuhause
Diese kurzen Übungen aktivieren die tief liegenden Haltemuskeln, verfeinern die Körperwahrnehmung – und schenken neues Vertrauen in den eigenen Körper, in die innere Mitte und in sich selbst.

Auch andere Wege können guttun

Nicht jede Frau findet sich im Yoga-Studio wieder. Oder im Schwimmbad. Und das ist vollkommen in Ordnung. Entscheidend ist nicht das Wie, sondern dass Sie eine Form der Bewegung finden, die zu Ihnen passt. Die Ihnen guttut. Die Ihr Leben bereichert, anstatt Sie zusätzlich zu fordern. Hier einige Möglichkeiten, die oft unterschätzt werden:

- Spazierengehen: Manchmal ist ein ruhiger Gang um den Block das Wertvollste, was Sie für sich tun können. Frische Luft, sanfte Bewegung, ein klarer Kopf – all das wirkt auf den Körper regulierend und auf die Seele entlastend.
- Tanzen: Ob allein im Wohnzimmer oder im Kurs – Musik bringt den Körper in Bewegung und die Gefühle in Fluss. Tanzen löst Verspannungen, macht Freude und setzt Glückshormone frei.
- Faszienarbeit: Besonders nach Operationen kann das Bindegewebe verkleben. Mit einer weichen Faszienrolle oder gezielten Dehnübungen lassen sich Spannungen lösen – oft begleitet von einem tiefen Gefühl der Erleichterung.

Faszienarbeit für mehr Beweglichkeit und Entspannung

Faszien – das feine Netz aus Bindegewebe, das Muskeln, Organe und Strukturen im Körper umhüllt – spielen auch bei Endometriose eine wichtige Rolle. Besonders nach Operationen oder längeren Phasen mit Schmerzen können diese Faszien verkleben oder verhärten. Das führt nicht nur zu Bewegungseinschränkungen, sondern kann auch umliegende Muskelgruppen, wie jene rund um den Beckenboden, in ständiger Anspannung halten.

Hier setzt die Faszienarbeit an: Mit einer Faszienrolle – zum Beispiel einer Blackroll® (Soft oder normal) – lassen sich Spannungen sanft lösen. Entscheidend ist, dass die Übungen langsam, bewusst und schmerzfrei ausgeführt werden, sodass alle Muskeln um den Beckenboden herum loslassen und entspannen können. Oft entsteht dabei ein spürbares Gefühl der Erleichterung, wenn das Gewebe weicher und beweglicher wird. Regelmäßige Faszienarbeit kann nicht nur Verklebungen lösen, sondern auch die Durchblutung fördern und das Körpergefühl deutlich verbessern.

Sanfte Übungsbeispiele:

- **Weiches Rollen der Oberschenkelinnenseiten (Abb. 5.15):** In Bauchlage oder leicht seitlich aufgestützt wird die Faszienrolle unter der Oberschenkelinnenseite positioniert. Anschließend wird der Bereich langsam und kontrolliert gerollt, nur so weit, wie es als angenehm empfunden wird. Die Übung unterstützt die Entspannung der Adduktoren und kann den Beckenboden indirekt entlasten.

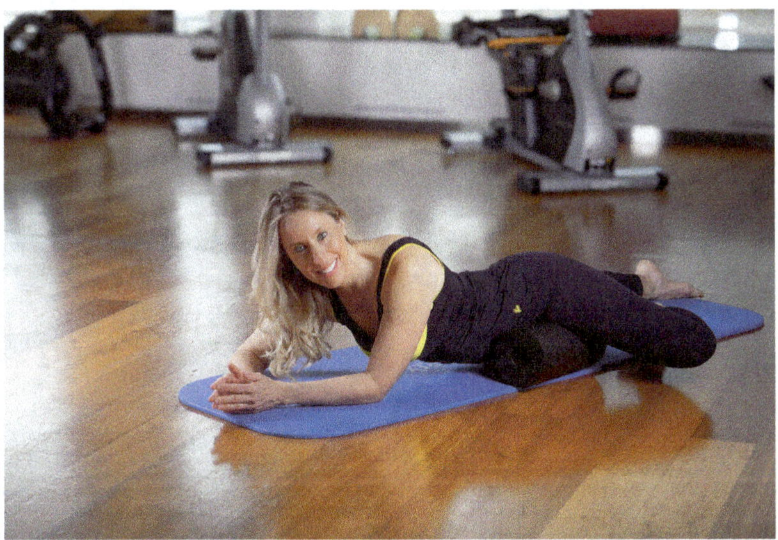

Abb. 5.15 Faszientraining der Oberschenkelinnenseiten

- **Beckenboden-Entspannung auf der Faszienrolle** (Abb. 5.16): Eine wirkungsvolle Übung zur Entspannung des Beckenbodens und der Adduktoren erfolgt im Sitzen auf der Faszienrolle. Dabei wird die Rolle längs

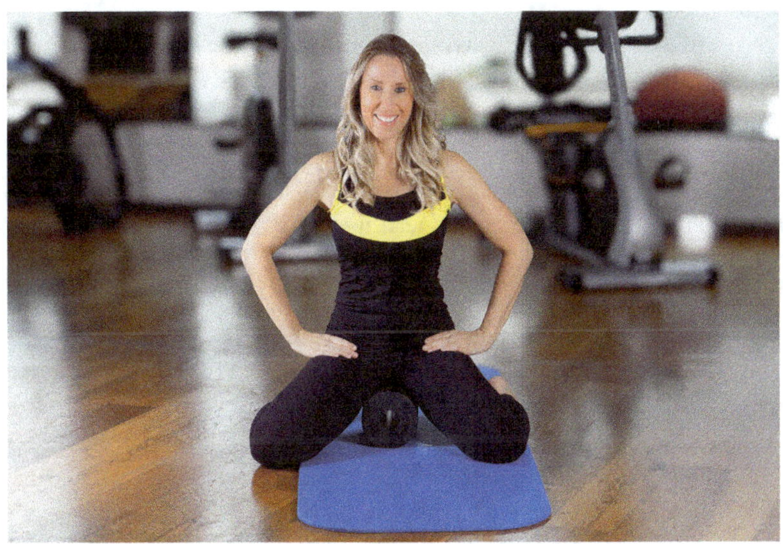

Abb. 5.16 Sitzen auf der Faszienrolle

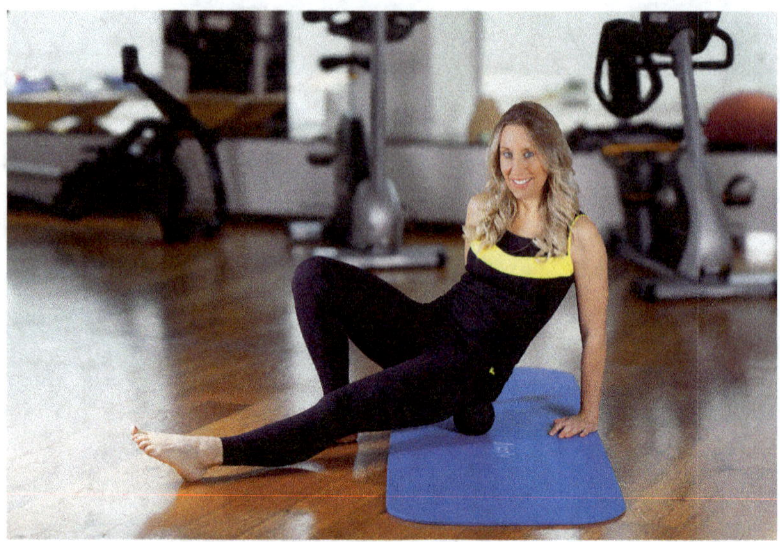

Abb. 5.17 Sitzen auf der Massagekugel

unter das Becken gelegt, sodass sie entlang des Sitzbeins verläuft. Mit gebeugten Knien auf dem Boden sitzend, wird das Körpergewicht sanft nach rechts und links verlagert und über die Rolle gerollt, ohne dabei ins Hohlkreuz zu fallen. Diese Übung löst Verspannungen im Beckenbereich, entspannt die umliegenden Muskeln und fördert gleichzeitig die Durchblutung.

Sitzen auf Faszien- oder Massagekugel (Abb. 5.17) Eine weitere Möglichkeit zur Lockerung des Beckenbodens und des umliegenden Gewebes besteht im Sitzen auf einer kleinen Faszien- oder Massagekugel. Dabei wird die Kugel unter dem Gesäß, vorzugsweise im Bereich der Sitzbeinhöcker, platziert, sodass gezielter Druck auf verspannte Bereiche entsteht. Durch langsame Gewichtsverlagerungen oder ein kurzes Verharren auf einzelnen Punkten können Spannungen im Gewebe reduziert und die Durchblutung angeregt werden.

Diese Form der punktuellen Faszienarbeit wirkt vor allem auf die Gesäßmuskulatur sowie auf den oberen Bereich der hinteren Oberschenkelmuskulatur. Durch die Reduktion von Spannungen in diesen angrenzenden Strukturen kann auch der Beckenboden indirekt entlastet werden.

Alternativ kann eine Faszienrolle verwendet werden. Dabei wird quer auf der Rolle gesessen, sodass beide Sitzbeinhöcker Kontakt zur Rolle haben. Durch kontrollierte Gewichtsverlagerungen nach vorne und hinten sowie nach rechts und links entstehen Druckreize im Gesäß- und Beckenbereich. Auf diese Weise können Verspannungen gelöst, die Durchblutung gefördert und die Beweglichkeit des Gewebes unterstützt werden.

Bei erhöhter Empfindlichkeit kann anstelle einer festen Faszienrolle auch ein gerolltes Handtuch oder ein weicher Ball verwendet werden, um den Druck zu reduzieren.

Bewegung soll kein weiterer Punkt auf Ihrer To-do-Liste sein. Kein Druck. Keine Pflicht. Sondern etwas, das Sie nährt, aufrichtet und in Kontakt mit sich selbst bringt.

Vergleichen Sie sich nicht – weder mit anderen noch mit früheren Versionen Ihrer selbst. Vielleicht ist Ihre Form von Bewegung heute ein paar Minuten ruhiges Atmen auf einer Matte. Vielleicht morgen ein Spaziergang durch den Park. Vielleicht übermorgen ein stilles Schweben im Wasser.

Alles zählt. Alles darf sein.

Im nächsten Abschnitt werfen wir gemeinsam einen Blick darauf, wie Sie ein individuelles Bewegungsprogramm gestalten können – Schritt für Schritt, in Ihrem Tempo, auf Ihrem Weg.

5.3 Bewegung an die individuellen Bedürfnisse anpassen

Vielleicht kennen Sie diese Tage: Der Kalender ist leer, der Wille zur Bewegung wäre da – und doch scheint der Körper wie blockiert. Die Schmerzen sind diffus, die Müdigkeit überwältigend, selbst der Gedanke an Bewegung wirkt anstrengend.

Und dann gibt es diese anderen Momente – flüchtig vielleicht, aber kostbar – in denen ein Spaziergang oder ein paar sanfte Yogaübungen neue Kraft schenken.

Endometriose verläuft nicht linear. Und genau deshalb darf auch Bewegung nicht nach starren Regeln funktionieren. Sie braucht Spielraum. Und Mitgefühl.

Dieses Kapitel möchte Sie ermutigen, Ihre ganz persönliche Art der Bewegung zu finden – jenseits von Normen, Plänen oder vermeintlichen „Pflichten". Es geht nicht darum, etwas zu leisten. Sondern darum, achtsam hinzuhören:

Wie geht es mir heute?
Was braucht mein Körper – jetzt, in diesem Moment?
Was stärkt mich – und was überfordert mich?

Nicht „alles oder nichts" – sondern: so viel, wie jetzt möglich ist.

Viele Betroffene beschreiben einen inneren Konflikt: Einerseits wissen sie, wie gut Bewegung grundsätzlich täte – andererseits fehlt oft die Kraft. Dieser Widerspruch kann schnell in Schuldgefühle kippen: „Ich müsste doch …", „Ich war wieder nicht aktiv genug …"

Doch gerade bei chronischen Erkrankungen wie Endometriose gilt: Selbstfürsorge ist kein Leistungsprinzip. Bewegung darf klein sein. Sie muss sich Ihnen anpassen – nicht umgekehrt.

An guten Tagen bedeutet das vielleicht eine Pilates-Einheit, eine Runde im Schwimmbad oder ein längerer Spaziergang.

An schwierigen Tagen reicht es, im Bett ein paar Gelenke sanft zu mobilisieren, ruhig zu atmen, die Schultern zu lockern.

Bewegung ist kein Entweder-oder. Sie ist ein Kontinuum. Jede Form zählt – wenn sie Ihnen guttut.

Jeannette, 41 Jahre

„Ich habe mich jahrelang unter Druck gesetzt: dreimal die Woche Sport, mindestens 30 min. Das hat nie funktioniert – und ich fühlte mich wie eine Versagerin. Erst in der Reha habe ich gelernt: Fünf Minuten bewusste Bewegung sind manchmal mehr Wert als eine Stunde Workout. Heute frage ich mich nicht mehr: Was sollte ich tun? Sondern: Was tut mir gerade gut?"

Bewegung nach Operationen – behutsam zurück ins Vertrauen

Nach einem operativen Eingriff – sei es eine Bauchspiegelung oder eine größere gynäkologische Operation – fühlt sich der Körper oft verändert an.

Der Bauchraum ist empfindlich, Bewegungen wirken ungewohnt oder schmerzhaft. Narben, Verspannungen oder innere Unsicherheit können das Körpergefühl stören – oder sogar erschüttern.

In dieser sensiblen Phase ist es wichtig, langsam und achtsam wieder in Bewegung zu kommen. Nicht im Sinne von Leistung, sondern als behutsamer Neubeginn.

Spezialisierte Physiotherapeut*innen können dabei wertvolle Begleiter*innen sein: mit sanfter Mobilisation, gezielter Narbenbehandlung und Übungen zur Wahrnehmung und Zentrierung.

Viele Frauen beschreiben nach einer Operation ein Gefühl von Entfremdung – als wären sie nicht ganz „angekommen" in ihrem eigenen Körper.

Bewegung kann helfen, diesen Abstand zu überwinden: Schritt für Schritt, Atemzug für Atemzug. Nicht mit Druck, sondern mit Geduld. Nicht mit einem Ziel, sondern mit einem Gefühl: Ich bin wieder hier.

Was Ihrem Körper jetzt guttut – ist individuell
Was für andere wohltuend ist, kann sich für Sie unangenehm anfühlen –
und umgekehrt. Deshalb lohnt es sich, verschiedene Bewegungsformen auszuprobieren und achtsam auf die Reaktionen Ihres Körpers zu achten.

Folgende Fragen können eine erste Orientierung geben:

- Fühle ich mich nach der Bewegung eher gestärkt oder erschöpft?
- Hat sich mein Schmerz verändert – besser, schlechter, gleich?
- Wie reagiert mein Bauchraum auf bestimmte Haltungen oder Bewe-
  gungsarten?
- Was fällt mir leicht – und wo spüre ich inneren Widerstand?

Bewegung gezielt anpassen: kleine Orientierungshilfe

Ihr Bedürfnis	Empfohlene Bewegung	Hinweise
Müdigkeit & Erschöpfung	Ruhige Spaziergänge, Yin Yoga, Dehnen im Liegen	Nur so viel wie angenehm – nicht fordern, sondern erspüren
Verspannungen im Rücken	Mobilisation (z. B. Beckenkippen), Schwimmen, Feldenkrais	Achten Sie auf weiche, schmerzfreie Bewegungsradien
Stress & Schlafprobleme	Atemübungen, langsames Yoga, ruhige Bewegung am Abend	Der Fokus liegt auf Entspannung und innerem Loslassen
Schmerzen im Beckenboden	Spezifisches Training (z. B. mit Sypoba®), sanftes Pilates	Nur unter qualifizierter Anleitung und mit bewusster Atmung starten

Silvia, 38 Jahre

Silvia kam nach mehreren Operationen und Monaten voller Erschöpfung in
meine Praxis. Ihr Körper fühlte sich für sie fremd an – als würde er nicht mehr
zu ihr gehören. Bewegung war für sie lange mit Schmerz verknüpft, und Berührung bedeutete für sie meist eine Untersuchung – etwas, das mehr Distanz
als Nähe schuf.

Wir begannen mit sanften Übungen – Atem spüren, Schultern lockern, Fußsohlen wahrnehmen. Kleine, einfache Impulse, begleitet von dem Satz: „Du
musst nichts leisten. Nur da sein."

Nach einigen Wochen sagte sie:

„Ich stand neulich einfach nur auf meinem Balkon, barfuß, und hab in den
Himmel geschaut. Und zum ersten Mal seit langem hatte ich das Gefühl: Ich bin
da. Ich spüre mich."

Es war kein großer Durchbruch. Kein dramatischer Moment. Aber es war ein
Anfang. Und für Silvia war es ein heiliger Moment.

Bewegung ist mehr als Muskelaktivität – sie ist auch ein stilles Gespräch mit sich selbst.

Viele Frauen mit Endometriose berichten, dass sie über bestimmte Bewegungsformen einen neuen Zugang zu ihrem Körper gefunden haben. Zurück zu ihrer Kraft. Zurück zu ihrem Mut. Zurück zu sich selbst.

Marion, 33 Jahre

„Ich dachte lange, mein Körper sei mein Feind. Ich war wütend, enttäuscht, verletzt. Dann begann ich mit Qi Gong – ganz langsam, fließend. Und irgendwann spürte ich: Mein Körper spricht mit mir. Nicht gegen mich. Sondern für mich. Ich habe gelernt, ihm zuzuhören."

Die Verbindung zum eigenen Körper wiederzuerlangen, ist kein einmaliges Ereignis – es ist ein Prozess. Und wie jeder Prozess braucht er Wiederholung, Zuwendung und einfache Rituale, die sich in den Alltag integrieren lassen. Es müssen keine langen Übungsreihen oder komplizierten Techniken sein. Oft sind es gerade die kleinen, regelmäßigen Momente und Bewegungen, die langfristig den größten Unterschied machen.

Nehmen Sie sich jetzt einen Moment – und schenken Sie Ihrem Körper liebevolle Aufmerksamkeit

Stellen Sie sich hüftbreit auf den Boden oder setzen Sie sich aufrecht auf einen Stuhl. Legen Sie eine Hand auf den Bauch, die andere auf das Herz. Spüren Sie den Kontakt.

Dann beginnen Sie, sich ganz leicht zu wiegen – vor und zurück, von einer Seite zur anderen. Sanft und ohne Druck. Spüren Sie den Boden unter Ihren Füßen, Ihre Atmung, das Gewicht Ihres Körpers.

Atmen Sie dabei ruhig ein – und beim Ausatmen sagen Sie sich innerlich:

- Ich bin da.
- Ich bin in meinem Körper zu Hause.
- Ich darf mich bewegen. In meinem Tempo.

Bleiben Sie für 1–2 min in dieser sanften Bewegung – als würde Ihr Körper sagen dürfen: Ich bin lebendig. Ich bin verbunden.

Diese kleine Übung kann am Morgen helfen, im Tag anzukommen – oder am Abend, um loszulassen. Sie ist eine Einladung: zurück ins Spüren, zurück in die Präsenz. Schritt für Schritt, Atemzug für Atemzug.

Dieses kleine Ritual hilft, sich immer wieder mit sich selbst zu verbinden – jenseits von Schmerz, Funktion oder Erwartung. Es erinnert Sie daran: Ihr Körper ist nicht das Problem – er ist Teil Ihrer Lösung.

Ihr eigener Weg zählt
Es gibt keine ideale Bewegung bei Endometriose. Aber es gibt Ihre ganz persönliche.

Vielleicht tanzen Sie barfuß im Wohnzimmer. Vielleicht gehen Sie täglich ein paar Minuten spazieren. Vielleicht dehnen Sie sich im Bett oder trainieren unter physiotherapeutischer Anleitung. Alles ist richtig – wenn es sich nach Ihnen anfühlt.

Halten Sie sich nicht an starren Plänen fest. Machen Sie Bewegung zu Ihrem inneren Kompass.

Vertrauen Sie darauf: Jeder bewusste Schritt bringt Sie weiter. Nicht in ein Ziel im außen – sondern zurück in Verbindung mit sich selbst.

Ihr Körper trägt nicht nur Schmerz, sondern auch Wissen
Manchmal spricht er leise – aber er spricht immer mit Ihnen

5.4 Bewegung während der Periode – ja, nein, vielleicht?

Vielleicht haben auch Sie sich schon gefragt: Darf ich mich während der Menstruation überhaupt bewegen?

Oder ehrlicher: Kann ich das – mit den Schmerzen, der Müdigkeit, den Krämpfen, dieser bleiernen Schwere?

Gerade bei Endometriose ist die Menstruation oft nicht nur ein körperlicher Ausnahmezustand, sondern eine Phase tiefer Erschöpfung, innerer Anspannung und Rückzugsbedürfnis. Viele Frauen fühlen sich in diesen Tagen wie ausgeliefert – als ob der eigene Körper vorübergehend „nicht mehr ihnen gehört".

Doch was heißt das für Bewegung? Ist Ruhe die einzige richtige Antwort – oder kann sanfte Aktivität sogar helfen?
Die ehrlichste Antwort lautet:

Es gibt kein Richtig oder Falsch. Aber es gibt Orientierung – durch Wissen, Erfahrung und Körpergefühl.

Was sagt die Forschung?
Wissenschaftliche Studien zeigen: Sanfte, achtsame Bewegung während der Menstruation kann durchaus wohltuend sein (Armour et al. 2019) – auch und gerade bei Endometriose.

Leichte körperliche Aktivität kann:

- die Durchblutung im Beckenbereich verbessern,
- Muskelverspannungen lösen,
- Krampfschmerzen lindern,
- stimmungsaufhellend wirken.

Besonders empfohlen werden:

- sanftes Gehen oder lockeres Radfahren,
- leichte Dehnungen, vor allem im Bereich von Rücken, Hüfte und Bauch,
- Entspannungsorientierte Bewegungsformen wie Yin-Yoga sowie achtsamkeitsbasierte Körperreisen (z. B. Body-Scan-Meditationen) können die Körperwahrnehmung fördern und zur Regulation von Stress und Anspannung beitragen.
- Atemtechniken, die das Nervensystem beruhigen und inneren Druck lösen

Aber – und das ist entscheidend:

Diese positiven Effekte gelten nicht für alle gleich. Manche Frauen empfinden Bewegung während der Periode als wohltuend, andere erleben dadurch eine Verschlimmerung ihrer Beschwerden. Deshalb gilt: Ihr eigener Körper ist das wichtigste Maß.

Elena, 28 Jahre

„Vor meiner Endometriose-Diagnose habe ich durchtrainiert – auch während der Periode. Ich dachte, das sei gesund. Als die Schmerzen stärker wurden, zwang ich mich trotzdem weiter. Ich habe erst viel zu spät gemerkt, dass mein Körper eigentlich nur eins wollte: Ruhe. Heute mache ich an diesen Tagen nur noch Yin-Yoga. Oder liege einfach nur in der Kindhaltung und atme. Und das reicht.“

Wenn Bewegung sich nach Rückzug anfühlt

Viele Frauen empfinden intuitiv: Die Periode ist weniger eine Zeit für Höchstleistung, sondern eher für Rückzug und Ruhe. Hormonell gesehen sinken in dieser Phase Östrogen und Progesteron, was bei vielen zu Müdigkeit und einem Bedürfnis nach Rückzug führen kann. Manche Studien und Erfahrungsberichte deuten jedoch darauf hin, dass gerade in dieser Zeit das

Potenzial für Muskelaufbau besonders hoch sein könnte – die Reaktionen sind also individuell. Bei Endometriose kann die Erschöpfung zudem durch Entzündungsprozesse und Schmerzen verstärkt werden.

Das bedeutet nicht, dass Bewegung „verboten" ist – aber sie darf neu gedacht werden. Nicht als Sporteinheit. Sondern als zärtliche Geste der Selbstfürsorge.

Bewegung kann dann heißen:

- im Bett sanft die Knie zur Brust ziehen,
- achtsam atmen, mit der Hand auf dem Unterbauch,
- mit einer Wärmflasche ruhen und dabei den Rücken sanft kreisen,
- langsam und bewusst durch die Wohnung gehen, um Verspannungen zu lösen.

Bewegung ist nicht nur Aktivität. Bewegung kann auch Hingabe sein.

Wenn Bewegung Linderung bringt

Trotz aller Beschwerden erleben viele Frauen auch, dass Bewegung während der Periode entlasten kann – wenn sie sanft, intuitiv und achtsam ausgeführt wird. Besonders hilfreich bei Endometriose, sind auch hier wieder folgende Bewegungen:

1. *Yin-Yoga*
   Diese ruhige Yogaform arbeitet mit lang gehaltenen Dehnungen. Besonders Positionen wie der „liegende Schmetterling", die „Kindhaltung" oder der „Drache" können tief entspannend wirken – vor allem im unteren Rücken, Becken und Bauchraum.
   Wichtig: Nutzen Sie Hilfsmittel (Kissen, Decken, Bolster), um Druck zu vermeiden und Weichheit zu ermöglichen.
2. *Atembasierte Bewegung*
   Tiefe, bewusste Bauchatmung kann das vegetative Nervensystem beruhigen – und wirkt wie eine innere Massage auf Bauch und Becken. Kombiniert mit kleinen Bewegungsimpulsen im Liegen entsteht oft ein überraschend entkrampfender Effekt.
3. *Wasser als Raum der Entlastung*
   Warmes Wasser wirkt entlastend und schmerzlindernd. Leichtes Schweben, Aquawalking oder sanftes Schwimmen können den Druck aus dem Becken nehmen und zugleich die Muskulatur lockern.

Denise, 39 Jahre

„Ich habe für mich gelernt: Es gibt drei Perioden. Die körperliche, die emotionale – und die sportliche. Die körperliche bringt Schmerzen. Die emotionale bringt oft Tränen. Und die sportliche? Die zeigt mir, wann mein Körper bereit ist. Manchmal tanze ich barfuß, mit geschlossenen Augen. Und merke: Ich bewege mich. Ganz bei mir. Ganz in meinem Tempo."

Ihr Energielevel als Kompass

Anstatt starren Trainingsplänen zu folgen, kann es hilfreich sein, eine persönliche Bewegungsskala zu entwickeln. Sie orientiert sich an Ihrem jeweiligen Energielevel – nicht an Erwartungen:

Energielevel:	Empfohlene Bewegung
1–2	Wärme, Ruhe, Atemübungen, Körperreisen
3–4	Dehnen im Liegen, Yin-Yoga, warme Bäder
5–6	Spaziergänge, leichtes Schwimmen, sanfte Mobilisation
7–10	Pilates, längeres Yoga, moderates Radfahren, gezieltes Training

Fragen Sie sich: Wo bin ich heute? Und lassen Sie sich von dieser Antwort leiten – nicht von einem festen Plan.

Manchmal ist die Antwort nicht sofort klar. Bewegung – ja oder lieber nicht? Dann beginnen Sie mit einem Moment der bewussten Körperwahrnehmung:

Kleine Übung: Körper spüren – in 3 min.

Legen Sie sich bequem hin oder setzen Sie sich stabil auf einen Stuhl.
Schließen Sie, wenn möglich, die Augen.
Lenken Sie nun Ihre Aufmerksamkeit langsam von oben nach unten durch Ihren Körper:
Beginnen Sie bei Ihrer Stirn … spüren Sie Ihre Augen … den Kiefer …
Dann wandern Sie weiter – über Nacken, Schultern, Arme, Brustraum, Bauch, Becken, Beine bis zu den Füßen.

Bleiben Sie jeweils einen Atemzug lang bei jeder Körperregion.
Fragen Sie sich dabei nicht: „Tut hier etwas weh?", sondern: „Was ist gerade da?" Ohne Urteil. Einfach wahrnehmen.
Diese Übung hilft Ihnen, Ihre Entscheidung nicht im Kopf zu treffen – sondern im Körper. Und genau das ist der liebevollste Kompass: Ihr Spüren.

Ob und wie Sie sich während Ihrer Menstruation bewegen, ist keine Frage von Disziplin. Es ist eine Frage der Verbindung zu sich selbst.

Wenn Sie in Kontakt mit Ihrem Körper bleiben, werden Sie spüren, wann Bewegung stärkt – und wann Ruhe heilt.

Beides ist erlaubt. Beides ist wertvoll. Und beides ist Selbstfürsorge.
Denn: Ihr Körper verdient kein „Funktionieren".
Er verdient Aufmerksamkeit. Mitgefühl. Und Ihren Respekt.

Das Bewegungstagebuch

Klein – aber wirksam. Manchmal braucht es kein großes Programm, sondern nur einen kurzen Eintrag, eine ehrliche Notiz. Ihr Körper spricht – und dieses Tagebuch hilft Ihnen, seine Sprache zu verstehen.

Warum ein Bewegungstagebuch?

Bewegung kann bei Endometriose heilsam sein – aber nur, wenn sie im Einklang mit Ihrem Körper geschieht. Dieses Tagebuch soll Sie dabei unterstützen, Ihren ganz persönlichen Bewegungsrhythmus zu entdecken.

Nicht, um Leistung zu messen. Sondern um zuzuhören:

Wie reagiert mein Körper? Was tut mir gut? Und was nicht?
Wenn Sie regelmäßig aufschreiben, wie Sie sich vor, während und nach der Bewegung fühlen, entstehen mit der Zeit wertvolle Erkenntnisse:

- Wann hilft Bewegung wirklich?
- Wann ist Ruhe hilfreicher?
- Welche Bewegungsformen unterstützen mich – körperlich, emotional, mental?

Ziel ist nicht Disziplin. Sondern Verbindung. Mit Ihrem Körper. Mit Ihrer Energie. Mit Ihrem inneren Kompass.

Tagesprotokoll

Datum ____________________
Zyklustag (optional) ____________________
Energie heute (Skala 1–10) ________

Körperliche Symptome

- Unterbauchschmerzen
- Rückenschmerzen
- Erschöpfung
- Blähbauch
- Stimmungsschwankungen
- Übelkeit
- Andere

Bewegung heute

(z. B. Spaziergang, Yin-Yoga, Atemübung im Bett, keine Bewegung)

Dauer ______ Minuten
Hilfsmittel
(z. B. Wärme, Yogamatte, Fitnessgerät)
(z. B. Wärme, Fitnessgerät....)

Während der Bewegung habe ich mich so gefühlt

Nach der Bewegung habe ich mich so gefühlt

Das möchte ich mir für morgen merken

Bewegung mit Orientierung – nicht als Zwang

Vor dem Training: Bin ich heute bereit?
Nehmen Sie sich einen Moment Zeit, um achtsam in sich hineinzuspüren.
Die folgenden Fragen können Ihnen dabei helfen:

- Habe ich mich bewusst gefragt, wie es mir heute geht?
- Habe ich starke Schmerzen, die eher Ruhe brauchen?
- Spüre ich ein Bedürfnis nach Bewegung – oder nach Schutz?
- Habe ich ausreichend geschlafen, gegessen und geatmet – oder fehlt mir etwas?
- Fühlt sich Bewegung heute leicht und stimmig an – oder eher belastend?

Wenn Sie zwei oder drei Fragen mit „Ja" beantworten können:

Probieren Sie eine sanfte Bewegungseinheit.

Wenn nicht:

Erlauben Sie sich bewusst einen Pausentag. Auch das ist eine Form von Bewegung – nach innen

Meine Notfall-Bewegungstools
Für Tage, an denen gar nichts geht – außer vielleicht ein Atemzug.

- Tiefe Bauchatmung (z. B. 4 s ein, 6 aus – für 5–10 min)
- Kindhaltung im Bett mit Wärmekissen
- Beine an der Wand – zur Entlastung von Bauch & Rücken
- Beckenschaukel im Liegen – kleine, sanfte Bewegungen
- Schritt nach draußen: Balkon, Terrasse, Garten
- 3 min barfuß tanzen – Augen zu, Lieblingslied an

Was auch immer Sie heute tun – oder lassen: Wenn es in Verbindung mit Ihrem Körper geschieht, ist es genau richtig.

Emilia, 23 Jahre

Emilia fühlte sich oft überfordert: An manchen Tagen ging Bewegung ihr leicht von der Hand – an anderen verursachte schon ein Spaziergang Erschöpfung.

Erst durch das Führen eines Bewegungstagebuchs erkannte sie, dass ihr Energielevel meist kurz vor der Periode absank – und Yoga an diesen Tagen eher stresste als half.

„Früher dachte ich, ich sei einfach inkonsequent. Jetzt weiß ich: Mein Körper spricht mit mir – und ich habe gelernt, zuzuhören."

Bewegung ist mehr als ein physischer Akt. Sie ist Beziehung. Eine Einladung, den eigenen Körper nicht nur als Ort von Schmerz, sondern auch als Raum für Lebendigkeit, Wandel und Würde zu erfahren.

Vielleicht tanzen Sie nicht jeden Tag. Vielleicht liegen Sie manchmal einfach nur da und atmen. Beides ist Bewegung. Beides ist Verbindung. Wenn Sie beginnen, nicht gegen Ihren Körper zu arbeiten – sondern mit ihm –, entsteht etwas Neues: Vertrauen. Und mit diesem Vertrauen wächst Schritt für Schritt Ihre Kraft.

Ihr Tempo zählt. Ihr Spüren zählt. Ihre Geschichte zählt.

Im nächsten Kapitel richten wir den Blick auf eine besonders sensible Lebensphase: die Jugend. Was bedeutet es, als junge Frau mit Endometriose zu leben – wenn der Körper sich ohnehin im Wandel befindet?

Wir begleiten die ersten Schmerzen, die ersten Fragen und die ersten Schritte in Richtung Unterstützung, Verständnis und Selbstfürsorge.

Literatur

Armour, M., Ee, C. C., Naidoo, D., Ayati, Z., Chalmers, K. J., Steel, K. A., de Manincor, M. J., & Delshad, E. (2019). Exercise for dysmenorrhoea. The Cochrane Database of Systematic Reviews, 9(9), CD004142. https://doi.org/10.1002/14651858.CD004142.pub4

Baranwal, N., Yu, P. K., & Siegel, N. S. (2023). Sleep physiology, pathophysiology, and sleep hygiene. Progress in Cardiovascular Diseases, 77, 59–69. https://doi.org/10.1016/j.pcad.2023.02.005

Cetera, G. E., Merli, C. E. M., Boero, V., Caia, C., Facchin, F., Barbara, G., Monti, E., & Vercellini, P. (2023). Central Sensitization in Vulvodynia and Endometriosis: What Have We Been Overlooking So Far? Obstetrical & Gynecological Survey, 78(12), 745–758. https://doi.org/10.1097/OGX.0000000000001183

Clauss, M., Gérard, P., Mosca, A., & Leclerc, M. (2021). Interplay Between Exercise and Gut Microbiome in the Context of Human Health and Performance. Frontiers in Nutrition, 8, 637010. https://doi.org/10.3389/fnut.2021.637010

Gonçalves, A. V., Barros, N. F., & Bahamondes, L. (2017). The Practice of Hatha Yoga for the Treatment of Pain Associated with Endometriosis. Journal of Alternative and Complementary Medicine (New York, N.Y.), 23(1), 45–52. https://doi.org/10.1089/acm.2015.0343

Kyama, C. M., Overbergh, L., Mihalyi, A., Meuleman, C., Mwenda, J. M., Mathieu, C., & D'Hooghe, T. M. (2008). Endometrial and peritoneal expression of aromatase, cytokines, and adhesion factors in women with endometriosis. Fertility and Sterility, 89(2), 301–310. https://doi.org/10.1016/j.fertnstert.2007.02.057

Mikkelsen, K., Stojanovska, L., Polenakovic, M., Bosevski, M., & Apostolopoulos, V. (2017). Exercise and mental health. Maturitas, 106, 48–56. https://doi.org/10.1016/j.maturitas.2017.09.003

Mikocka-Walus, A., Druitt, M., O'Shea, M., Skvarc, D., Watts, J. J., Esterman, A., Tsaltas, J., Knowles, S., Harris, J., Dowding, C., Parigi, E., & Evans, S. (2021). Yoga, cognitive–behavioural therapy versus education to improve quality of life and reduce healthcare costs in people with endometriosis: A randomised controlled trial. BMJ Open, 11(8), e046603. https://doi.org/10.1136/bmjopen-2020-046603

Moldoveanu, A. I., Shephard, R. J., & Shek, P. N. (2001). The cytokine response to physical activity and training. Sports Medicine (Auckland, N.Z.), 31(2), 115–144. https://doi.org/10.2165/00007256-200131020-00004

Montenegro, M. L., Bonocher, C. M., Meola, J., Portella, R. L., Ribeiro-Silva, A., Brunaldi, M. O., Ferriani, R. A., & Rosa-E-Silva, J. C. (2019). Effect of Physical Exercise on Endometriosis Experimentally Induced in Rats. Reproductive Sciences (Thousand Oaks, Calif.), 26(6), 785–793. https://doi.org/10.1177/1933719118799205

Peluso, M. A. M., & Andrade, L. H. S. G. de. (2005). PHYSICAL ACTIVITY AND MENTAL HEALTH: THE ASSOCIATION BETWEEN EXERCISE AND MOOD. Clinics, 60(1), 61–70. https://doi.org/10.1590/S1807-59322005000100012

Penedo, F. J., & Dahn, J. R. (2005). Exercise and well-being: A review of mental and physical health benefits associated with physical activity. Current Opinion in Psychiatry, 18(2), 189–193. https://doi.org/10.1097/00001504-200503000-00013

Peretro, G., Ballico, A. L., Avelar, N. C. de, Haupenthal, D. P. D. S., Arcêncio, L., & Haupenthal, A. (2024). Comparison of aquatic physiotherapy and therapeutic exercise in patients with chronic low back pain. Journal of Bodywork and Movement Therapies, 38, 399–405. https://doi.org/10.1016/j.jbmt.2023.10.006

Ravins, I., Joseph, G., & Tene, L. (2023). The Effect of Practicing „Endometriosis Yoga" on Stress and Quality of Life for Women with Endometriosis: AB Design Pilot Study. Alternative Therapies in Health and Medicine, 29(3), 8–14.

Scheffer, D. da L., & Latini, A. (2020). Exercise-induced immune system response: Anti-inflammatory status on peripheral and central organs. Biochimica Et Biophysica Acta. Molecular Basis of Disease, 1866(10), 165823. https://doi.org/10.1016/j.bbadis.2020.165823

Spiljar, M., Steinbach, K., Rigo, D., Suárez-Zamorano, N., Wagner, I., Hadadi, N., Vincenti, I., Page, N., Klimek, B., Rochat, M.-A., Kreutzfeldt, M., Chevalier, C., Stojanović, O., Bejuy, O., Colin, D., Mack, M., Cansever, D., Greter, M., Merkler, D., & Trajkovski, M. (2021). Cold exposure protects from neuroinflammation Ihrough immunologic reprogramming. Cell Metabolism, 33(11), 22312246.e8. https://doi.org/10.1016/j.cmet.2021.10.002

Tassinari, V., Smeriglio, A., Stillittano, V., Trombetta, D., Zilli, R., Tassinari, R., Maranghi, F., Frank, G., Marcoccia, D., & Di Renzo, L. (2023). Endometriosis Treatment: Role of Natural Polyphenols as Anti-Inflammatory Agents. Nutrients, 15(13), 2967. https://doi.org/10.3390/nu15132967

Thiel, P. S., Bougie, O., Pudwell, J., Shellenberger, J., Velez, M. P., & Murji, A. (2024). Endometriosis and mental health: A population-based cohort study. American Journal of Obstetrics and Gynecology, 230(6), 649.e1-649.e19. https://doi.org/10.1016/j.ajog.2024.01.023

Tourny, C., Zouita, A., El Kababi, S., Feuillet, L., Saeidi, A., Laher, I., weiß, K., Knechtle, B., & Zouhal, H. (2023). Endometriosis and physical activity: A narrative review. International Journal of Gynaecology and Obstetrics: The Official Organ of the International Federation of Gynaecology and Obstetrics, 163(3), 747–756. https://doi.org/10.1002/ijgo.14898

Werner, F., Jasinski, V., Velho, R. V., Sehouli, J., & Mechsner, S. (2025). The role of self-management in endometriosis pain: Insights from a cross-sectional survey in Germany, Austria, and Switzerland. Archives of Gynecology and Obstetrics, 312(2), 425–434. https://doi.org/10.1007/s00404-025-08019-1

Westcott, W. L. (2012). Resistance training is medicine: Effects of strength training on health. Current Sports Medicine Reports, 11(4), 209–216. https://doi.org/10.1249/JSR.0b013e31825dabb8

Xie, M., Qing, X., Huang, H., Zhang, L., Tu, Q., Guo, H., & Zhang, J. (2025). The effectiveness and safety of physical activity and exercise on women with endometriosis: A systematic review and meta-analysis. PloS One, 20(2), e0317820. https://doi.org/10.1371/journal.pone.0317820

6

Endometriose bei Jugendlichen und jungen Frauen

Endometriose wurde lange Zeit vor allem als Erkrankung erwachsener Frauen verstanden. Heute wissen wir jedoch: Die Symptome beginnen bei vielen Betroffenen bereits in der Jugend – oft mit der ersten Menstruation (DiVasta et al. 2018). Zahlreiche Studien und Erfahrungsberichte zeigen, dass junge Mädchen und Frauen häufig unter starken Schmerzen leiden, über Jahre hinweg verunsichert sind und sich mit ihren Beschwerden nicht ernst genommen fühlen. Die Diagnose erfolgt oft erst spät – nach langem Suchen und vielen belastenden Erfahrungen. Dieses Kapitel richtet sich gezielt an Jugendliche, junge Erwachsene und ihre Familien. Es möchte dazu ermutigen, den eigenen Körper ernst zu nehmen, Beschwerden nicht zu bagatellisieren und sich frühzeitig Unterstützung zu holen. Denn je früher Endometriose erkannt und behandelt wird, desto besser lässt sich ein Fortschreiten der Erkrankung verlangsamen – und desto größer sind die Chancen auf ein selbstbestimmtes, erfülltes Leben trotz Diagnose. Zugleich wendet sich dieses Kapitel an Eltern, Lehrkräfte und medizinisches Fachpersonal: Was ist bei jungen Betroffenen anders? Wie kann ein sensibler Umgang mit Menstruationsbeschwerden, Scham, Beziehungsthemen oder Fragen zur Fruchtbarkeit gelingen? Welche konkreten Unterstützungsangebote gibt es im Alltag, in der Schule oder im Gesundheitssystem?

Mit persönlichen Erfahrungsberichten, Fallbeispielen und praxisnahen Empfehlungen möchte dieses Kapitel zeigen: Junge Menschen mit Endometriose sind nicht allein. Es gibt Wege, sie zu stärken, ihnen Orientierung zu geben und gemeinsam einen hilfreichen Umgang mit der Erkrankung zu finden – von Anfang an.

A. Falconnier und V. Schulte, *Endometriose verstehen und bewältigen*,
https://doi.org/10.1007/978-3-662-72774-4_6

Starke Regelschmerzen bei Jugendlichen sind nicht automatisch „normal".
Je früher Endometriose erkannt wird, desto besser kann geholfen werden (Brawn
et al. 2014).

6.1   Erste Periode – erste Schmerzen: Was ist (nicht) normal?

Die erste Menstruation – medizinisch „Menarche" genannt – ist für viele Mädchen ein bedeutsamer Moment. Sie markiert den Beginn der geschlechtlichen Reife, ist häufig mit Neugier, Unsicherheit, aber auch Stolz verbunden. Gleichzeitig ist sie ein körperlicher Umbruch, der neue Erfahrungen mit sich bringt – darunter oft auch Schmerzen. Doch wie viele Schmerzen sind eigentlich „normal"? Und ab wann sollte man hellhörig werden?

Ein neuer Lebensabschnitt – und erste Beschwerden

Viele Jugendliche erleben ihre erste Periode zwischen dem 11. und 14. Lebensjahr. Während bei einigen Mädchen die Blutung nahezu beschwerdefrei abläuft, klagen andere bereits bei der ersten oder zweiten Regelblutung über Bauchkrämpfe, Rückenschmerzen, Übelkeit oder Kreislaufprobleme. Solche Beschwerden gelten gemeinhin als „typisch" für die Periode. Tatsächlich ist es nicht ungewöhnlich, dass die Gebärmutter durch Kontraktionen versucht, die Schleimhaut abzustoßen, was sich in ziehenden oder krampfartigen Schmerzen äußern kann.

Doch was viele nicht wissen: Nicht alle Schmerzen sind harmlos. Wenn die Beschwerden regelmäßig zu Schulfehltagen, starker Erschöpfung oder sozialem Rückzug führen, kann dies ein Hinweis darauf sein, dass mehr dahintersteckt – zum Beispiel eine Endometriose (Shim et al. 2024).

Lena, 15 Jahre

„Ich dachte, das sei halt so", Lena erinnert sich gut an ihre erste Periode:

„Schon bei der zweiten Blutung lag ich im Bett und konnte nicht aufstehen. Ich hatte so starke Schmerzen im Unterleib, dass mir schwarz vor Augen wurde. Meine Mutter meinte, das wäre bei ihr auch so gewesen, und dass ich mich daran gewöhnen würde. Ich habe ihr geglaubt, drei Jahre lang."

Lena hat erst mit 14 Jahren zum ersten Mal eine Frauenärztin aufgesucht. Nach weiteren Untersuchungen und einer laparoskopischen Operation erhielt sie mit 15 Jahren die Diagnose: Endometriose.

Was ist (nicht) normal? – Die Grenze zwischen „gewöhnlich" und behandlungsbedürftig

Viele junge Mädchen und auch deren Eltern wissen nicht, wo die Grenze zwischen „normalen" Menstruationsbeschwerden und behandlungsbedürftigen Schmerzen liegt. Im Alltag kursieren zahlreiche Mythen:

- „Regelschmerzen gehören einfach dazu."
- „Du musst da durch, das haben alle Frauen."
- „Wenn du erst einmal ein Kind bekommen hast, wird das besser."

Diese Aussagen können gefährlich sein, denn sie führen dazu, dass ernsthafte Beschwerden ignoriert oder bagatellisiert werden.

Einige Merkmale, die auf eine mögliche Endometriose bereits in jungen Jahren hinweisen können, sind (Benagiano et al. 2018):

- Starke Menstruationsschmerzen, die nicht durch Wärme oder gängige Schmerzmittel (wie Ibuprofen) ausreichend gelindert werden können.
- Schmerzen, die nicht nur während, sondern auch vor oder nach der Periode auftreten.
- Krämpfe, die den Alltag einschränken (z. B. Schulverzicht, Rückzug von Freizeitaktivitäten).
- Magen-Darm-Beschwerden während der Menstruation (z. B. Übelkeit, Durchfall, Schmerzen beim Stuhlgang).
- Schmerzen beim Wasserlassen oder häufiger Harndrang während der Periode.
- Ein frühes Auftreten zyklusunabhängiger Schmerzen im Becken oder Rücken.
- Menstruationsblutungen, die außergewöhnlich stark sind oder länger als sieben Tage anhalten.

Diese Symptome können schon in der Pubertät auftreten und sollten ernst genommen werden. Frühzeitige medizinische Abklärung kann dabei helfen, chronische Verläufe zu verhindern oder zumindest abzumildern (Dowlut-McElroy & Strickland 2017).

Checkliste für Jugendliche und Eltern – Wann sollte ärztlich abgeklärt werden?

- Die Regelschmerzen sind regelmäßig stark und dauern länger als zwei Tage an

- Schmerzmittel helfen wenig oder gar nicht
- Die Periode geht häufig mit Übelkeit, Erbrechen oder Kreislaufproblemen einher
- Schule, Freizeit oder Hobbys leiden unter den Beschwerden
- Es treten während der Menstruation zusätzlich Magen-Darm- oder Blasenprobleme auf
- Das Mädchen hat das Gefühl, „nicht mehr normal" zu sein oder sich stark zurückziehen zu müssen

Warum so viele Mädchen unbehandelt bleiben

Der Weg zur Diagnose ist oft lang – im Schnitt vergehen mehrere Jahre zwischen ersten Symptomen und der endgültigen Diagnose. Bei Jugendlichen ist diese Zeitspanne häufig noch länger. Warum?

Ein zentrales Problem ist das mangelnde Wissen über Endometriose bei jungen Menschen, sowohl bei Betroffenen als auch im sozialen und medizinischen Umfeld (Wróbel et al. 2022). Viele Mädchen schämen sich, über ihre Beschwerden zu sprechen. Menstruation ist auch heute noch oft ein Tabuthema, über das in Familien und Schulen nicht offen gesprochen wird. Lehrkräfte wissen meist nicht, wie stark Endometriose-Schmerzen sein können und entschuldigen häufige Fehlzeiten skeptisch. Auch im medizinischen Bereich wird Jugendlichen mit Zyklusschmerzen häufig gesagt, sie müssten „abwarten, bis sich der Zyklus einpendelt". Nicht selten wird eine hormonelle Verhütung als Standardlösung verordnet – ohne weitere Ursachenforschung.

Brigitte, 16 Jahre

Brigitte hat erst nach mehreren Arztbesuchen die Diagnose erhalten:

„Ich war in der achten Klasse ständig krankgeschrieben, weil ich wegen der Schmerzen nicht in die Schule konnte. Mein Hausarzt meinte, ich solle mehr Sport machen und mir Magnesium nehmen. Erst als ich nicht mehr am Sportunterricht teilnehmen konnte und meine Mutter darauf bestanden hat, wurde ich ernst genommen. Eine Frauenärztin hat mich dann endlich weiterüberwiesen."

Was können Eltern und Jugendliche tun?

Endometriose beginnt oft früher, als viele denken. Die ersten Anzeichen zeigen sich häufig schon in der Pubertät, etwa mit der ersten oder zweiten Menstruation (Dovey & Sanfilippo 2010). Doch gerade bei jungen Mädchen werden diese frühen Symptome noch viel zu selten richtig erkannt. Schmerzen gelten als „normal", werden bagatellisiert oder einfach „ausgesessen"

(Requadt et al. 2024). Dabei ist es gerade in dieser Lebensphase wichtig, gut hinzuschauen, zuzuhören und ernst zu nehmen, was der Körper zeigt.

Ein zentraler Baustein ist Wissen. Mädchen sollten frühzeitig darüber aufgeklärt werden, was im Körper während des Zyklus passiert und dass nicht jede Menstruation automatisch mit Schmerzen einhergehen muss. Sie dürfen ermutigt werden, ihren Zyklus aktiv zu beobachten, Veränderungen wahrzunehmen und offen über Beschwerden zu sprechen, ohne Angst vor Abwertung oder dem Gefühl, sich nicht so anstellen zu dürfen.

Hilfreich ist dabei eine zyklusbasierte Dokumentation – zum Beispiel in einer App oder einem handschriftlichen Tagebuch. So lassen sich Muster erkennen: Wann treten die Schmerzen auf? Wie stark sind sie? Welche Begleitsymptome gibt es? Diese Informationen sind auch für ärztliche Gespräche später sehr wertvoll.

Eltern nehmen eine wichtige Rolle ein. Gerade Mütter vergleichen unbewusst oft mit ihren eigenen Erfahrungen, dabei ist jeder Körper anders. Entscheidend ist nicht, wie „normal" die eigenen Regelschmerzen früher waren, sondern wie stark das eigene Kind heute leidet.

Ein wertschätzender Umgang, der nicht urteilt, sondern fragt und zuhört, kann viel bewirken. Wenn ein Mädchen regelmäßig unter starken Beschwerden leidet, gehört sie nicht nur mit einer Wärmflasche ins Bett, sondern in die Hände von Fachleuten. Ideal ist eine frauenärztliche Praxis, die Erfahrung mit Jugendlichen und mit Endometriose hat. Die gynäkologische Untersuchung kann bei jungen Mädchen angepasst oder durch Gespräche ergänzt werden – wichtig ist vor allem, dass sie sich ernst genommen fühlen.

Auch das schulische Umfeld kann viel dazu beitragen, Belastung zu reduzieren. Verständnisvolle Lehrerinnen und Lehrer, flexible Lösungen bei Sport oder Prüfungen sowie schulärztliche Beratung sind hilfreiche Bausteine. In manchen Fällen kann auch ein ärztliches Attest sinnvoll sein, etwa, wenn es um wiederholte Fehlzeiten oder die Teilnahme am Sportunterricht geht. So lassen sich unnötiger Druck und Missverständnisse vermeiden.

Je früher, desto besser
Schmerzen sind kein Zeichen von Schwäche. Sie sind ein Signal des Körpers und sie verdienen Beachtung (Lazzeri et al. 2023). Gerade bei Jugendlichen, bei denen Endometriose bislang noch viel zu selten mitgedacht wird, kann eine frühzeitige Auseinandersetzung mit dem Zyklusgeschehen entscheidend sein.

Endometriose ist nicht heilbar, aber gut behandelbar. Vorausgesetzt, sie wird erkannt. Und genau hier liegt das Problem: Damit eine Diagnose gestellt werden kann, müssen junge Menschen lernen dürfen, ihrem Körper zu vertrauen und Erwachsene müssen bereit sein, zuzuhören, hinzusehen und zu handeln.

6.2 Der lange Weg zur Diagnose: Erfahrungsberichte junger Frauen

Endometriose ist eine chronische Erkrankung, die häufig erst Jahre nach dem Auftreten der ersten Symptome korrekt diagnostiziert wird. Besonders für Mädchen und junge Frauen, die bereits in der Pubertät unter heftigen Schmerzen leiden, beginnt damit ein oft zermürbender Weg – geprägt von Unverständnis, Fehldiagnosen und zahllosen Arztbesuchen.

In diesem Abschnitt beleuchten wir, warum die Diagnose so häufig auf sich warten lässt, welche Hürden Betroffene überwinden müssen und wie sich dieser Prozess auf das Leben junger Menschen und ihrer Familien auswirkt.

6.2.1 Warum dauert es so lange?

Die durchschnittliche Zeit von den ersten Symptomen bis zur Diagnose liegt bei etwa sieben bis zehn Jahren – bei Jugendlichen kann es sogar noch länger dauern. Das hat verschiedene Gründe:

- Unzureichendes Wissen und Bewusstsein: Endometriose wird bei jungen Mädchen häufig nicht in Betracht gezogen. Viele Ärzte sehen die starken Regelschmerzen als „typisch pubertär" an (Mama 2018).
- Tabuisierung der Menstruation: Mädchen sprechen oft nicht offen über ihre Beschwerden, aus Scham, Angst vor Ablehnung oder weil sie denken, ihre Schmerzen seien normal.
- Fehlende Spezialisierung: Nicht jeder Frauenarzt ist auf Endometriose spezialisiert, und für Jugendliche gibt es oft nur wenige gynäkologische Angebote.
- Unspezifische Symptome: Endometriose äußert sich nicht nur durch Unterleibsschmerzen, sondern auch durch Beschwerden im Darm, der Blase oder durch unerklärliche Müdigkeit, was die Diagnostik erschwert.
- Invasive Diagnostik: Die sichere Diagnose erfolgt häufig erst durch eine Bauchspiegelung (Laparoskopie), was gerade bei Minderjährigen mit Ängsten und bürokratischen Hürden verbunden ist.

Maya, 19 Jahre

Maya war 13, als die Schmerzen begannen. Monat für Monat krümmte sie sich vor Krämpfen, blieb der Schule fern, lag stundenlang im Bett. Heute ist sie 19 und erinnert sich: „Ich habe mich oft krankgemeldet, weil ich es einfach nicht ausgehalten habe. Aber die Lehrer sagten nur, ich solle mich nicht so anstellen. Der Hausarzt meinte, das seien ganz normale Regelschmerzen. Meine Mutter wollte mir helfen, aber auch sie war unsicher, wie ernst konnte das schon sein? Erst als ich wegen starker Schmerzen ins Krankenhaus kam, wurde ich endlich ernst genommen. Von dort wurde ich zu einer Spezialistin überwiesen, das war der Wendepunkt." Maya hat nun eine Diagnose, aber sie beschreibt die Jahre davor als eine Zeit voller Frustration, Angst und Isolation.

6.2.2 Der emotionale Tribut – Zwischen Zweifel und Selbstzweifel

Endometriose ist nicht nur eine körperliche Erkrankung. Besonders bei jungen Menschen hinterlässt sie auch seelisch Spuren, oft lange, bevor eine Diagnose gestellt wird. Wenn Schmerzen regelmäßig auftreten, aber niemand sie ernst nimmt, entsteht nicht nur körperlicher Leidensdruck, sondern auch ein Gefühl von Einsamkeit, Hilflosigkeit und Ohnmacht (Panvino et al. 2025).

Viele Jugendliche und junge Frauen erleben genau das: Sie suchen nach Worten für das, was sie empfinden – und stoßen auf Unverständnis. Sätze wie „Das ist halt die Pubertät", „Regelschmerzen sind ganz normal" oder „Andere haben das auch" bewirken nicht Trost, sondern das Gegenteil: Zweifel am eigenen Erleben. Was bleibt, ist das Gefühl, sich nicht so anstellen zu dürfen oder sogar „falsch" zu sein.

Wenn Schmerzen ständig da sind, aber im Umfeld nicht gespiegelt werden, beginnen viele, an sich selbst zu zweifeln. Sie verdrängen ihre Beschwerden, nehmen zu viele Schmerzmittel, funktionieren irgendwie weiter, oft über die eigenen Grenzen hinweg. Das kann auf Dauer nicht nur körperlich erschöpfen, sondern auch psychisch krank machen (Gallagher et al. 2018).

Angst, depressive Verstimmungen, Schuldgefühle oder sozialer Rückzug sind keine seltenen Begleiterscheinungen. Besonders in einer Lebensphase, in der Identität, Körperbild und Selbstwert noch im Aufbau sind, kann chronischer Schmerz tiefgreifende Auswirkungen haben. Freundschaften verändern sich, Hobbys werden aufgegeben, das Vertrauen in den eigenen Körper schwindet.

Viele junge Menschen entwickeln das Gefühl, nicht zu genügen, nicht „normal" zu sein. Hinzu kommt die Unsicherheit darüber, was eigentlich mit dem eigenen Körper passiert. Ohne Diagnose, ohne Antworten und ohne Halt ist die emotionale Belastung oft mindestens so groß wie die körperliche.

Ursula, 17 Jahre

„Ich dachte, ich wäre einfach schwach. Ich habe mich so oft gefragt, warum ich das nicht aushalte, andere tun das ja auch. Ich habe die Schmerzen niemandem erzählt, nicht mal meiner Mutter. Ich hatte Angst, dass sie denkt, ich übertreibe oder will nur nicht zur Schule.

Als ich dann endlich die Diagnose bekam, war es auch ein Schock, aber irgendwie auch eine Erleichterung. Ich war nicht verrückt. Ich war nicht empfindlich. Es gab wirklich einen Grund für all das. Endlich wusste ich, warum ich so leide. Und dass es nicht meine Schuld war."

6.2.3 Was hilft auf seelischer Ebene?

Gerade deshalb ist es so wichtig, auch die psychische Belastung junger Betroffener ernst zu nehmen. Es braucht einen Raum, in dem Jugendliche über ihre Erfahrungen sprechen dürfen, ohne Scham, ohne Rechtfertigung. Eltern, Lehrkräfte und medizinisches Fachpersonal sollten sich bewusst machen, wie groß der innere Druck sein kann, wenn körperliche Symptome übersehen oder kleingeredet werden (Gupta et al. 2018).

Was hilft, ist eine Haltung der Offenheit, des Vertrauens und der Unterstützung:

- Ein achtsames Gespräch ohne Bewertung.
- Der Satz: „Ich glaube dir."
- Die Einladung: „Erzähl mir, wie es dir geht."
- Die Bestärkung: „Du musst das nicht allein tragen."

Auch der Zugang zu psychologischer Beratung oder psychosozialer Begleitung kann entlasten, besonders, wenn Ängste, depressive Verstimmungen oder soziale Isolation bereits spürbar sind (Friedl et al. 2015).

Denn Endometriose ist nicht nur eine körperliche Herausforderung. Sie betrifft die ganze Person und verdient auch als solche ganzheitliche Unterstützung.

Wer in jungen Jahren unter wiederkehrenden, starken Schmerzen leidet, erwartet Hilfe und bekommt oft nur Schulterzucken. Bis jemand das Wort „Endometriose" überhaupt ausspricht, vergehen oft viele Termine und noch mehr Frustration. Statt einer gezielten Untersuchung erleben viele Betroffene eine Reihe von Fehldiagnosen: Reizdarmsyndrom, psychosomatische Beschwerden oder schlicht „Pubertätsprobleme". Wer mit starken Regelschmerzen oder zyklusabhängigen Beschwerden Hilfe sucht, bekommt häufig zunächst allgemeine Maßnahmen:

- Schmerzmittel gegen die Krämpfe,
- Hormonpräparate zur Zyklusregulation,
- manchmal sogar Antidepressiva, wenn Erschöpfung oder Ängste hinzukommen.

All das kann im Einzelfall hilfreich sein, aber nur, wenn die Ursache hinter den Beschwerden verstanden wurde. Genau das passiert bei Endometriose oft (zu) spät. Eine gründliche Abklärung fehlt, nicht aus böser Absicht, sondern weil Zeit, Wissen oder das nötige Bewusstsein fehlen (Simpson et al. 2021). Besonders Jugendliche erhalten seltener eine Überweisung zur weiterführenden Diagnostik, etwa zu spezialisierten Fachärzt*innen oder Endometriosezentren.

Ein zusätzlicher Stolperstein: Die bislang einzige Methode, mit der Endometriose sicher nachgewiesen werden kann – die Bauchspiegelung (Laparoskopie) – ist ein operativer Eingriff (de Sanctis et al. 2018). Das schreckt viele ab. Vor allem bei jungen Patientinnen zögern Ärzt*innen häufig, diesen Schritt zu empfehlen. Solange keine eindeutigen Befunde vorliegen, bleibt die Krankheit oft ein „Verdacht", über den man nicht gern spricht. Doch gerade dieses Zögern kann zur Belastung werden, für die Betroffenen und ihr Umfeld.

Dabei geht es nicht darum, vorschnell zu operieren. Vielmehr braucht es ein aufmerksames Hinsehen, ein offenes Gespräch, ein gemeinsames Abwägen. Endometriose ist individuell, genauso sollte auch der Weg zur Diagnose sein.

Hinzu kommt: Die körperliche Entwicklung in der Pubertät ist ohnehin voller Veränderungen. Was für die Medizin altersgerecht erscheint, kann sich für die Betroffene unerträglich anfühlen. Und nicht alle Jugendlichen finden sofort die Worte für das, was sie spüren. Umso wichtiger ist es, dass medizinisches Fachpersonal aktiv fragt, aufmerksam zuhört und auch das wahrnimmt, was zwischen den Zeilen gesagt wird.

6.2.4 Was braucht es stattdessen?

Eine aufgeschlossene, sensible Haltung und den Mut, auch bei jungen Menschen eine ernsthafte gynäkologische Ursache in Betracht zu ziehen. Nicht alles, was jung aussieht, ist „harmlos". Und nicht alles, was sich nicht sofort erklären lässt, ist „psychisch".

Was hilft:

- Beschwerden ernst nehmen, auch wenn sie schwer greifbar sind
- Zyklusdokumentation aktiv unterstützen und auswerten
- Bei wiederkehrenden Schmerzen frühzeitig an Endometriose denken
- Kontakt zu spezialisierten Anlaufstellen suchen
- Keine „Beruhigungstherapien", sondern echte Aufklärung

Denn jede frühe Diagnose kann nicht nur die medizinische Versorgung verbessern, sondern auch ein starkes Signal setzen: *„Du wirst gesehen. Und dein Schmerz ist real."*

Ein optimaler Diagnoseprozess sollte frühzeitig beginnen, sobald starke oder ungewöhnliche Schmerzen auftreten. Einfühlsame Ärzt*innen hören genau zu, nehmen Symptome ernst und schlagen ggf. eine interdisziplinäre Abklärung vor (Gynäkologie, Kinder- und Jugendmedizin, Schmerztherapie).

Wichtig sind:

- ein ausführliches Gespräch über Symptome und deren Auswirkungen auf den Alltag.
- Dokumentation des Zyklus und der Beschwerden (z. B. durch Tagebuch oder App).
- Ausschluss anderer Ursachen (z. B. Infektionen, entzündliche Darmerkrankungen).
- bei Verdacht Überweisung an ein spezialisiertes Endometriosezentrum.
- Aufklärung über Diagnoseverfahren und Therapieoptionen.

Lara, 18 Jahre

„Die erste Frauenärztin hat meine Schmerzen ignoriert. Nach einem Jahr wechselte ich die Praxis, und die neue Ärztin hat mich sofort weiter überwiesen. Die Untersuchungen waren zwar unangenehm, aber sie hat mir viel erklärt und Mut gemacht. Das war der Anfang vom Ende meiner jahrelangen Schmerzen."

> **Tipp**
>
> **Was Sie tun können – für junge Frauen und ihre Familien**
>
> - Beschwerden dokumentieren
>   Führen Sie ein Schmerztagebuch oder nutzen Sie eine App, um festzuhalten,
>   wann und wie stark die Beschwerden auftreten. Auch Begleitsymptome wie
>   Übelkeit, Müdigkeit oder Verdauungsprobleme sollten notiert werden.
> - Offen sprechen
>   Scheuen Sie sich nicht, über die Beschwerden zu sprechen, weder im famili-
>   ären Umfeld noch in der ärztlichen Praxis. Klar benannte Symptome helfen,
>   schneller die richtige Richtung einzuschlagen.
> - Zweite Meinung einholen
>   Wenn Sie sich nicht ernst genommen fühlen oder unsicher sind, zögern Sie
>   nicht, eine zweite Meinung einzuholen – idealerweise bei einer gynäkologi-
>   schen Praxis mit Erfahrung im Bereich Endometriose und Jugendgynäkologie.
> - Informiert bleiben
>   Suchen Sie gezielt nach seriösen Informationsquellen und tauschen Sie sich,
>   wenn gewünscht, mit anderen Betroffenen in Selbsthilfegruppen oder On-
>   line-Foren aus. Wissen stärkt das Vertrauen in den eigenen Weg.
> - Dranbleiben
>   Auch wenn der Weg mühsam erscheint: Geben Sie nicht auf. Schmerzen sind
>   keine Einbildung – sie sind ein wichtiges Warnsignal des Körpers. Sie verdie-
>   nen Gehör, Abklärung und passende Unterstützung.

Der lange Weg zur Diagnose ist eine Herausforderung für viele junge Frauen
mit Endometriose. Die Kombination aus fehlendem Wissen, Tabus und
unspezifischen Symptomen sorgt dafür, dass wichtige Jahre verloren gehen
können. Deshalb ist es essenziell, dass Mädchen, Eltern und Ärzt*innen sensibilisiert werden, damit Beschwerden nicht länger als „normal" abgetan,
sondern früh erkannt und behandelt werden.

Nur so kann Betroffenen geholfen werden, ihre Lebensqualität zu verbessern und den Verlauf der Krankheit positiv zu beeinflussen.

6.3 Schule, Ausbildung, erste Partnerschaften – zwischen Anpassung und Überforderung

Die Jahre zwischen Pubertät und Erwachsenwerden sind eine prägende Zeit:
Schule, erste Prüfungen, Berufswahl, Praktika oder Studium. Gleichzeitig entstehen neue Freundschaften und erste Liebesbeziehungen – der Alltag ist voll,

die Anforderungen hoch. Doch wenn Endometriose schon in dieser Lebensphase auftritt, geraten viele junge Frauen an ihre Grenzen.

Statt unbeschwert an der eigenen Zukunft zu bauen, kämpfen sie mit zyklisch wiederkehrenden Schmerzen, Unsicherheit und chronischer Erschöpfung. In einem Alter, in dem man sich eigentlich selbst entdeckt, führt die Krankheit oft zu Rückzug, Selbstzweifeln und dem belastenden Gefühl, „nicht zu funktionieren".

Viele Jugendliche mit Endometriose erleben, dass sie regelmäßig mehrere Tage im Monat ausfallen, sei es wegen Schmerzen, Kreislaufproblemen oder starker Erschöpfung (Soliman et al. 2021). Fehlzeiten häufen sich, die Konzentration leidet, Prüfungen geraten unter Druck. Die Angst, als „faul" oder „unzuverlässig" abgestempelt zu werden, ist groß.

> **Alessia, 16 Jahre**
>
> „An manchen Tagen konnte ich nicht mal aufstehen, geschweige denn zur Schule gehen. Ich hatte Angst, dass die Lehrer denken, ich würde schwänzen. Meine Hausaufgaben blieben liegen, Klassenarbeiten habe ich oft verschoben oder gar nicht geschrieben. Das hat mich innerlich sehr unter Druck gesetzt."

Solche Erfahrungen sind keine Einzelfälle. Viele junge Betroffene fühlen sich in der Schule oder Ausbildung nicht verstanden. Oft fehlt es an Sensibilität, manchmal schlicht an Wissen, Beschwerden werden als „Ausreden" abgetan, medizinische Atteste in Frage gestellt. Das kann zu Isolation führen: Mädchen ziehen sich zurück, meiden Gespräche, schämen sich für ihre Symptome oder fürchten, als „Problemfall" abgestempelt zu werden (González-Echevarría et al. 2019).

Besonders schwierig wird es, wenn körperliche Belastung oder ein hohes Arbeitstempo gefordert sind – etwa in Ausbildungsberufen oder Praktika. Der Druck, zu funktionieren, ist groß. Gleichzeitig fehlt vielen jungen Frauen noch die Erfahrung oder das Selbstvertrauen, um über ihre Grenzen zu sprechen.

> **Verena, 18 Jahre**
>
> „In meiner Ausbildung zur Friseurin musste ich oft stundenlang stehen oder schwere Arbeiten übernehmen, das war mit den Schmerzen fast nicht auszuhalten. Anfangs habe ich nichts gesagt, weil ich nicht schwach wirken wollte. Erst später habe ich gelernt, klar zu sagen, was ich brauche. Pausen, leichtere Aufgaben, das war ein langer Lernprozess."

> Diese Balance zwischen Rücksichtnahme und Selbstbehauptung fällt vielen schwer, gerade, wenn man neu in einem Team ist oder Angst hat, den Ausbildungsplatz zu gefährden. Doch langfristig ist es wichtig, die eigenen Bedürfnisse zu erkennen und zu vertreten.

6.3.1 Was helfen kann – Strategien für Schule und Beruf

Damit junge Betroffene ihren Weg trotz der Erkrankung gehen können, braucht es ein unterstützendes Umfeld, zu Hause, aber auch in Schule, Ausbildung oder Studium. Besonders hilfreich sind:

- Verständnisvolle Ansprechpartner*innen (z. B. Vertrauenslehrer*innen, Schulsozialarbeiter*innen, Ausbilder*innen),
- individuelle Lösungen: flexible Pausenzeiten, Nachteilsausgleiche bei Prüfungen, angepasste Aufgabenbereiche,
- attestbasierte Regelungen: um unnötigen Druck bei Fehltagen zu vermeiden,
- Gespräche auf Augenhöhe: nicht nur über Pflichten, sondern auch über Gesundheit und Belastbarkeit.

Entscheidend ist, dass junge Frauen das Gefühl haben dürfen: „Ich darf über meine Beschwerden sprechen. Ich werde gehört. Und ich darf auch einmal Nein sagen."

Tipp

CHECKLISTE FÜR UNTERSTÜTZER: Bin ich eine Hilfe oder Hürde?

- Höre ich aktiv zu, ohne zu relativieren?
- Biete ich konkrete Entlastung (z. B. Terminbegleitung, Schulgespräch)?
- Kenne ich verlässliche Informationsquellen zur Endometriose?
- Habe ich mich über Hilfsangebote informiert?
- Spreche ich offen, aber sensibel über Zyklus, Sexualität und Grenzen?
- Unterstütze ich realistische Ziele und das Vertrauen in den eigenen Körper?

6.3.2 Partnerschaften und Sexualität – eine weitere Ebene der Herausforderung

Die Zeit der ersten Liebesbeziehungen und sexuellen Erfahrungen ist für viele Jugendliche und junge Erwachsene geprägt von Neugier, Entdeckungen, aber auch Unsicherheiten. Kommt Endometriose hinzu, kann diese Lebensphase durch zusätzliche Belastungen geprägt sein, die Körper, Seele und Beziehung herausfordern. Doch wie findet man einen gemeinsamen Weg schon im jungen Alter?

Schmerzen beim Geschlechtsverkehr, medizinisch als Dyspareunie bezeichnet, sind bei Endometriose leider häufig (Mwaura et al. 2023). Diese Schmerzen können unterschiedlich stark ausgeprägt sein, von unangenehmen Druckgefühlen bis hin zu starken Schmerzen, die das intime Erleben erheblich beeinträchtigen. Für viele junge Frauen ist das zunächst schwer zu akzeptieren, weil Sexualität oft mit Nähe, Vertrauen und Lust verbunden wird. Schmerzen an dieser Stelle können das eigene Körperbild und die Selbstwahrnehmung stark belasten.

> **Monika, 19 Jahre**
>
> „Ich hatte lange Angst, mich meinem Freund zu öffnen. Ich dachte, ich müsste die Schmerzen einfach ertragen, und wollte nicht, dass er denkt, ich sei ‚komisch' oder ‚kaputt'. Erst als ich mit einer Therapeutin gesprochen habe, konnte ich lernen, ehrlich zu kommunizieren und Hilfe zuzulassen."

Diese Worte spiegeln ein häufiges Dilemma wider: Viele junge Frauen fühlen sich isoliert mit ihren Beschwerden, aus Angst vor Ablehnung oder Missverständnissen. Gerade in einer Phase, in der Nähe und Vertrauen wachsen sollen, erschweren Schmerzen den Zugang zum eigenen Körper und zur Intimität.

Mehr zu diesem Thema, welche Arten von Schmerzen in der Sexualität auftreten können, warum sie entstehen und wie Sie Entlastung schaffen können, erfahren Sie in Kap. 3.

Verstehen, sprechen, gemeinsam Wege finden

Offene Kommunikation ist ein zentraler Schlüssel, um mit Endometriose und ihren Folgen für Partnerschaft und Sexualität umzugehen. Partnerschaften, die von Verständnis, Respekt und Offenheit geprägt sind, können jungen Frauen Halt und Sicherheit geben. Das bedeutet auch, gemeinsam Wege zu suchen, die Nähe ermöglichen – trotz oder gerade wegen der Schmerzen.

Das kann praktische Folgen haben, zum Beispiel das Ausprobieren unterschiedlicher Positionen oder die bewusste Gestaltung von Berührungen und Vorspiel, die den Körper besser vorbereiten. Es kann aber auch bedeuten, professionelle Hilfe in Anspruch zu nehmen, etwa Beckenbodenphysiotherapie, Sexualtherapie oder Paarberatung, um Ängste abzubauen und das Vertrauen in die eigene Lust und den Partner wiederzugewinnen.

> **Giulia, 20 Jahre**
>
> „Mein Freund hat sich von Anfang an informiert und ist mit zu Arztterminen gegangen. Das hat unsere Beziehung sehr gestärkt. Ich habe gelernt, dass ich nicht alles alleine schaffen muss und dass es okay ist, Hilfe anzunehmen."

Das gemeinsame Engagement und der offene Umgang mit der Erkrankung können die Partnerschaft sogar stärken und vertiefen, wenn beide Seiten lernen, die Grenzen und Bedürfnisse des anderen wahrzunehmen und zu respektieren.

Neben den körperlichen Schmerzen sind auch emotionale Herausforderungen nicht zu unterschätzen. Viele junge Frauen kämpfen mit Schamgefühlen oder dem Eindruck, „nicht normal" zu sein. Sie vergleichen sich mit Freundinnen, die scheinbar schmerzfrei sind, und fühlen sich ausgegrenzt oder unverstanden (Dumont 2024). Diese Gefühle können zu Rückzug, Selbstzweifeln oder sogar depressiven Verstimmungen führen.

Eine vertrauensvolle, empathische Begleitung durch Familie, Freund*innen oder Fachpersonen ist deshalb besonders wichtig. Jugendliche sollten ermutigt werden, über ihre Gefühle und Bedürfnisse zu sprechen und sich Unterstützung zu holen.

> **Tipp**
>
> **Praktische Tipps für junge Frauen und ihre Partner*innen**
>
> - Seien Sie geduldig mit sich und Ihrem Körper. Schmerzen bedeuten nicht, dass Intimität unmöglich ist, sie braucht oft Zeit und Anpassung.
> - Kommunizieren Sie offen und ehrlich. Teilen Sie Ihre Ängste, Wünsche und Grenzen mit Ihrem Partner oder Ihrer Partnerin.
> - Informieren Sie sich gemeinsam. Verstehen Sie die Erkrankung und ihre Auswirkungen – Wissen schafft Verständnis.
> - Probieren Sie verschiedene Formen von Nähe aus. Zärtlichkeit, Berührungen, Kuscheln können auch ohne Geschlechtsverkehr intensive Verbundenheit schaffen.
> - Suchen Sie professionelle Unterstützung. Beckenbodenphysiotherapeut*innen, Sexualtherapeut*innen oder spezialisierte Beratung können Wege aufzeigen, mit Schmerzen und Ängsten umzugehen.

Der Partner spielt eine zentrale Rolle auf diesem Weg. Offenheit und Verständnis von seiner Seite können entscheidend dazu beitragen, dass sich junge Frauen sicher und angenommen fühlen, gerade, wenn die Schmerzen Ängste und Scham hervorrufen.

Ein verständnisvoller Partner*in nimmt sich Zeit, informiert sich über die Erkrankung, hört aufmerksam zu und nimmt die Bedürfnisse seiner Partnerin ernst. Er ist bereit, gemeinsam mit ihr neue Wege der Intimität zu erkunden und Geduld zu zeigen, wenn körperliche Nähe im Moment schwieriger ist.

Tom, 22 Jahre, und Alina, 19 Jahre

Tom und Alina, sind seit sechs Monaten ein Paar. Alina lebt mit Endometriose und hat immer wieder Schmerzen, besonders bei sexueller Nähe. Anfangs wusste Tom nicht, wie er damit umgehen sollte. Er fühlte sich hilflos und wusste nicht, ob er etwas falsch gemacht hatte.

Gemeinsam suchten sie mich als Sexualtherapeutin auf. Dort lernten sie, offen über Alinas Schmerzen zu sprechen und alternative Wege der Nähe zu finden. Tom nahm aktiv an Arztterminen teil und informierte sich über Endometriose. Sie vereinbarten, bei sexueller Nähe langsam zu beginnen, viel zu kommunizieren und auch andere Formen von Intimität zu genießen wie Berührungen, Kuscheln oder Massage.

Diese gemeinsame Zeit stärkte ihr Vertrauen und ermöglichte Alina, sich sicherer zu fühlen. Für Tom war es eine wichtige Erfahrung, mehr über die Erkrankung zu lernen und zu verstehen, dass Nähe viele Formen haben kann.

Offene Kommunikation ist ein zentraler Schlüssel, um mit Endometriose und ihren Folgen für Partnerschaft und Sexualität umzugehen. Partnerschaften, die von Verständnis, Respekt und Offenheit geprägt sind, können jungen Frauen Halt und Sicherheit geben. Das bedeutet auch, gemeinsam Wege zu suchen, die Nähe ermöglichen, trotz oder gerade wegen der Schmerzen.

Als junge Frauen mit Endometriose fragen Sie sich eventuell, wie sie ein so intimes Thema wie Schmerzen beim Sex oder das Bedürfnis nach anderer Nähe mit dem Partner ansprechen sollen. Deshalb habe ich Ihnen einen möglichen Einstieg formuliert, der Ihnen den Weg ein bisschen erleichtern kann:

„Ich möchte gern etwas mit dir teilen, das mir nicht leichtfällt, aber mir wichtig ist. Manchmal habe ich Schmerzen, über die ich lange nicht gesprochen habe, weil ich Angst hatte, nicht verstanden zu werden. Es hat nichts mit dir zu tun, es hat mit meinem Körper zu tun. Ich wünsche mir, dass wir gemeinsam herausfinden, was uns beiden guttut, ohne Druck, ohne Scham, einfach ehrlich.“

Ein solches Gespräch braucht Mut, aber es kann die Grundlage für echte Nähe sein. Für eine Beziehung, in der auch Unsicherheiten Platz haben dürfen. Und in der Intimität nicht perfekt sein muss, sondern ehrlich.

6.3.3 Psychische Belastungen – unterschätzt

Viele Betroffene berichten von Gefühlen der Hilflosigkeit, von Rückzug und Isolation auch bei dem Thema der Sexualität. Ängste entstehen, etwa vor dem nächsten Schmerzschub oder davor, in Freundschaften und Partnerschaften nicht mithalten zu können.

Daher ist es wichtig, die psychische Seite von Endometriose früh zu erkennen und ernst zu nehmen. Gefühle wie Traurigkeit, Überforderung oder Scham sind keine Schwäche, sondern verständliche Reaktionen auf eine chronische Belastung (Matasariu et al. 2017). Wer sie anspricht und Hilfe zulässt, macht einen entscheidenden Schritt in Richtung Selbstfürsorge.

Psychologische Unterstützung, sei es durch Gesprächstherapie, psychologische Beratung oder auch der Austausch in Selbsthilfegruppen, kann dabei helfen, das innere Gleichgewicht wiederzufinden. Ebenso wichtig ist das offene Gespräch mit Familie, Freund*innen und dem Partner. Denn schon das Gefühl, nicht allein zu sein, entlastet.

6.3.4 Hilfen und Strategien – was Sie konkret tun können

Jede junge Frau hat das Recht auf Unterstützung, in der Schule, im Beruf und im Alltag. Je besser das Umfeld informiert und eingebunden ist, desto leichter wird es, die Erkrankung zu bewältigen. Hier einige erprobte Strategien:

- *Schulische Unterstützung organisieren*
  Viele Schulen bieten Möglichkeiten, Schülerinnen mit chronischen Erkrankungen zu entlasten, z. B. durch individuelle Lernpläne, Nachteilsausgleiche, zeitlich angepasste Prüfungen oder befristete Befreiungen vom Sportunterricht. Suchen Sie das Gespräch mit Lehrer*innen, Schulsozialarbeiter*innen oder Schulpsycholog*innen. Offenheit schafft Spielraum.
- *Über die Erkrankung sprechen – im richtigen Maß*
  Ob in der Ausbildung oder im Studium: Ein offenes, sachliches Gespräch mit Ausbilder*innen oder Lehrkräften kann helfen, Missverständnisse zu

vermeiden. Es muss nicht jedes Detail geteilt werden, aber ein grundlegendes Verständnis für die Situation erleichtert vieles. Pausen, flexible Arbeitszeiten oder Schonung sind kein „Entgegenkommen", sondern medizinisch notwendig.

- *Selbstmanagement fördern*
  Lernen Sie, gut mit Ihrem Körper umzugehen. Dazu gehört es, Symptome zu dokumentieren, Belastungen im Alltag anzupassen, ausreichend Ruhephasen einzuplanen und realistische Ziele zu setzen. Ein strukturierter Umgang mit Schmerzphasen gibt Sicherheit und Handlungsspielraum.

- *Therapieangebote nutzen*
  Beckenbodenphysiotherapie, Schmerztherapie, psychosoziale Beratung oder auch Entspannungsverfahren wie Yoga, Achtsamkeit- oder Atemübungen können helfen, Körper und Psyche zu stabilisieren. Oft wirkt ein multimodaler Ansatz besonders effektiv (Artacho-Cordón et al. 2023), also das Zusammenspiel verschiedener Behandlungen.

Theresa, 17 Jahre alt

„Meine Schmerzen wurden so schlimm, dass ich den normalen Schulalltag irgendwann nicht mehr durchhalten konnte. Die Fehlzeiten häuften sich, ich fühlte mich abgehängt. Gemeinsam mit meinen Eltern habe ich mich dann für einen Schulwechsel entschieden, in eine kleinere Schule mit mehr Flexibilität. Anfangs war das beängstigend, aber rückblickend war es genau das, was ich gebraucht habe. Ich hatte weniger Druck, mehr Verständnis und konnte mich langsam stabilisieren."

Ihr Schmerz ist real – auch wenn man ihn nicht sieht. Sie müssen sich nicht rechtfertigen, um ernst genommen zu werden.

6.3.5 Der gesellschaftliche Umgang – Zeit, die Tabus zu brechen

Endometriose bleibt – gerade bei jungen Frauen – oft unsichtbar. Viele Betroffene stoßen auf Unverständnis, werden mit falschen Zuschreibungen wie „Die will nur nicht zum Sportunterricht" konfrontiert oder vorschnell in eine psychosomatische Schublade gesteckt. Das Schweigen über Regelschmerzen, Menstruation und weibliche Sexualität verstärkt Vorurteile und Ausgrenzung. Deshalb ist es höchste Zeit, diese Tabus zu durchbrechen.

Aufklärung muss früh beginnen, in Schulen, Ausbildungseinrichtungen, Familien und Medien. Wenn Menstruationsgesundheit als selbstverständliches Thema behandelt wird, entsteht Raum für Offenheit, Austausch und Unterstützung (Taffs et al. 2024).

Nur wer weiß, was Endometriose ist, kann erkennen, wenn jemand darunter leidet und helfen. Fazit: Unterstützen. Verstehen. Begleiten.

Diese jungen Menschen brauchen nicht nur Therapien, sondern ein Umfeld, das sie sieht, ihnen zuhört und sie begleitet. Ein unterstützendes Elternhaus, engagierte Lehrkräfte, informierte Freund*innen und empathische Partner*innen können den entscheidenden Unterschied machen.

Das Ziel ist nicht, ein „normales Leben" trotz Erkrankung zu erzwingen, sondern ein selbstbestimmtes Leben mit Endometriose zu ermöglichen – in dem Raum für Schmerz, aber auch für Stärke, Entwicklung und Lebensfreude bleibt.

6.4 Mit Eltern sprechen – wie Jugendliche unterstützt werden können

Endometriose bei Jugendlichen ist nicht nur eine medizinische, sondern auch eine familiäre Herausforderung. Für junge Mädchen ist es oft schwer, offen über ihre Beschwerden zu sprechen, und auch Eltern sind mit Unsicherheiten, Ängsten und Fragen konfrontiert. Eine gute Kommunikation innerhalb der Familie kann jedoch entscheidend dazu beitragen, dass Mädchen Unterstützung erhalten, frühzeitig behandelt werden und sich nicht alleine fühlen. Dieser Abschnitt widmet sich der Frage, wie Jugendliche und ihre Eltern gemeinsam mit der Erkrankung umgehen können und welche Wege zu einer vertrauensvollen Gesprächskultur führen.

6.4.1 Warum ist das Gespräch mit den Eltern so wichtig?

Eltern sind meist die erste und wichtigste Bezugsperson im Leben eines Jugendlichen. Sie übernehmen die Verantwortung für Arztbesuche, organisieren Hilfe und sind oft erste Ansprechpartner bei Problemen. Wenn Mädchen starke Menstruationsbeschwerden haben, sind sie deshalb häufig darauf angewiesen, dass ihre Eltern die Situation ernst nehmen und unterstützen.

Viele junge Frauen empfinden es jedoch als schwierig, über Schmerzen oder auch über Themen wie Sexualität und Körperveränderungen zu sprechen, aus Scham, Angst vor Missverständnissen oder weil sie ihre Beschwerden nicht richtig einordnen können.

Martina, 15 Jahre alt

„Ich wollte meiner Mutter nicht sagen, wie schlimm die Schmerzen wirklich sind, weil ich Angst hatte, dass sie denkt, ich übertreibe oder faul bin. Manchmal habe ich die Schule geschwänzt, ohne ihr die Wahrheit zu sagen. Erst nach einem offenen Gespräch wurde es leichter."

Wenn die eigene Tochter über starke Menstruationsbeschwerden oder unerklärliche Schmerzen klagt, ist das für viele Eltern ein Anlass zur Sorge. Der Wunsch, zu helfen, ist groß, ebenso wie das Gefühl der Ohnmacht, wenn man nicht genau weiß, was los ist oder wie man unterstützen kann. Viele Eltern erleben diese Situation als belastend: Sie sehen, dass ihr Kind leidet, wissen aber nicht, wie sie die Schmerzen lindern oder die Situation verbessern können.

Nicht selten tritt auch Angst auf, etwa vor einer möglichen chronischen Erkrankung oder einer Beeinträchtigung der Fruchtbarkeit. Diese Sorgen bleiben oft unausgesprochen, können aber unterschwellig zu Anspannung führen. Manche Eltern versuchen dann – oft in bester Absicht – die Beschwerden zu verharmlosen: „Das ist in deinem Alter ganz normal" oder „Das hatte ich auch, das geht vorbei". Solche Sätze sind meist gut gemeint, können aber bei Jugendlichen das Gefühl verstärken, nicht ernst genommen zu werden. Die Folge: Rückzug, Scham und das Schweigen über Schmerzen (Liakopoulou et al. 2022).

Zudem wirken in vielen Familien noch immer unausgesprochene Tabus rund um das Thema Menstruation, Sexualität und weibliche Gesundheit. In manchen Kulturen oder Generationen wurde über „solche Themen" schlicht nicht gesprochen oder nur in Andeutungen. Das kann es Eltern zusätzlich erschweren, mit ihrer Tochter offen ins Gespräch zu gehen. Gleichzeitig spüren viele Mädchen genau diese Zurückhaltung und vermeiden es, ihre Beschwerden zu benennen, um niemanden zu verunsichern oder als „peinlich" zu gelten.

Gerade deshalb ist es so wichtig, dass Eltern eine offene, zugewandte Haltung entwickeln. Das bedeutet nicht, auf alles eine Antwort haben zu müssen, sondern zuzuhören, ernst zu nehmen und den Schmerz nicht zu relativieren. Auch ein Satz wie „Ich weiß nicht genau, was das ist – aber ich glaube dir, und wir schauen gemeinsam, wie wir Hilfe finden" kann sehr entlastend sein.

Ein weiteres wichtiges Signal ist: Sie stehen an der Seite Ihrer Tochter. Sie begleiten sie zu ärztlichen Terminen, setzen sich für Aufklärung in der Schule ein oder unterstützen sie dabei, über ihre Symptome Buch zu führen. So wird Ihre Tochter spüren: Sie ist nicht allein und ihre Beschwerden sind kein „Problem", sondern etwas, das gemeinsam getragen werden kann.

6.4.2 Wie Eltern ihre Töchter besser unterstützen können

- Zuhören ohne zu urteilen: Das Wichtigste ist, dass Eltern den Mädchen das Gefühl geben, gehört und ernst genommen zu werden, auch wenn die Beschwerden schwer zu verstehen sind.
- Offene Fragen stellen: Statt zu vermuten, was los ist, können Eltern Fragen stellen wie „Wie fühlst du dich?" oder „Was genau tut dir weh?"
- Information einholen: Eltern sollten sich über Endometriose und die Symptome informieren, um die Beschwerden besser einordnen zu können.
- Gemeinsam Arztbesuche begleiten: Wenn möglich, können Eltern ihre Tochter zu Terminen begleiten, um Fragen zu klären und die Behandlung zu unterstützen.
- Emotionale Unterstützung bieten: Verständnis und Geduld sind wichtige Bausteine für das Wohlbefinden der Jugendlichen.
- Tabuthemen enttabuisieren: Gespräche über Menstruation, Sexualität und Körper können helfen, Ängste abzubauen und das Vertrauen zu stärken.

Larissa, 17 Jahre

„Mein Vater war zuerst unsicher, weil er nicht wusste, wie er mit meinen Beschwerden umgehen soll. Aber als ich offen mit ihm gesprochen habe, hat er sich informiert und mich unterstützt. Das hat mir sehr geholfen, weil ich wusste, dass ich nicht allein bin."

Familien können gemeinsam Strategien entwickeln, um den Alltag mit Endometriose besser zu bewältigen:

- Planung von Schmerzphasen: Vorausplanen, wann es den Mädchen besonders schlecht geht, um Termine oder Aktivitäten anzupassen.
- Hausregeln zur Entlastung: Z. B. Unterstützung im Haushalt oder Anpassung von Pflichten während der Menstruation.
- Förderung von Selbstmanagement: Jugendliche ermutigen, Verantwortung für ihre Gesundheit zu übernehmen, z. B. durch das Führen eines Symptomtagebuchs.
- Gemeinsames Finden von Hilfe: Psychologische Beratung oder Selbsthilfegruppen können Familien stärken.

Malina, 16 Jahre

„Am Anfang war es schwer, aber seit wir offen über die Endometriose sprechen, verstehen wir uns besser. Meine Eltern helfen mir jetzt, wenn es mir schlecht geht, und ich traue mich, ihnen zu sagen, was ich brauche. Unsere Familie ist jetzt stärker zusammengewachsen",

---

Eltern können eine entscheidende Rolle dabei spielen, dass die Erkrankung ihrer Tochter frühzeitig erkannt wird. Sie sollten aufmerksam auf Warnsignale wie starke Schmerzen, häufige Fehlzeiten oder auffällige Verhaltensänderungen sein und zeitnah ärztliche Hilfe suchen.

Ein offener Umgang innerhalb der Familie hilft, Tabus abzubauen und Mädchen zu stärken, über ihre Gesundheit zu sprechen.

Tipp

Praktische Tipps für Eltern

- Ermutigen Sie Ihre Tochter, offen über ihre Beschwerden zu sprechen.
- Informieren Sie sich gemeinsam über Endometriose und holen Sie sich bei Bedarf Unterstützung von Fachärzten oder Beratungsstellen.
- Begleiten Sie Ihre Tochter zu Arztterminen, wenn sie das möchte.
- Unterstützen Sie Ihre Tochter im Alltag und helfen Sie, Belastungen zu reduzieren.
- Seien Sie geduldig, die Verarbeitung einer chronischen Erkrankung braucht Zeit.
- Fördern Sie das Selbstbewusstsein Ihrer Tochter, damit sie selbstbestimmt mit der Erkrankung umgehen kann.

Das Gespräch zwischen Jugendlichen und ihren Eltern ist eine zentrale Säule im Umgang mit Endometriose. Nur durch gegenseitiges Vertrauen,

Offenheit und Unterstützung können junge Frauen die Krankheit bewältigen und ihr Leben bestmöglich gestalten.

Eltern sollten sich bewusst machen, dass sie eine wichtige Rolle als Begleiter und Fürsprecher einnehmen und dass eine offene Kommunikation der Schlüssel zu frühzeitiger Diagnose und wirksamer Behandlung ist.

Auch wenn Sie nicht alles verstehen, Ihre Tochter merkt, ob Sie da sind. Das allein kann schon heilend wirken.

6.5   Frühzeitige Therapieoptionen und Unterstützungsmöglichkeiten

Wenn Jugendliche von Endometriose betroffen sind, ist ein frühzeitiges Handeln besonders wichtig. Eine rechtzeitige Diagnose und individuell abgestimmte Therapie können entscheidend sein, um Schmerzen zu lindern, die Lebensqualität zu verbessern und langfristige Einschränkungen, etwa durch Verwachsungen oder Fruchtbarkeitsprobleme, zu vermeiden. Gerade in der sensiblen Lebensphase zwischen Pubertät und Erwachsenwerden brauchen junge Betroffene mehr als nur Medikamente: Sie brauchen Verständnis, gute Begleitung und ein Netzwerk, das sie trägt.

6.5.1   Warum früh handeln so wichtig ist

Endometriose ist eine chronische, entzündliche Erkrankung, die sich im Laufe der Zeit verschlechtern kann, wenn sie unbehandelt bleibt. Besonders für junge Frauen bedeutet das: Anhaltende Schmerzen können nicht nur körperlich belasten, sondern auch schulische und soziale Entwicklung beeinträchtigen – mit Auswirkungen auf Selbstwertgefühl, Psyche und Zukunftsplanung (Guillemot et al. 2024).

Eine frühzeitige, ganzheitliche Therapie kann:

- Schmerzen nachhaltig reduzieren,
- die Ausbreitung von Endometrioseherden verlangsamen,
- psychische Folgeerscheinungen wie Angst und Rückzug mindern sowie
- mögliche spätere Einschränkungen bei der Familienplanung abmildern.

Der Grundsatz dabei lautet: So viel wie nötig – so schonend wie möglich.

Bewährte Therapien: (Dies wird ausführlich in Kap. 4 behandelt).

1. *Schmerztherapie:*
Nichtsteroidale Antirheumatika (z. B. Ibuprofen) werden häufig bei akuten Schmerzzuständen eingesetzt. Wichtig ist eine ärztliche Begleitung, um Überdosierung oder chronischen Schmerzmittelgebrauch zu vermeiden.
2. *Hormonelle Behandlung:*
Die hormonelle Therapie zielt darauf ab, den Zyklus zu unterdrücken oder zu regulieren, um das Wachstum von Endometriosegewebe zu hemmen. Mögliche Optionen sind:

- Kombinierte Antibabypillen
- Gestagenpräparate
- Hormonspiralen

Gerade bei Jugendlichen sollte die Entscheidung individuell getroffen und regelmässig überprüft werden – nicht jede Form ist für jede Patientin geeignet.

3. *Physiotherapie und Körperarbeit::*
Beckenbodenphysiotherapie, Atemtechniken und manuelle Therapieformen helfen, muskuläre Verspannungen zu lösen, die oft durch chronische Schmerzen entstehen. Ziel ist eine bessere Körperwahrnehmung und Schmerzlinderung. Mehr dazu können Sie in Kap. 2 nachlesen.
4. *Ernährung und Lebensstil:*
Eine entzündungshemmende Ernährung (z. B. reich an Omega-3-Fettsäuren, arm an Zucker und tierischen Fetten), Bewegung und Stressreduktion können helfen, Beschwerden zu lindern, auch wenn sie die Krankheit nicht heilen.

Aurelia, 17 Jahre

„Ich hatte anfangs große Angst vor Hormonen, dachte, das ist nichts für mein Alter. Aber meine Gynäkologin hat sich Zeit genommen, mir alles zu erklären. Jetzt nehme ich eine niedrig dosierte Pille und kann endlich wieder normal am Unterricht teilnehmen und mit Freundinnen unterwegs sein."

Wann ist eine Operation notwendig?
Diese Frage wird in Abschn. 4.2 intensiv behandelt, bei offenen Fragen schauen Sie gerne dort rein. Ein operativer Eingriff, meist in Form einer Laparoskopie (Bauchspiegelung), kommt nur dann infrage, wenn konservative Maßnahmen nicht ausreichen oder große Endometrioseherde oder Zysten nachgewiesen werden.

Dabei gilt:

- Der Eingriff sollte möglichst gewebeschonend erfolgen, um spätere Komplikationen zu vermeiden.
- Ziel ist nicht nur die Entfernung von Herden, sondern auch die Linderung der Beschwerden.
- Die Operation sollte in einem spezialisierten Zentrum erfolgen – idealerweise mit Erfahrung in der Behandlung junger Patientinnen.

> **Tipp**
>
> **Checkliste für Eltern – Wenn eine OP im Raum steht**
> Eine Operation ist ein bedeutender Schritt, gerade für junge Menschen. Diese Fragen helfen, gemeinsam gut abzuwägen:
>
> - **Medizinisch sinnvoll?** – Fragen Sie sich, sind alle anderen Wege (z. B. Schmerztherapie, Hormone) bereits erprobt? Und liegen Zysten, starke Verwachsungen oder chronische Schmerzen vor?
> - **Verständlich erklärt?** – Fühlt sich Ihre Tochter mitgenommen, gehört und aufgeklärt? Gibt es Raum für Fragen, auch für Ängste?
> - **Richtiger Ort?** – Wird die OP in einem spezialisierten Endometriose-Zentrum durchgeführt? Gibt es Erfahrung mit jungen Patientinnen?
> - **Wer begleitet sie?** – Wer ist vor und nach der OP für sie da? Ist eine gute Nachsorge (körperlich & seelisch) geplant?
> - **Erwartungen klar?** – Was soll die OP bewirken und was eher nicht? Wissen alle Beteiligten, dass Heilung ein Prozess ist?

Wie wir oben schon festgestellt haben, betrifft die Endometriose nicht nur den Körper, sie wirkt sich auf das gesamte Leben junger Betroffener aus. Schmerzen, Erschöpfung und das Gefühl, nicht verstanden zu werden, können zu einer erheblichen psychischen Belastung führen. In dieser Phase ist das soziale Umfeld von zentraler Bedeutung: Eltern, Freund*innen, Partner*innen und Lehrpersonen können einen entscheidenden Unterschied machen, indem sie zuhören, ernst nehmen, begleiten und stärken.

6.5.2 Wie Sie Ihre Tochter im Alltag unterstützen können – ein Überblick

Eltern sind oft die ersten, die merken, dass „etwas nicht stimmt". Umso wichtiger ist es, nicht vorschnell zu beruhigen oder zu verharmlosen, sondern offen zu bleiben und den Schmerz der Tochter ernst zu nehmen.

- Zuhören ohne zu bewerten: Wenn Jugendliche über Schmerzen sprechen, brauchen sie kein Mitleid, sondern echtes Interesse und Anerkennung.
- Wissen aufbauen: Informieren Sie sich über Endometriose – das hilft, Symptome besser zu verstehen und angemessen zu reagieren.
- Verständnis zeigen: Auch wenn der Alltag mit chronischer Erkrankung mühsam sein kann, Geduld, Nachsicht und kleine Anpassungen im Familienleben können viel bewirken.
- Begleiten, nicht bevormunden: Arztbesuche oder Therapieentscheidungen sollten gemeinsam besprochen werden, mit Respekt für die Selbstbestimmung der Tochter.
- Emotionale Stärkung: Ermutigen Sie Ihre Tochter, über Gefühle zu sprechen, ohne Druck, aber mit Offenheit.

Gerade im Jugendalter spielen Gleichaltrige eine große Rolle für das Selbstwertgefühl. Wer in der Schule, im Freundeskreis oder in einer Beziehung Unterstützung erfährt, fühlt sich weniger allein mit der Erkrankung.

Auch hier gibt es Wege, wie Freunde und Freundinnen helfen können:

- Da sein – auch wenn man nicht alles versteht: Oft genügt es, präsent zu bleiben, nachzufragen oder einfach Zeit miteinander zu verbringen.
- Flexibilität zeigen: Manchmal muss ein Treffen spontan abgesagt oder eine Aktivität angepasst werden – Verständnis dafür ist eine große Entlastung.
- Auf Tabus verzichten: Offene Gespräche über Menstruation, Schmerz und Krankheit fördern Vertrauen und helfen, Scham abzubauen.
- Nicht reduzieren: Die Erkrankung ist ein Teil des Lebens – aber nicht der ganze Mensch. Freund*innen und Partner*innen können helfen, den Blick wieder auf Stärken, Hobbys und schöne Erlebnisse zu lenken.

Auch im schulischen Umfeld kann Unterstützung viel bewirken. Ein verständnisvoller Umgang mit Fehlzeiten, Rückzugsbedürfnis oder reduzierter Leistungsfähigkeit schafft Entlastung.

- Nachteilsausgleiche nutzen: Individuelle Lösungen wie flexible Prüfungszeiten oder Ruhepausen sind möglich und sinnvoll.
- Vertrauenspersonen benennen: Schulpsycholog*innen oder Lehrkräfte können Ansprechpersonen sein, wenn Gespräche mit Eltern schwerfallen.
- Aufklärung fördern: Eine enttabuisierte Aufklärung über Menstruation und Erkrankungen wie Endometriose hilft nicht nur Betroffenen, sondern sensibilisiert ganze Klassen.

Chronische Erkrankungen wie Endometriose lösen bei jungen Menschen häufig Gefühle von Anderssein, Ohnmacht oder Isolation aus. Doch soziale Unterstützung wirkt wie ein Schutzschild: Wer sich gesehen, verstanden und getragen fühlt, kommt besser mit Schmerzen und Einschränkungen zurecht und kann aktiver mit der Erkrankung umgehen.

Wichtig ist dabei nicht Perfektion, sondern Präsenz. Niemand im Umfeld muss Therapeut*in sein. Es genügt oft schon, ehrlich zu fragen: „Wie geht's dir heute wirklich?"

Die wichtigste Botschaft an alle im Umfeld lautet:

Du musst nicht alles verstehen, aber du kannst da sein. Und das macht den entscheidenden Unterschied.

Lukas, 19 Jahre

„Als ich mich in Mia verliebt habe, wusste ich noch nichts von Endometriose. Sie hat es mir erst später erzählt, vorsichtig, fast entschuldigend. Anfangs hatte ich keine Ahnung, was das bedeutet. Ich habe viel gelesen, gefragt, zugehört.

Es gab Tage, an denen sie vor Schmerzen kaum aufstehen konnte. Oder Momente, in denen sie plötzlich einfach weg wollte, weil alles zu viel war. Ich habe gelernt, nicht alles persönlich zu nehmen. Und dass ich nicht ihre Schmerzen wegmachen muss, um ihr nah zu sein. Manchmal haben wir einfach nur zusammen Musik gehört, wenn sie sich zurückziehen musste. Ich war da, auch wenn sie nichts sagen konnte.

Heute weiß ich: Liebe ist nicht, alles perfekt zu machen. Liebe ist, jemanden auch in schwierigen Zeiten nicht alleine zu lassen. Mias Endometriose gehört zu unserem Leben dazu, aber sie definiert nicht unsere Beziehung. Im Gegenteil: Wir sind daran gewachsen."

6.6 Selbstfürsorge – Sie sind wichtig

Endometriose kann den Alltag als Jugendliche stark belasten. An manchen Tagen fühlen Sie sich vielleicht mutig und stark, an anderen einfach nur erschöpft oder frustriert. Genau deshalb ist Selbstfürsorge so entscheidend – also gut auf sich selbst zu achten und sich ernst zu nehmen.

Selbstfürsorge bedeutet nicht, ständig alles perfekt machen zu müssen oder immer gut drauf zu sein. Es heißt, die eigenen Bedürfnisse zu erkennen – und sich zu erlauben, darauf zu hören. Das kann ganz unterschiedlich aussehen:

- Sich Ruhe zu gönnen, wenn der Körper sie braucht.
- „Nein" zu sagen, ohne schlechtes Gewissen.
- Eine Pause zu machen, auch wenn andere weitermachen.
- Unterstützung zu holen, bei Eltern, Freund*innen, Ärzt*innen oder Beratungsstellen.
- Sich kleine Dinge zu erlauben, die guttun, ein Musikmoment, ein Spaziergang, ein gutes Gespräch.

Niemand muss immer funktionieren

Vielleicht haben Sie manchmal das Gefühl, nicht stark genug zu sein oder „nicht normal" zu wirken. Aber das ist nicht wahr. Endometriose ist eine chronische Erkrankung und allein damit klarzukommen, braucht Stärke. Sie dürfen sich schwach fühlen. Sie dürfen sich ausruhen. Sie dürfen Grenzen setzen.

Wenn man ständig Schmerzen hat oder sich im eigenen Körper unwohl fühlt, kann es schwierig sein, diesen Körper zu akzeptieren. Aber auch wenn es sich anders anfühlt: Ihr Körper kämpft mit Ihnen, nicht gegen Sie. Er verdient Mitgefühl, genauso wie Sie selbst.

Selbstfürsorge muss nicht groß oder perfekt sein. Manchmal ist es ein bewusster Atemzug, das Absagen eines Treffens oder ein stiller Moment für sich selbst. Gerade im Alltag mit Endometriose können solche kleinen Schritte eine große Wirkung entfalten, weil sie zeigen: Ich bin wichtig. Mein Körper zählt.

> **Tipp**
> - Mini-Ritual zur Selbststärkung
> - Manchmal reichen 60 s, um wieder bei sich selbst anzukommen.
> - Probieren Sie es aus: Setzen Sie sich bequem hin. Legen Sie Ihre Hand sanft auf den Bauch.
> - Atmen Sie tief ein und aus. Stellen Sie sich bei jedem Atemzug vor:
> - Mit jeder Einatmung kommt Ruhe. Mit jeder Ausatmung schicken Sie Mitgefühl in Ihren Körper. Sie müssen heute nichts leisten.
> - Sie dürfen einfach da sein, genau so, wie Sie sind.

Du musst nicht perfekt funktionieren. Aber du darfst dich selbst gut behandeln – gerade an schweren Tagen.

Endometriose begleitet viele junge Frauen über Jahre hinweg, vom ersten Schmerz bis hin zu einem bewussteren Umgang mit dem eigenen Körper. In der Jugend stehen oft Schule, Freundschaften und das Hineinwachsen ins eigene Leben im Mittelpunkt. Dabei können Unterstützung, Achtsamkeit und das Gesehen werden wahre Wunder vollbringen.

Doch mit dem Erwachsenwerden tauchen neue Fragen auf: Was bedeutet diese Erkrankung für meine Zukunft? Werde ich einmal Kinder bekommen können? Und wenn nicht, welche Möglichkeiten habe ich dann?

Der Kinderwunsch ist für viele Betroffene ein sensibles Thema. Unsicherheiten, Ängste und Erwartungen treffen auf medizinische Fakten und gesellschaftliche Vorstellungen. In Kap. 7 geht es deshalb genau darum: Was wissen wir heute über Fruchtbarkeit bei Endometriose? Welche Wege der Unterstützung gibt es? Und wie können Frauen mit oder ohne Kinderwunsch ihren eigenen, selbstbestimmten Weg finden?

Literatur

Artacho-Cordón, F., Salinas-Asensio, M. D. M., Galiano-Castillo, N., Ocón-Hernández, O., Peinado, F. M., Mundo-López, A., Lozano-Lozano, M., Álvarez-Salvago, F., Arroyo-Morales, M., Fernández-Lao, C., & Cantarero-Villanueva, I. (2023). Effect of a Multimodal Supervised Therapeutic Exercise Program on Quality of Life, Pain, and Lumbopelvic Impairments in Women With Endometriosis Unresponsive to Conventional Therapy: A Randomized Controlled Trial. Archives of Physical Medicine and Rehabilitation, 104(11), 1785–1795. https://doi.org/10.1016/j.apmr.2023.06.020

Benagiano, G., Guo, S.-W., Puttemans, P., Gordts, S., & Brosens, I. (2018). Progress in the diagnosis and management of adolescent endometriosis: An opinion. Reproductive BioMedicine Online, 36(1), 102–114. https://doi.org/10.1016/j.rbmo.2017.09.015

Brawn, J., Morotti, M., Zondervan, K. T., Becker, C. M., & Vincent, K. (2014). Central changes associated with chronic pelvic pain and endometriosis. Human Reproduction Update, 20(5), 737–747. https://doi.org/10.1093/humupd/dmu025

de Sanctis, V., Matalliotakis, M., Soliman, A. T., Elsefdy, H., Di Maio, S., & Fiscina, B. (2018). A focus on the distinctions and current evidence of endometriosis in adolescents. Best Practice & Research Clinical Obstetrics & Gynaecology, 51, 138–150. https://doi.org/10.1016/j.bpobgyn.2018.01.023

DiVasta, A. D., Vitonis, A. F., Laufer, M. R., & Missmer, S. A. (2018). Spectrum of symptoms in women diagnosed with endometriosis during adolescence vs adulthood. American Journal of Obstetrics and Gynecology, 218(3), 324.e1-324.e11. https://doi.org/10.1016/j.ajog.2017.12.007

Dovey, S., & Sanfilippo, J. (2010). Endometriosis and the Adolescent. Clinical Obstetrics & Gynecology, 53(2), 420–428. https://doi.org/10.1097/GRF.0b013e3181dbdc61

Dowlut-McElroy, T., & Strickland, J. L. (2017). Endometriosis in adolescents. Current Opinion in Obstetrics & Gynecology, 29(5), 306–309. https://doi.org/10.1097/GCO.0000000000000402

Dumont, H. (2024). Sex therapy and support for women and couples. Revue De L'infirmiere, 73(299), 34–35. https://doi.org/10.1016/j.revinf.2024.01.013

Friedl, F., Riedl, D., Fessler, S., Wildt, L., Walter, M., Richter, R., Schüßler, G., & Böttcher, B. (2015). Impact of endometriosis on quality of life, anxiety, and depression: An Austrian perspective. Archives of Gynecology and Obstetrics, 292(6), 1393–1399. https://doi.org/10.1007/s00404-015-3789-8

Gallagher, J. S., DiVasta, A. D., Vitonis, A. F., Sarda, V., Laufer, M. R., & Missmer, S. A. (2018). The Impact of Endometriosis on Quality of Life in Adolescents. The Journal of Adolescent Health: Official Publication of the Society for Adolescent Medicine, 63(6), 766–772. https://doi.org/10.1016/j.jadohealth.2018.06.027

González-Echevarría, A. M., Rosario, E., Acevedo, S., & Flores, I. (2019). Impact of coping strategies on quality of life of adolescents and young women with endometriosis. Journal of Psychosomatic Obstetrics and Gynaecology, 40(2), 138–145. https://doi.org/10.1080/0167482X.2018.1450384

Guillemot, C., Klinkenberg, J., & Sordes, F. (2024). The psychopathological repercussions on patients faced with pain: A focus on endometriosis. L'Encephale, 50(3), 289–295. https://doi.org/10.1016/j.encep.2023.06.019

Gupta, J., Cardoso, L. F., Harris, C. S., Dance, A. D., Seckin, T., Baker, N., & Ferguson, Y. O. (2018). How do adolescent girls and boys perceive symptoms suggestive of endometriosis among their peers? Findings from focus group discussions in New York City. BMJ Open, 8(6), e020657. https://doi.org/10.1136/bmjopen-2017-020657

Lazzeri, L., Andersson, K. L., Angioni, S., Arena, A., Arena, S., Bartiromo, L., Berlanda, N., Bonin, C., Candiani, M., Centini, G., Forno, S. D., Donati, A., Exacoustos, C., Fuggetta, E., Labanca, L., Maiorana, A., Maneschi, F., Mattei, A., Muzii, L., … Martire, F. G. (2023). How to Manage Endometriosis in Adolescence: The Endometriosis Treatment Italian Club Approach. Journal of Minimally Invasive Gynecology, 30(8), 616–626. https://doi.org/10.1016/j.jmig.2023.03.017

Liakopoulou, M.-K., Tsarna, E., Eleftheriades, A., Arapaki, A., Toutoudaki, K., & Christopoulos, P. (2022). Medical and Behavioral Aspects of Adolescent Endometriosis: A Review of the Literature. Children (Basel, Switzerland), 9(3), 384. https://doi.org/10.3390/children9030384

Mama, S. T. (2018). Advances in the management of endometriosis in the adolescent. Current Opinion in Obstetrics & Gynecology, 30(5), 326–330. https://doi.org/10.1097/GCO.0000000000000483

Matasariu, R. D., Mihaila, A., Iacob, M., Dumitrascu, I., Onofriescu, M., Crumpei Tanasa, I., & Vulpoi, C. (2017). PSYCHO-SOCIAL ASPECTS OF QUALITY OF LIFE IN WOMEN WITH ENDOMETRIOSIS. Acta Endocrinologica (Bucharest, Romania: 2005), 13(3), 334–339. https://doi.org/10.4183/aeb.2017.334

Mwaura, A. N., Marshall, N., Anglesio, M. S., & Yong, P. J. (2023). Neuroproliferative dyspareunia in endometriosis and vestibulodynia. Sexual Medicine Reviews, 11(4), 323–332. https://doi.org/10.1093/sxmrev/qead033

Panvino, F., Paparella, R., Pisani, F., Tarani, F., Ferraguti, G., Fiore, M., Ardizzone, I., & Tarani, L. (2025). Endometriosis in Adolescence: A Narrative Review of the Psychological and Clinical Implications. Diagnostics (Basel, Switzerland), 15(5), 548. https://doi.org/10.3390/diagnostics15050548

Requadt, E., Nahlik, A. J., Jacobsen, A., & Ross, W. T. (2024). Patient experiences of endometriosis diagnosis: A mixed methods approach. BJOG: An International Journal of Obstetrics and Gynaecology, 131(7), 941–951. https://doi.org/10.1111/1471-0528.17719

Shim, J. Y., Laufer, M. R., King, C. R., Lee, T. T. M., Einarsson, J. I., & Tyson, N. (2024). Evaluation and Management of Endometriosis in the Adolescent. Obstetrics & Gynecology, 143(1), 44. https://doi.org/10.1097/AOG.0000000000005448

Simpson, C. N., Lomiguen, C. M., & Chin, J. (2021). Combating Diagnostic Delay of Endometriosis in Adolescents via Educational Awareness: A Systematic Review. Cureus, 13(5), e15143. https://doi.org/10.7759/cureus.15143

Soliman, A. M., Rahal, Y., Robert, C., Defoy, I., Nisbet, P., Leyland, N., & Singh, S. (2021). Impact of Endometriosis on Fatigue and Productivity Impairment in a Cross-Sectional Survey of Canadian Women. Journal of Obstetrics and Gynaecology Canada: JOGC = Journal d'obstetrique et Gynecologie Du Canada: JOGC, 43(1), 10–18. https://doi.org/10.1016/j.jogc.2020.06.022

Taffs, L., Waters, N., Marino, J., Rapsey, C., Peate, M., & Girling, J. E. (2024). Supportive Care Needs of Young Adults With Endometriosis: An Open-Ended Online Survey and Exploration of Unmet Needs. Health Expectations : An International Journal of Public Participation in Health Care and Health Policy, 27(5), e70045. https://doi.org/10.1111/hex.70045

Wróbel, M., Wielgoś, M., & Laudański, P. (2022). Diagnostic delay of endometriosis in adults and adolescence-current stage of knowledge. Advances in Medical Sciences, 67(1), 148–153. https://doi.org/10.1016/j.advms.2022.02.003

7

Endometriose und Kinderwunsch

Der Wunsch nach einem Kind ist für viele Menschen tief im Herzen verankert, als Symbol für Nähe, Verbundenheit, Zukunft und Lebenssinn. Die Diagnose Endometriose trifft dabei nicht nur den Körper, sondern auch Hoffnungen, Träume und Lebenspläne. Plötzlich steht eine große Frage im Raum: „Werde ich jemals Mutter werden können?"

Die Wahrheit ist vielschichtig. Ja, Endometriose kann die Fruchtbarkeit beeinflussen, aber sie muss es nicht. Manche Frauen werden ganz natürlich schwanger. Andere benötigen medizinische Unterstützung. Und wieder andere entscheiden sich bewusst für alternative Lebenswege, mit oder ohne Kind. Dieses Kapitel nimmt Sie mit auf eine Reise durch medizinisches Wissen, persönliche Geschichten und therapeutische Möglichkeiten. Es lädt ein, neue Perspektiven zu entdecken, jenseits der klassischen Vorstellung von Elternschaft. Denn es gibt nicht den einen richtigen Weg. Sondern viele individuelle, mutige und sinnvolle Entscheidungen.

Im Leben vieler Frauen taucht irgendwann die Frage auf: Möchte ich Mutter werden? Ein Gedanke, der bewegt und doch selten leicht zu beantworten ist. Denn mit dieser Entscheidung kommen nicht nur Hoffnungen und Wünsche, sondern auch Zweifel, Unsicherheiten und manchmal schwierige Umstände. Wird diese Frage im Kontext einer Endometriose gestellt, kann sie zu einer besonderen Herausforderung werden. Die Möglichkeiten verändern sich. Neue Überlegungen treten in den Vordergrund. Und nicht selten beginnt eine emotionale Reise zwischen Hoffnung und Sorge.

Der unerfüllte Kinderwunsch ist ein tiefgreifendes Thema, das viele Paare betrifft, ganz besonders jene, die mit der Diagnose Endometriose leben. Es

© Der/die Autor(en), exklusiv lizenziert an Springer-Verlag GmbH, DE, ein Teil von Springer Nature 2026
A. Falconnier und V. Schulte, *Endometriose verstehen und bewältigen*,
https://doi.org/10.1007/978-3-662-72774-4_7

ist eine stille Herausforderung, die körperlich wie seelisch belastet und oft tiefe Spuren in Beziehungen hinterlässt.

Viele Frauen kämpfen mit dem Schmerz und der Enttäuschung, die mit dem Versuch einhergehen, ein Kind zu bekommen. Es ist ein Kampf, der häufig im Verborgenen geführt wird, begleitet von Gefühlen der Isolation, Frustration und nicht selten Hoffnungslosigkeit. Für betroffene Paare wird die Endometriose zu einer zusätzlichen Last in ihrem Streben nach Elternschaft.

Die Erkrankung kann verschiedene Aspekte der Fruchtbarkeit beeinträchtigen, von der Funktion der Eierstöcke über den Eileiterdurchgang bis hin zur Einnistung des Embryos (Vercellini et al. 2023). Sie stellt Paare nicht nur vor komplexe medizinische Entscheidungen, sondern fordert sie auch emotional und finanziell enorm heraus.

Und doch begegnen viele Betroffene dieser Herausforderung mit beeindruckender Stärke, Ausdauer und Entschlossenheit. Ich durfte immer wieder miterleben, wie Paare unermüdlich nach Wegen suchen, von schulmedizinischen Behandlungen über Kinderwunschkliniken bis hin zu alternativen Therapien.

Trotz allem bleibt der Kinderwunsch ein kraftvoller Antrieb. Er motiviert dazu, weiterzugehen, nicht aufzugeben und neue, manchmal ungeplante Wege zu entdecken.

7.1 Endometriose und Fruchtbarkeit – medizinische Grundlagen

Wie wirkt sich Endometriose auf Ihre Fruchtbarkeit aus? Für viele Frauen ist die Diagnose Endometriose ein Schock, nicht nur wegen der Schmerzen, sondern wegen der Frage, wie sich die Erkrankung mit einem Kinderwunsch vereinen lässt. Hier geht es darum, wie Endometriose die Fruchtbarkeit beeinflussen kann, welche medizinischen Hintergründe wichtig sind und welche Möglichkeiten heute zur Verfügung stehen. Denn auch wenn die Erkrankung Herausforderungen mit sich bringt, ist sie nicht gleichbedeutend mit Unfruchtbarkeit, es gibt viele Wege, die gegangen werden können.

Anna, 32 Jahre
Als Anna mit 32 Jahren die Diagnose Endometriose erhält, sitzt sie noch ganz benommen im Sprechzimmer. Seit Jahren quälen sie starke Regelschmerzen, doch niemand hatte ihre Beschwerden ernst genommen. Nun liegt der MRT-Befund vor: Ein auffälliger Eierstock, vermutlich ein Endometriom. Die Empfehlung: eine Bauchspiegelung zur Abklärung.

Kurz bevor sie die Praxis verlässt, stellt Anna die eine Frage, die ihr den Atem raubt: „Heißt das, ich kann keine Kinder bekommen?"

Diese Angst kennen viele Frauen mit Endometriose. Denn die Erkrankung betrifft weit mehr als Schmerzen und den Alltag, sie berührt zentrale Lebenspläne und Hoffnungen. Zwischen 30 % und 50 % der Frauen mit unerfülltem Kinderwunsch haben Endometriose (Leone Roberti Maggiore et al. 2024). Doch gleichzeitig zeigt die Realität: Viele Betroffene werden schwanger, manche ganz ohne medizinische Hilfe, andere mit gezielter Unterstützung.

Warum Endometriose die Fruchtbarkeit beeinträchtigen kann, ist komplex. Die Erkrankung verändert das Zusammenspiel in Bauchraum und Eierstöcken, führt zu Entzündungen und Vernarbungen, die Eizellen, Eileiter und Gebärmutter beeinflussen können.

Sie erfahren, wie Endometriose den Körper beeinflusst, welche medizinischen Fakten dahinterstecken und welche Optionen es für Frauen mit Kinderwunsch gibt. Denn Wissen ist der erste Schritt, um individuelle Wege zu finden, mit Mut und Hoffnung.

7.1.1 Die unsichtbare Barriere – Was Endometriose im Körper verändert

Endometriose entsteht, wenn gebärmutterschleimhautähnliches Gewebe außerhalb der Gebärmutter wächst. Es siedelt sich an den Eierstöcken, den Eileitern, dem Bauchfell oder sogar an Darm, Blase oder Zwerchfell an (Vercellini et al. 2014). Diese Gewebeherde reagieren auf hormonelle Reize, bluten zum Teil zyklisch mit, entzünden sich, vernarben. Das Ergebnis sind Verwachsungen, Zysten (Endometriome) und chronische Entzündungen im kleinen Becken.

Die Auswirkungen von Endometriose auf die Fruchtbarkeit sind so vielfältig wie die Krankheit selbst. Während bei manchen Frauen die Anatomie des Beckens weitgehend erhalten bleibt, sind bei anderen die Eileiter blockiert oder die Eierstöcke durch Narbengewebe stark beeinträchtigt.

Doch wie genau erschwert Endometriose die natürliche Schwangerschaft? Die wichtigsten Mechanismen lassen sich medizinisch gut erklären, auch wenn nicht alle Details bis heute komplett erforscht sind:

- Anatomische Veränderungen: Verwachsungen im Bauchraum können die Beweglichkeit von Eileitern und Eierstöcken einschränken. Dadurch wird der Transport der Eizelle erschwert oder sogar blockiert.
- Endometriome an den Eierstöcken: Diese Zysten können das Eierstockgewebe schädigen und so die Anzahl der verfügbaren Eizellen reduzieren (Veth et al. 2024).

- Chronische Entzündungen: Die ständige Entzündungsreaktion im Bauchraum setzt Botenstoffe frei, die das Umfeld für Spermien, Eizellen und Embryonen ungünstig verändern.
- Hormonelle Ungleichgewichte: Die Endometrioseherde produzieren lokal Östrogen, was die feine Balance der Hormone stören kann, besonders in der Lutealphase, die für die Einnistung des Embryos entscheidend ist.
- Die Anzahl der antralen Follikel bei den Eierstöcken sind häufig reduziert (Feferkorn et al. 2023). Diese geben einen Hinweis auf die Anzahl der noch vorhandenen Eizellen einer Frau ab und limitiert somit die Anzahl potenzieller natürlicher Schwangerschaften.
- Probleme bei der Einnistung: Selbst wenn eine Eizelle befruchtet ist, fällt es ihr oft schwer, sich in der Gebärmutterschleimhaut (Endometrium) erfolgreich einzunisten, vor allem wenn diese durch Entzündungen und Veränderungen infolge der Endometriose belastet ist.

Diese verschiedenen Faktoren können einzeln oder gemeinsam dazu führen, dass eine natürliche Schwangerschaft erschwert wird (Ata & Somigliana 2024). Doch es gibt auch immer wieder Hoffnung, denn viele Frauen mit Endometriose erfüllen sich ihren Kinderwunsch, oft mit Unterstützung moderner Therapien.

7.1.2 Wenn Medizin auf Lebenspläne trifft – individuelle Verläufe

Nicht jede Frau mit Endometriose ist unfruchtbar. Viele werden spontan schwanger, auch nach Jahren der Schmerzen oder trotz auffälliger Befunde. Und umgekehrt gibt es Frauen mit milder Endometriose, bei denen es auf natürlichem Weg nicht klappt, ohne dass sich ein klarer Grund erkennen lässt.

Camille, 35 Jahre

„Drei Jahre lang haben mein Partner und ich alles versucht, um schwanger zu werden. Es war eine Zeit, die mich oft an meine Grenzen gebracht hat. Bei mir wurden Endometriome an beiden Eierstöcken diagnostiziert – Zysten, die nicht nur Schmerzen verursacht, sondern auch meine Fruchtbarkeit stark beeinflusst haben.

> Ich fühlte mich oft erschöpft und ausgelaugt. Die Arbeit, der Alltag, ich habe mich immer zusammengerissen, ‚funktioniert', wie man so sagt. Doch innerlich war da dieses tiefe Verlangen nach einem Kind, eine leise, aber beharrliche Hoffnung, die mich nicht losgelassen hat.
>
> Die Diagnose, die Operation und die darauffolgende In-vitro-Fertilisation (IVF) waren kein leichter Weg. Es gab Momente der Verzweiflung, in denen ich an mir selbst gezweifelt habe, an meinem Körper, an der Zukunft. Doch mein Partner war eine unglaubliche Stütze, und gemeinsam haben wir weitergekämpft.
>
> Heute bin ich Mutter von Zwillingen, ein Wunder, das uns unendlich viel bedeutet. Wenn ich zurückblicke, sehe ich nicht nur die Herausforderungen, sondern auch die Kraft und den Mut, die wir gebraucht haben, um diesen Weg zu gehen. Es war eine Reise voller Höhen und Tiefen, aber am Ende hat sich die Geduld und der Kampf mehr als gelohnt."

Gerade bei tief infiltrierender Endometriose oder ausgedehnten Verwachsungen ist die Spontanschwangerschaft deutlich seltener. Studien zeigen jedoch, dass selbst Frauen mit fortgeschrittener Erkrankung unter bestimmten Bedingungen schwanger werden können, insbesondere nach chirurgischer Sanierung und bei noch guter ovarieller Reserve (Hamilton et al. 2023).

Der AMH-Wert (Anti-Müller-Hormon) und die Antralfollikelzahl geben Hinweise darauf, wie gut die Eierstöcke noch arbeiten (Tian et al. 2021). Aber auch hier gilt: Zahlen sagen nicht alles. Die persönliche Lebenssituation, der Partner, die individuelle Zyklusqualität und die emotionale Belastung spielen eine ebenso große Rolle.

Die Abklärung der Fruchtbarkeit bei Endometriose ist ein komplexer Prozess. Sie beginnt mit einer sorgfältigen Anamnese, einer Ultraschalluntersuchung und oft auch mit einer laparoskopischen Diagnostik, also einer Bauchspiegelung. Letztere gilt als Goldstandard: Sie erlaubt es, Endometrioseherde zu erkennen, zu klassifizieren und oft direkt zu behandeln (Kiesel & Sourouni 2019).

Für viele Frauen ist es hilfreich, sich frühzeitig in einer spezialisierten Endometriose- oder Kinderwunschsprechstunde vorzustellen. Dort können individuelle Risiken, Möglichkeiten und Behandlungsschritte ganz genau besprochen werden. Denn in der Reproduktionsmedizin geht es nicht nur darum, was medizinisch machbar ist, genauso wichtig ist, was für die betroffene Frau persönlich und emotional tragbar ist.

Eine Diagnose ist keine Prognose. Endometriose kann die Fruchtbarkeit beeinflussen, aber sie bestimmt nicht allein über Ihren Weg zur Elternschaft.

7.2 Kinderwunschbehandlung – In-vitro-Fertilisation (IVF), Hormontherapie & Co.

Die Fruchtbarkeit ist ein kostbares und zugleich empfindliches Gut, bei Endometriose lässt sie sich selten mit einem klaren „ja" oder „nein" beschreiben. Vielmehr bewegt sie sich in einem Spannungsfeld aus Wahrscheinlichkeiten, verschiedenen Etappen und wichtigen Entscheidungen.

Für viele Frauen bedeutet das, nicht nur abzuwarten, sondern aktiv zu werden, medizinisch durch Hormontherapie, Operationen oder künstliche Befruchtung, aber auch emotional durch Gespräche, den Austausch in Selbsthilfegruppen oder therapeutische Begleitung. Denn der unerfüllte Kinderwunsch ist weit mehr als eine medizinische Diagnose; er ist eine tief existenzielle Erfahrung, die das ganze Leben berührt.

Tatsächlich ist eine Schwangerschaft mit Endometriose keineswegs ausgeschlossen. Manche Frauen empfangen auf natürlichem Wege, andere benötigen medizinische Unterstützung, wieder andere finden individuelle Lösungen, stets begleitet von umfassender Beratung und einem offenen Umgang mit Rückschlägen. Entscheidend ist, gut informiert zu sein, auf die eigenen Bedürfnisse zu hören und gemeinsam mit Ärztinnen, Ärzten und vertrauten Menschen einen Weg zu finden, der zur individuellen Lebenssituation passt.

Wenn eine Kinderwunschbehandlung notwendig wird, stellt sie für viele einen tiefgreifenden Wendepunkt dar. Nach oft langer Zeit des Hoffens, der Untersuchungen und manchmal operativer Eingriffe beginnt ein neuer Abschnitt, in dem modernste medizinische Verfahren auf persönliche Sehnsüchte treffen. Endometriose kann die Fruchtbarkeit auf vielfältige Weise beeinträchtigen: Verklebungen im kleinen Becken behindern die Wanderung der Eizelle, Endometriome am Eierstock mindern Menge und Qualität der Eizellen, und entzündliche sowie immunologische Veränderungen erschweren die Einnistung. Doch nicht jede Frau benötigt sofort eine künstliche Befruchtung. Alter, Krankheitsverlauf, frühere Operationen und Befunde zur Fruchtbarkeit beider Partner bestimmen das Vorgehen (Coccia et al. 2022).

Ein zentraler Fortschritt in der modernen Behandlung ist die sogenannte Fertility Preservation, also die vorsorgliche Sicherung der Fruchtbarkeit (Calagna et al. 2020). Besonders vor geplanten Operationen oder intensiven Therapien, die die Eierstöcke beeinträchtigen könnten, ist das Einfrieren von Eizellen eine wertvolle Option. Gerade bei fortgeschrittener Endometriose oder vor größeren Eingriffen lohnt es sich, diese Möglichkeit frühzeitig zu prüfen, um das Zeitfenster für den Kinderwunsch bewusst zu schützen.

Zwar ist Fertility Preservation nicht für jede Frau der passende Weg, doch eröffnet sie vielen Betroffenen eine Perspektive, ihre Fruchtbarkeit aktiv zu bewahren (Seyhan et al. 2015).

7.2.1 Hormonelle Stimulationsbehandlungen – der sanfte Einstieg

Oft beginnt die Behandlung mit hormonellen Stimulationsverfahren, die den Zyklus regulieren und den Eisprung anregen. Medikamente wie Clomifen, Letrozol oder Injektionen mit follikelstimulierendem Hormon (FSH) werden dabei eingesetzt, insbesondere bei leichter Endometriose und guter Eizellreserve junger Frauen (Carson & Kallen 2021).

Eine weitere Möglichkeit ist die intrauterine Insemination (IUI), bei der nach leichter hormoneller Stimulation aufbereitete Spermien direkt in die Gebärmutter eingebracht werden. Diese Methode ist vergleichsweise wenig invasiv und ambulant durchführbar, setzt jedoch voraus, dass mindestens ein Eileiter durchgängig ist und keine größeren Verwachsungen vorliegen. Die Erfolgsaussichten liegen bei etwa 10–15 % pro Zyklus, meist werden mehrere Zyklen versucht (Mahani & Afnan 2004).

In-vitro-Fertilisation (IVF), der gezielte Eingriff in den Lebenszyklus
Führen diese Methoden nicht zum Erfolg oder ist die Endometriose ausgeprägter, empfehlen Ärztinnen und Ärzte häufig eine IVF oder ICSI (intrazytoplasmatische Spermieninjektion).

Der Ablauf umfasst:

1. Hormonelle Stimulation
   Über etwa 10–14 Tage werden die Eierstöcke hormonell angeregt, um mehrere Eizellen gleichzeitig reifen zu lassen.
2. Follikelpunktion
   Unter leichter Narkose werden die Eizellen vaginal entnommen, ein Schritt, der körperlich und emotional herausfordernd sein kann.
3. Befruchtung im Labor
   Die Eizellen werden mit den Spermien zusammengebracht (IVF) oder eine einzelne Samenzelle direkt in eine Eizelle injiziert (ICSI). So entstehen Embryonen.
4. Embryotransfer
   Ein oder zwei Embryonen werden in die Gebärmutter eingesetzt. Dann beginnt das Warten auf den Schwangerschaftstest.

5. Lutealphase
Die Gebärmutterschleimhaut wird mit Hormonen wie Progesteron unterstützt.

Die Schwangerschaftsrate liegt pro Zyklus bei etwa 30–40 % (Harb et al. 2013), abhängig vom Alter und anderen Faktoren. Risiken sind Mehrlingsschwangerschaften bei Transfer mehrerer Embryonen sowie Nebenwirkungen der Hormone wie Stimmungsschwankungen oder in seltenen Fällen ein Überstimulationssyndrom (OHSS).

Spezielle Strategien bei Endometriose
Viele Kliniken nutzen bei Endometriose besondere Verfahren, etwa den sogenannten „Freeze-All-Zyklus": Alle Embryonen werden eingefroren und erst in einem späteren, hormonell günstigeren Zyklus übertragen, was besonders bei entzündetem Endometrium vorteilhaft sein kann. Eine kurze Behandlung mit GnRH-Analoga vor der IVF kann das hormonelle Umfeld verbessern und die Chancen auf eine erfolgreiche Einnistung erhöhen.

Der Umgang mit Endometriosen ist heute sehr individuell. Früher wurden Zysten häufig operiert, doch jede Operation kann die Eizellreserve beeinträchtigen. Deshalb wird gemeinsam mit Endometriose-Expertinnen und Kinderwunschzentren sorgfältig abgewogen, ob eine Operation sinnvoll ist.

Die Kinderwunschbehandlung ist für viele Frauen eine emotionale Achterbahnfahrt. Gefühle von Kontrollverlust, Erschöpfung, Selbstzweifeln, Beziehungsproblemen und Angst vor Misserfolgen sind häufig. Hinzu kommen oft soziale Isolation und Scham, vor allem bei Rückschlägen (Moutzouroulia et al. 2025).

Psychosoziale Unterstützung, etwa durch psychoonkologisch geschulte Berater*innen, Therapeut*innen und Selbsthilfegruppen, ist ein unverzichtbarer Baustein, um diese Zeit nicht allein bewältigen zu müssen. Viele Kinderwunschzentren bieten heute integrierte psychosoziale Angebote, diese sollten als ganz normale Unterstützung verstanden werden.

7.2.2 Kosten und gesetzliche Rahmenbedingungen in Deutschland, Österreich und der Schweiz

Die Finanzierung einer Kinderwunschbehandlung unterscheidet sich je nach Land deutlich. In Deutschland übernehmen die gesetzlichen Krankenkassen in der Regel 50 % der Kosten für bis zu drei Behandlungen mittels In-vitro-Fertilisation (IVF) oder Intrazytoplasmatischer Spermieninjektion (ICSI), wenn bestimmte Voraussetzungen erfüllt sind. Dazu gehören eine bestehende Ehe, ein Mindestalter von 25 Jahren bei beiden Partnern, ein Höchstalter von unter 40 Jahren bei der Frau und unter 50 Jahren beim Mann sowie die Verwendung ausschließlich eigener Ei- und Samenzellen. Zusätzlich müssen ein ärztlicher Behandlungsplan und eine vorherige Beratung vorliegen. Auch Inseminationen werden bezuschusst: bis zu acht ohne hormonelle Stimulation und bis zu drei mit hormoneller Stimulation. Der dritte IVF- oder ICSI-Versuch wird häufig nur dann bezuschusst, wenn es zuvor mindestens einmal zu einer Befruchtung gekommen ist. Ohne Zuschüsse liegen die Kosten pro Behandlungszyklus in der Regel zwischen etwa 3000 und 6000 EUR, wobei Medikamente und individuelle Leistungen die Gesamtsumme zusätzlich beeinflussen können. Neben den Regelleistungen gibt es in einigen Bundesländern sowie durch Bundesprogramme finanzielle Förderungen, die den Eigenanteil teilweise reduzieren. Darüber hinaus bieten manche Krankenkassen über ihre Satzungsleistungen eine höhere Kostenübernahme an, teils sogar deutlich über die gesetzlichen 50 % hinaus.

In Österreich werden Kinderwunschbehandlungen über den IVF-Fonds unterstützt, der siebzig Prozent der Kosten für bis zu vier Behandlungszyklen übernimmt. Die verbleibenden 30 % tragen die Paare selbst. Anspruch haben Paare, wenn die Frau jünger als 40 Jahre und der Mann jünger als 50 Jahre ist, eine medizinische Indikation vorliegt und die Partner in einer Ehe, Lebensgemeinschaft oder eingetragenen Partnerschaft leben. Durch dieses Modell erhalten viele Betroffene einen leichteren Zugang zu einer Behandlung.

In der Schweiz übernimmt die obligatorische Grundversicherung die diagnostische Abklärung sowie Hormontherapien für die Dauer von etwa einem Jahr und bis zu drei Inseminationen mit Partnersamen. IVF- und ICSI-Behandlungen sind hingegen nicht im Leistungskatalog enthalten und müssen von den Paaren selbst finanziert werden. Die Kosten pro Zyklus liegen dabei üblicherweise zwischen 8'000 und 10'000 CHF. Manche Zusatzversicherungen können einzelne Leistungen abdecken, dies hängt jedoch vom jeweiligen Versicherungsprodukt ab. Bestrebungen zur Kostenübernahme sind im Gange, aber es ist aktuell noch unklar, wann mit einer Entscheidung gerechnet werden kann.

Finanzielle Belastungen sind damit ein wesentlicher Faktor im Behandlungsverlauf, eine frühzeitige Aufklärung über Fördermöglichkeiten und Finanzierungshilfen ist daher entscheidend.

Zusätzlich zur Schulmedizin suchen viele Frauen ergänzende Behandlungswege, um Stress abzubauen und die Chancen zu verbessern. Akupunktur, traditionelle chinesische Medizin (Lee et al. 2021) oder orthomolekulare Therapien werden häufig genutzt, auch wenn ihre Wirksamkeit unterschiedlich bewertet wird. Methoden wie Darmtherapien oder Entgiftung finden meist keine wissenschaftliche Bestätigung, können aber subjektiv hilfreich sein, wenn sie verantwortungsvoll integriert werden.

Die Erfahrungen von Frauen mit Endometriose und Kinderwunschbehandlung sind so vielfältig wie die Krankheit selbst. Manche berichten von großen körperlichen und emotionalen Belastungen, aber auch von persönlichem Wachstum und erfüllenden Schwangerschaften. Andere erleben Rückschläge und müssen lernen, neue Lebenswege jenseits der Mutterschaft zu finden. Doch egal wie die Geschichte verläuft, alle, die diesen Weg gehen, tragen eine tiefe Hoffnung in sich, eine Kraft, die weit über medizinische Erfolge hinausgeht und Anerkennung verdient.

Die Kinderwunschzeit ist oft von Zwischenräumen geprägt: Zwischen Diagnosen und Behandlungen, zwischen Eisprüngen und Blutungen, zwischen Hoffnung und Enttäuschung. Diese Wartezeit kann zermürbend sein, körperlich wie seelisch.

Umso wichtiger ist es, in dieser Phase gut für sich zu sorgen. Achtsamkeit im Alltag, kurze Journaling-Einträge oder kleine Rituale, wie ein Spaziergang am Morgen oder ein warmer Tee am Abend, können helfen, sich nicht zu verlieren. Auch der Austausch mit Gleichbetroffenen in Selbsthilfegruppen oder Online-Communities schenkt Halt. Manchmal genügt schon der Satz: „Ich verstehe dich", um sich weniger allein zu fühlen.

Es geht nicht darum, die Zeit zu füllen, sondern darum, ihr eine neue Qualität zu geben.

Mira, 33 Jahre, schwanger nach zwei In-vitro-Fertilisation-Zyklen (IVF):

„Die Hormonzeit war hart, mein Körper fremd. Aber ich habe nie bereut, es versucht zu haben. Ich habe viel über mich gelernt."

Saskia, 39 Jahre, Intrazytoplasmatische-Spermieninjektion (ICSI) und Zwillingsgeburt:

„Ich hatte Angst vor der Punktion und dem Embryotransfer. Doch dann lagen die Zwillinge in meinen Armen, zwei kleine Wunder. Jede Spritze hat sich gelohnt."

Francesca, 41 Jahre, ohne Schwangerschaft:

„Nach vier Versuchen wussten wir: Wir sind müde. Heute engagiere ich mich ehrenamtlich. Es war ein Weg mit vielen Tränen, aber auch Wachstum."

Die Kinderwunschbehandlung ist keine Garantie, aber oft ein Tor zur Möglichkeit. Für Frauen mit Endometriose bietet sie fundierte medizinische Chancen, in einem Bereich, der lange von Ohnmacht und Schmerz geprägt war.

Sie verlangt Mut, Geduld und Ausdauer und verdient Respekt, egal wie die Geschichte ausgeht. Denn jede Frau, die diesen Weg geht, trägt eine tiefe Hoffnung in sich. Und diese Hoffnung ist vielleicht die stärkste Kraft überhaupt.

Es gibt nicht den einen richtigen Weg. Es gibt nur Ihren.

Und dieser darf sich verändern, darf Umwege machen, darf Pausen enthalten. Solange Sie ihn mit sich gehen, sind Sie auf dem richtigen Weg.

7.3 Schwangerschaft mit Endometriose – Risiken, Chancen, Erfahrungsberichte

Eine Schwangerschaft mit Endometriose ist möglich. Sie ist nicht selbstverständlich. Und manchmal ist sie anders, körperlich, emotional, medizinisch.

Viele Betroffene erleben diese Zeit mit besonderer Intensität: als großes Geschenk, als Quelle neuer Ängste, als körperliche Herausforderung oder von allem etwas. Vielleicht war der Weg dorthin lang. Vielleicht kam die Schwangerschaft überraschend. Vielleicht ist sie von Unsicherheiten begleitet.

Dieses Kapitel will aufklären, Halt geben und begleiten, mit Wissen, echten Erfahrungen und einem Blick für die Zwischentöne.

Flora, 33 Jahre

Als Flora den positiven Schwangerschaftstest in den Händen hält, bricht sie in Tränen aus. Sie sitzt allein auf der Bettkante, das zarte Morgenlicht fällt sanft durch die halb geöffneten Jalousien und zeichnet helle Streifen auf den Boden. Ihr Herz schlägt wild und doch voller Hoffnung, schneller und stärker als je zuvor.

Sechs lange Jahre liegen hinter ihr, Jahre voller Warten, Hoffen und immer wieder Bangen. Jahre, in denen sie gelernt hat, Schmerz und Enttäuschung zu ertragen. Zwei Bauchspiegelungen hatte sie hinter sich, um die Endometriose zu diagnostizieren und zu behandeln. Das Endometriom an ihrem Eierstock schien ihr ein unüberwindbares Hindernis. Und dann war da die IVF, die leider nicht zum Erfolg führte.

Doch heute, in diesem stillen Moment, fühlt sich alles anders an. Plötzlich ist da diese leise Gewissheit, dass ein neuer Anfang möglich ist, dass ihr langer Weg, die vielen Rückschläge, nicht umsonst waren. Sie wischt sich die Tränen von den Wangen, atmet tief durch und spürt eine Mischung aus Erleichterung, Dankbarkeit und vorsichtigem Optimismus.

7.3.1 Schwangerschaft trotz Endometriose – Wie häufig ist das?

Trotz der weitverbreiteten Sorge, unfruchtbar zu sein, können viele Frauen mit Endometriose schwanger werden, manche auf natürlichem Weg, andere mit Unterstützung. Studien zeigen, dass etwa 50–60 % aller betroffenen Frauen im Laufe ihres Lebens eine Schwangerschaft erleben. Bei milder Endometriose liegt die spontane Schwangerschaftsrate sogar ähnlich hoch wie bei gesunden Frauen.

Wichtig ist dabei die individuelle Einschätzung. Nicht nur die Diagnose „Endometriose" entscheidet über die Chance auf eine Schwangerschaft, sondern Faktoren wie (Elizur et al. 2025):

- Alter der Frau,
- Dauer des bestehenden Kinderwunsches,
- Ausmaß und Lokalisation der Endometriose,
- Zustand der Eileiter und der Gebärmutter,
- Qualität und Anzahl der Eizellen,
- Spermienqualität des Partners sowie
- Vorbehandlungen oder Operationen.

Die Schwangerschaft selbst ist für viele Frauen ein ambivalenter Abschnitt, voller Freude und gleichzeitig begleitet von Ängsten, ob alles gut geht.

7.3.2 Was verändert sich in der Schwangerschaft? – Ein hormonelles Paradox

Viele Expert*innen beschreiben die Schwangerschaft als eine Art „natürliche Therapie" für Endometriose, doch dieses Bild greift nur teilweise. Denn während der neun Monate der Schwangerschaft verändert sich der Hormonhaushalt im Körper grundlegend, was auf die Endometrioseherde ganz unterschiedliche Wirkungen haben kann.

Das hormonelle Umfeld in der Schwangerschaft:

- Der Progesteronspiegel steigt während der Schwangerschaft deutlich an. Progesteron ist ein Hormon, das entzündungshemmend wirkt und die Aktivität der Endometrioseherde hemmen kann.

- Gleichzeitig wird der Menstruationszyklus komplett unterbrochen. Die sonst üblichen hormonellen Schwankungen, die Endometrioseherde reizen und zu Schmerzen führen können, entfallen.
- In vielen Fällen führt dies dazu, dass die Endometrioseherde sich zurückbilden oder zumindest inaktiv bleiben. Es kommt zu einem Stillstand oder sogar zu einem Rückgang der Erkrankung.

Diese positiven Effekte können in vielen Fällen auch noch Monate nach der Geburt anhalten, vor allem wenn die Frau stillt (Prosperi Porta et al. 2021). Das Stillen verlängert die Phase des erhöhten Progesteronspiegels und unterdrückt den Eisprung, was die Endometriose zusätzlich dämpfen kann. Viele Frauen berichten, dass ihre Schmerzen und Beschwerden während der Schwangerschaft deutlich nachlassen oder zeitweise ganz verschwinden. Für sie ist die Schwangerschaft ein Lichtblick, eine Verschnaufpause im oft belastenden Alltag mit Endometriose.

Bestehende Organschäden, etwa an Darm, Blase oder anderen betroffenen Organen, lösen sich durch eine Schwangerschaft nicht auf. Narbenbildungen oder Funktionsstörungen bleiben häufig bestehen und können weiterhin Beschwerden verursachen.

Die Schwangerschaft bringt für viele Frauen mit Endometriose eine hormonelle Phase, die die Erkrankung zumindest vorübergehend lindern kann, ein hormonelles Paradox, das Hoffnung schenkt. Gleichzeitig ist es wichtig, die individuellen Unterschiede zu beachten und sich bewusst zu sein, dass eine Schwangerschaft keine Garantie für eine Heilung oder vollständige Beschwerdefreiheit ist.

7.3.3 Risiken und medizinische Herausforderungen bei Schwangerschaft mit Endometriose

Eine Schwangerschaft bei Endometriose ist grundsätzlich möglich, erfordert jedoch häufig eine besonders sorgfältige medizinische Begleitung. Vor allem bei tief infiltrierender Endometriose oder ausgeprägten Verwachsungen im kleinen Becken gilt sie als Risikoschwangerschaft. Studien zeigen, dass bestimmte Komplikationen häufiger auftreten (Alboni et al. 2024), allerdings verlaufen viele Schwangerschaften dennoch unauffällig und ohne ernste Probleme. Wichtig sind daher eine differenzierte Betrachtung und individuelle Betreuung.

Ein etwas erhöhtes Risiko besteht für Frühgeburten. Frauen mit Endometriose bringen ihr Kind statistisch gesehen häufiger vor der 37. Schwangerschaftswoche zur Welt (Busnelli et al. 2024). Die genauen Ursachen sind noch nicht vollständig geklärt, doch es wird vermutet, dass Störungen bei der Plazentabildung sowie chronische Entzündungsprozesse im Beckenraum eine Rolle spielen. Diese Entzündungen können das Gleichgewicht in der Gebärmutter stören und so vorzeitige Wehen begünstigen. Auch wenn viele Schwangerschaften problemlos verlaufen, sollte dieses Risiko bekannt sein und ärztlich berücksichtigt werden.

Ein weiterer relevanter Aspekt sind Plazentationsstörungen, insbesondere die sogenannte *Placenta praevia,* bei der die Plazenta tief in der Gebärmutter liegt und den Muttermund teilweise oder vollständig bedeckt (Matsuzaki et al. 2021). Das kann vor allem im späteren Verlauf der Schwangerschaft zu Blutungen führen und macht nicht selten einen geplanten Kaiserschnitt notwendig. Veränderungen des Uterusgewebes durch die Endometriose könnten die korrekte Einnistung der Plazenta beeinträchtigen. Auch die Funktion der Plazenta selbst kann gestört sein, was die Versorgung des Kindes mit Sauerstoff und Nährstoffen beeinflussen kann.

Insgesamt ist bei Endometriose-Patientinnen die Kaiserschnittrate (Sectio-Rate) deutlich erhöht (Horton et al. 2019). Dafür gibt es verschiedene Gründe: Einerseits können anatomische Veränderungen wie Verwachsungen im Beckenraum die Beweglichkeit der Geburtsorgane einschränken. Andererseits leiden viele Betroffene unter Vaginismus, einer schmerzbedingten Anspannung der Beckenboden- und Scheidenmuskulatur, die eine vaginale Geburt erschweren oder unmöglich machen kann. Auch emotionale Belastungen oder negative Vorerfahrungen spielen eine Rolle, viele Frauen entscheiden sich gemeinsam mit dem behandelnden Team bewusst für eine geplante Sectio (Kaiserschnitt), insbesondere nach einer In-vitro-Fertilisation (IVF).

Ein weiteres Risiko stellt die Präeklampsie dar, eine schwangerschaftsinduzierte Bluthochdruckerkrankung, die insbesondere nach der 20. Schwangerschaftswoche auftreten kann. Typische Symptome sind erhöhter Blutdruck, Eiweiß im Urin und Wassereinlagerungen. Studien legen nahe, dass das Risiko bei Frauen mit Endometriose, insbesondere mit tiefer Infiltration oder nach assistierter Reproduktion, erhöht ist (Chiu & Wang 2024). Auch hier gelten entzündliche Veränderungen und Plazentastörungen als mögliche Ursachen.

Nicht zuletzt ist bei Frauen mit Endometriose auch die Gefahr einer Eileiterschwangerschaft leicht erhöht (Yong et al. 2020). Dies betrifft insbesondere jene, bei denen die Eileiter selbst betroffen sind oder bereits operative Eingriffe im kleinen Becken durchgeführt wurden. Verwachsungen oder Narben können den Eitransport behindern, sodass sich eine befruchtete Eizelle außerhalb der Gebärmutter einnistet, meist im Eileiter. Diese Form der Schwangerschaft ist nicht lebensfähig und muss frühzeitig erkannt und medizinisch behandelt werden.

Trotz all dieser Risiken ist es wichtig zu betonen, dass viele Frauen mit Endometriose eine gesunde Schwangerschaft erleben. Entscheidend ist, dass mögliche Komplikationen frühzeitig erkannt und adäquat begleitet werden. Eine kontinuierliche Betreuung durch ein erfahrenes Team, idealerweise mit Kenntnissen in Endometriose und Risikoschwangerschaften, bietet die beste Grundlage für einen sicheren Verlauf und eine selbstbestimmte Geburt.

7.3.4 Zwischen Hoffnung und Angst – die emotionale Seite

Für viele Frauen mit Endometriose ist eine Schwangerschaft nicht nur ein medizinischer, sondern auch ein zutiefst emotionaler Ausnahmezustand. Statt ungetrübter Vorfreude erleben sie oft eine fragile Balance zwischen Glück und Sorge, zwischen dem Erfüllen eines lang gehegten Wunsches und der Angst, ihn gleich wieder zu verlieren.

Chiara, 36 Jahre

„Ich war überglücklich, als ich den positiven Test in der Hand hielt, wirklich. Aber gleichzeitig hatte ich eine permanente Angst im Nacken. Ich konnte meinem Körper einfach nicht vertrauen. Jeder Schmerz, jedes Ziehen hat mich sofort in Alarmbereitschaft versetzt. Ich dachte, die Endometriose könnte irgendetwas stören, mein Baby gefährden. Erst im zweiten Trimester, als die ersten Meilensteine überstanden waren, konnte ich ein bisschen loslassen."

Diese Ambivalenz ist typisch. Viele Betroffene erleben ihre Schwangerschaft mit einer besonderen Intensität: Sie sind überaus dankbar, aber auch wachsam. Ihr Körper ist für sie oft ein Ort des Schmerzes, der Einschränkung, vielleicht sogar des Versagens gewesen. Ihn nun als sicheren und tragenden Raum für neues Leben zu erfahren, ist ein tiefgreifender Wandel, einer, der Zeit, Geduld und oft auch Unterstützung braucht.

Nach Jahren mit Schmerzen, Unfruchtbarkeitsängsten und vielleicht auch medizinischen Eingriffen ist das Vertrauen in den eigenen Körper oft erschüttert. Viele Frauen haben gelernt, Symptome zu hinterfragen, alles zu beobachten, immer „auf der Hut" zu sein. Dieses Kontrollbedürfnis kann in der Schwangerschaft belastend sein.

Gerade nach künstlicher Befruchtung, Fehlgeburten oder langen Kinderwunschphasen ist das Erleben der Schwangerschaft häufig besonders sensibel. Der Wunsch, „nichts falsch zu machen", kann schnell in Selbstüberforderung umschlagen.

Was helfen kann:

- Psychologische Begleitung, idealerweise durch Therapeut*innen mit Kenntnissen in psychosomatischer Gynäkologie oder Endometriose.
- Achtsame Hebammenbetreuung, die körperliche und emotionale Prozesse im Blick hat.
- Austausch mit anderen Betroffenen, etwa in Endometriose- oder Kinderwunschgruppen.
- Körperzentrierte Verfahren wie Schwangerschaftsyoga, achtsamkeitsbasierte Stressreduktion (MBSR), Atemtherapie oder Somatic Experiencing.
- Stärkung der Selbstfürsorge: kleine Rituale, Tagebuchschreiben, bewusste Ruhezeiten oder sanfte Bewegung können helfen, sich im eigenen Körper wieder sicherer zu fühlen.

Und vor allem: Es ist völlig in Ordnung, ambivalente Gefühle zu haben – Glück und Angst schließen einander nicht aus. Viele Frauen mit Endometriose erleben in der Schwangerschaft eine emotionale Achterbahnfahrt. Mit liebevoller Begleitung und ehrlichem Raum für alle Gefühle kann diese Zeit jedoch auch heilsam und bestärkend werden.

> **Leona, 32 Jahre**
>
> „Ich war zuerst überrascht, dass es einfach so geklappt hat, nach all den Jahren mit Schmerzen. Dann kam die Angst, etwas falsch zu machen. Meine Hebamme hat mich immer wieder ermutigt: Du darfst dir selbst glauben. Das hat mir geholfen, mich mehr auf meinen Körper zu verlassen."

7.3.5 Geburtsplanung und Wochenbett – Was ist zu beachten?

Eine Geburt mit Endometriose ist möglich, vaginal oder per Kaiserschnitt, je nach Situation. Wichtig ist eine frühzeitige Geburtsplanung in enger Abstimmung mit Geburtshelfer*innen, besonders bei bekannter tief infiltrierender Endometriose oder vorausgegangenen Operationen.

Nach der Geburt stellt sich oft eine zentrale Frage: Wie geht es jetzt weiter? Viele Frauen, die mit Endometriose schwanger geworden sind, hoffen, dass die Erkrankung durch die Schwangerschaft dauerhaft zum Stillstand kommt. Und tatsächlich: In manchen Fällen bleibt die Endometriose nach der Geburt lange ruhig. Die hormonellen Veränderungen während Schwangerschaft und Stillzeit, insbesondere der anhaltend hohe Progesteronspiegel und das Ausbleiben des Zyklus, wirken bei vielen Frauen wie eine natürliche Bremse auf das Fortschreiten der Erkrankung. Schmerzen bleiben aus, die Periode kehrt zunächst nicht zurück, und der Alltag ist oft spürbar entlastet.

Doch das ist nicht bei allen so. Nach dem Abstillen, wenn der Hormonhaushalt sich wieder umstellt und der natürliche Zyklus zurückkehrt, können auch die typischen Beschwerden wieder auftreten: Regelschmerzen, Schmerzen beim Geschlechtsverkehr, zyklusabhängige Magen-Darm-Beschwerden oder Erschöpfung. Gerade Frauen mit tief infiltrierender Endometriose oder ausgeprägten Verwachsungen berichten häufiger davon, dass sich Symptome nach einigen Monaten wieder einschleichen.

Für viele ist das Wochenbett oder die Zeit nach der Stillphase daher auch ein Moment der Entscheidung: Wie soll es medizinisch weitergehen?

Einige Frauen möchten nun auch mit dem Blick auf Familienplanung und Lebensqualität, aktiv gegen die Erkrankung vorgehen. Je nach Beschwerden, Lebenssituation und Kinderwunsch können dann verschiedene Therapieoptionen besprochen werden, etwa:

- eine hormonelle Langzeitbehandlung, z. B. mit Gestagenen, um ein erneutes Fortschreiten der Endometriose zu bremsen und Symptome zu lindern,
- eine operative Sanierung, falls starke Schmerzen, Organbeteiligungen oder Zysten erneut auftreten oder
- eine bewusste Beobachtung und regelmäßige Kontrolle, wenn die Beschwerden gering sind und kein akuter Handlungsbedarf besteht.

Wichtig ist dabei immer: Es gibt keine allgemeingültige Lösung. Der Weg nach der Geburt ist so individuell wie die Erkrankung selbst. Entscheidend ist, gut begleitet zu sein, medizinisch, emotional und partnerschaftlich und sich mit seinem Körper und seinen Bedürfnissen ernst genommen zu fühlen.

Clara, 34 Jahre, erste Schwangerschaft nach Endometriose-OP

„Ich hatte so viele Ängste, vor einer Fehlgeburt, vor einer erneuten Operation, vor der eigenen Ohnmacht. Aber meine Frauenärztin war ruhig, klar, empathisch. Ich fühlte mich zum ersten Mal nicht allein mit all dem. Und langsam, Schritt für Schritt, konnte ich beginnen, meinem Körper wieder zu vertrauen."

Sophie, 39 Jahre, Schwangerschaft nach IVF bei tiefer Endometriose

„Ich war vorbereitet, dass es schwer wird. Aber nichts hat mich auf die erste IVF vorbereitet, es kam zu keiner einzigen Befruchtung. Ich war am Boden. Trotzdem haben wir weitergemacht. Beim zweiten Versuch wurde ich schwanger. Die Schwangerschaft war nicht einfach – Placenta praevia, viel Liegen, viele Sorgen. Aber heute ist mein Sohn drei Jahre alt. Wild, gesund, voller Leben. Es war der härteste Weg meines Lebens, aber auch der Schönste."

Jasmin, 31 Jahre, unerwartete Spontanschwangerschaft

„Wir hatten nie verhütet. Ich dachte irgendwann: Es wird einfach nicht klappen. Und dann war der Test plötzlich positiv. Ich habe gezittert, vor Freude, aber auch vor Angst. Ich hatte meinen Körper so lange als feindlich erlebt, als unzuverlässig und schmerzhaft. Und dann trug dieser Körper Leben. Das war ein Wunder, das ich bis heute kaum fassen kann."

7.4   Wenn Kinderwunsch nicht erfüllt wird – Trauer, Akzeptanz, neue Wege

Nicht jede Reise endet mit dem erhofften Ziel. Nicht jede Hoffnung erfüllt sich. Für manche Frauen mit Endometriose bedeutet das: ein Leben ohne eigenes Kind, nicht aus Entscheidung, sondern weil sich der Kinderwunsch trotz aller Kraft, aller Behandlungen, aller Geduld nicht erfüllt hat.

Dieser Abschnitt ist ein Raum für all jene, die sich an der Schwelle des Abschieds befinden. Oder ihn bereits gegangen sind. Er spricht von Trauer, die selten sichtbar ist. Von einem Schmerz, der keinen Namen hat. Und von der leisen, manchmal mutigen Frage: Wie kann das Leben weitergehen, wenn sich das große Wunschbild nicht erfüllt hat?

Denn auch dieser Weg verdient Anerkennung, Mitgefühl und neue Zuversicht.

Chantal, 40 Jahre

„Ich habe alles versucht. Drei IVF-Zyklen. Hormontherapie. Akupunktur. Ernährungspläne, Meditation, Visualisierungen. Es wurde zu meinem Alltag, meinem Rhythmus, meinem zweiten Ich. Kinderwunsch wurde Berufung. Und dann kam dieser Moment. Kein großer Knall, keine Tränen. Nur Stille. Ich saß da, mit dem neuesten negativen Ergebnis in der Hand und wusste: Ich kann nicht mehr. Ich habe nichts mehr übrig zum Hoffen. Vielleicht ist es vorbei. Aber was bleibt, wenn ein Lebenstraum stirbt? Wie geht man weiter, wenn das, wofür man alles gegeben hat, nicht zu einem zurückkommt?"

Dieses Kapitel widmet sich den Frauen – und Paaren – bei denen das große Glück ausbleibt. Es will Raum geben für Schmerz, Verlust, Orientierung und Hoffnung. Und es will zeigen: Ein erfülltes Leben ist möglich, auch ohne Kind.

Sandra, 29 Jahre

Sandra war 29 Jahre alt, frisch verheiratet und stand vor der wohl schwierigsten Entscheidung ihres Lebens. Seit Jahren lebte sie mit einer ausgeprägten Adenomyose, die ihr tägliche, nahezu unerträgliche Schmerzen bereitete. Die Schmerzintensität lag oft bei 8 von 10 – konstant, zermürbend, alles überlagernd. Doch nicht nur der körperliche Schmerz machte ihr zu schaffen. Es war auch der tiefe, liebevoll genährte Wunsch, eines Tages Mutter zu werden.

Dieser Wunsch war für Sandra mehr als ein Traum, er war Teil ihrer Identität, ein Zukunftsbild, das sie sich mit großer Hoffnung ausgemalt hatte. Doch die Realität sah anders aus: Die Schmerzen nahmen ihr Kraft, Lebensfreude und schließlich auch den Glauben daran, dass sie diesen Weg überhaupt noch gehen könnte. Immer häufiger stand die Frage im Raum, ob eine Entfernung der Gebärmutter ihre letzte Chance auf ein Leben ohne ständige Qualen sei.

Nach vielen Gesprächen mit Ärzt*innen, durchweinten Nächten und offenem Austausch mit ihrem Partner traf Sandra eine mutige, zutiefst persönliche Entscheidung: Sie ließ sich die Gebärmutter entfernen. Damit verabschiedete sie sich bewusst von der Möglichkeit, ein eigenes Kind zu bekommen und musste gleichzeitig ihr eigenes Frau-Sein neu definieren (Facchin et al. 2021).

Was folgte, war kein einfacher, aber ein hoffnungsvoller Weg. Sandra erlebte nach der Operation erstmals seit Jahren, wie es sich anfühlt, schmerzfrei zu sein. Sie konnte wieder lachen, reisen, arbeiten, einfach leben. Stück für Stück kehrten Energie und Selbstvertrauen zurück. Und doch blieb der Abschied von ihrem Kinderwunsch ein leiser, manchmal schmerzhafter Begleiter.

Aber mit der Zeit wuchs eine neue Perspektive. Gemeinsam mit ihrem Mann begann Sandra, über andere Wege der Erfüllung nachzudenken. Zwar blieb

> der Wunsch nach einem eigenen Kind ein stiller Teil ihrer Geschichte, doch er verlor seine Schwere. Stattdessen öffneten sich neue Räume: für Nähe, für gemeinsame Erlebnisse, für ein Leben ohne ständige Schmerzen.
>
> Sandra fand mit der Zeit eine neue Art von Erfüllung, nicht als Mutter, sondern als Frau, Partnerin, Freundin, beruflich Engagierte. Sie entdeckte Seiten an sich, die lange im Schatten der Erkrankung gestanden hatten. Muttersein, das erkannte sie, ist nicht der einzige Weg zu einem tief erfüllten Leben. Ihre Geschichte zeigt: Auch jenseits der Mutterschaft kann sich ein Sinn entfalten und das voller Liebe, Tiefe und Lebendigkeit.

Die Geschichte von Sandra zeigt: Es gibt keine „richtige" Entscheidung, nur Ihre eigene. Ob Sie Ihre Gebärmutter entfernen lassen oder trotz Schmerzen weiter auf ein eigenes Kind hoffen, beide Wege verlangen Mut, Auseinandersetzung und innere Klarheit. Jede Frau muss ihren eigenen, stimmigen Weg finden. Vielleicht helfen Ihnen dabei die folgenden Fragen, um Ihre Gedanken und Gefühle zu sortieren:

Wie beeinflusst meine gesundheitliche Situation mein tägliches Leben?
Fragen Sie sich, wie stark Schmerzen, Erschöpfung oder andere Symptome Ihren Alltag einschränken. Wie wirkt sich das auf Ihre Lebensfreude, Ihre Beziehungen oder Ihre Arbeit aus?

Welche medizinischen Möglichkeiten habe ich und welche passen zu mir?
Informieren Sie sich umfassend über alle Therapieoptionen: von Schmerzmanagement über Hormontherapien bis zur Gebärmutterentfernung. Wägen Sie Vor- und Nachteile ab. Und suchen Sie eine Ärztin oder einen Arzt, bei dem Sie sich sicher und gesehen fühlen.

Wie wichtig ist mir der Wunsch nach einem eigenen Kind und welche Alternativen gibt es?
Fragen Sie sich, was biologische Elternschaft für Sie bedeutet. Könnten auch Adoption, Pflegeelternschaft oder andere Formen von Fürsorge erfüllend sein?

Was bedeutet meine Gebärmutter für mein Selbstbild?
Stellen Sie sich die Frage, was es für Sie heißt, keine Gebärmutter mehr zu haben. Können Sie sich als Frau ganz fühlen, auch ohne die Möglichkeit, ein Kind zu gebären?

Wie kann ich mit den emotionalen und körperlichen Folgen einer Gebärmutterentfernung umgehen?
Denken Sie an mögliche Veränderungen, körperlich wie seelisch. Welche Ressourcen könnten Ihnen helfen, mit dem Verlust umzugehen? Wo finden Sie Halt?

Welche Auswirkungen hätte meine Entscheidung auf meine Partnerschaft oder mein Familienleben?
Sprechen Sie mit Ihrem Partner oder Ihrer Partnerin über Ihre Gedanken, Ihre Zweifel, Ihre Hoffnungen. Offene Gespräche können verbinden und entlasten.

Wer steht mir bei? Wer kann mich begleiten?
Ob Freundinnen, Familie, Beratungsstellen oder Selbsthilfegruppen: Überlegen Sie, wer Ihnen Rückhalt geben kann und wo Sie sich verstanden fühlen.

Wie möchte ich mein Leben in Zukunft gestalten und was ist mir wirklich wichtig?
Reflektieren Sie: Was erfüllt Sie? Welche Werte und Träume möchten Sie leben, unabhängig von der Frage nach einem Kind?

Welche finanziellen Aspekte spielen eine Rolle?
Planen Sie auch die wirtschaftlichen Seiten mit ein: Behandlungskosten, Zeiträume der Arbeitsunfähigkeit oder langfristige Folgen einer Operation.

Wie sehr belasten mich die Schmerzen psychisch?
Fragen Sie sich ehrlich, wie Ihr seelisches Gleichgewicht durch die chronischen Beschwerden beeinflusst wird. Gibt es Unterstützung, die Ihnen hier guttun könnte?

Bin ich bereit für eine Schwangerschaft mit dieser Erkrankung?
Wenn der Kinderwunsch für Sie weiter zentral ist: Denken Sie über die körperlichen und emotionalen Herausforderungen nach, die eine Schwangerschaft mit Endometriose bedeuten kann.

Diese Fragen bieten keine einfachen Antworten, aber sie können Türen öffnen. Schreiben Sie Ihre Gedanken auf, sprechen Sie mit vertrauten Menschen darüber oder holen Sie sich professionelle Begleitung (Jaeger et al. 2024).

Denn was immer Sie entscheiden: Ihre Bedürfnisse, Ihre Gesundheit und Ihre Würde stehen im Zentrum. Sie dürfen Ihren Weg in Ihrem Tempo gehen. Und Sie dürfen wissen: Sie sind nicht allein.

Ein unerfüllter Kinderwunsch ist mehr als das Fehlen eines Babys. Für viele Betroffene, insbesondere Frauen mit Endometriose, ist er eine stille, aber tiefgreifende existenzielle Krise. Was nach außen oft wie ein medizinisches Problem erscheint, betrifft in Wirklichkeit nicht nur den Körper, sondern das gesamte Selbstverständnis. Es verändert nicht nur den Zyklus, sondern den Lebensrhythmus. Es greift nicht nur in Partnerschaften ein, sondern durchdringt Freundschaften, Familienstrukturen und Zukunftsvorstellungen.

Gerade bei Frauen mit Endometriose ist der Weg bis zur Akzeptanz, oder bis zur Entscheidung gegen weitere Versuche, ein langer und oft schmerzhafter Prozess. Viele blicken zurück auf Jahre unerklärlicher Schmerzen. Es folgen Operationen, Hormontherapien, wiederholte IVF-Versuche, alternative Heilmethoden und unzählige Arzttermine. Die Hoffnung wird zu einer Art Lebensaufgabe, der Alltag richtet sich nach Medikation, Zyklusphasen und Klinikplänen. Der Körper wird zur medizinischen Baustelle, der Kalender zum therapeutischen Leitfaden und irgendwann stellt sich eine erschütternde Frage: Wer bin ich, wenn ich nicht mehr hoffe?

Diese Form der Krise bleibt im gesellschaftlichen Bewusstsein oft unsichtbar. Es gibt kaum ein öffentliches Verständnis für die Art der Trauer, die ein nicht realisiertes Leben hinterlässt.

Denn ein Kind, das nie gezeugt wurde, kann man nicht beerdigen. Es gibt kein Grab, keinen Trauerbesuch, keine Rituale, keine Sprache für diesen Verlust. Und doch trauern viele Frauen und auch Männer tief, lange und meist im Stillen. Es ist eine Trauer ohne Form, ein Abschied ohne Abschied.

Die Außenwelt reagiert oft hilflos. Gut gemeinte Sätze wie „Ihr habt ja noch Zeit", „Vielleicht klappt es ja im Urlaub" oder „Dann adoptiert doch einfach" verfehlen ihr Ziel und hinterlassen nicht selten Verletzungen. Sie sind Ausdruck eines gesellschaftlichen Unbehagens im Umgang mit unerfüllter Mutterschaft. Frauen im gebärfähigen Alter werden oft auf ihre Reproduktionsfähigkeit reduziert. Ihr Körper wird kommentiert, ihre Familienplanung infrage gestellt. Dass hinter der Kinderlosigkeit manchmal Jahre der Behandlung, der Hoffnung und des Scheiterns liegen, bleibt unsichtbar, nicht zuletzt, weil viele Betroffene aus Scham, Überforderung oder Resignation schweigen.

Der unerfüllte Kinderwunsch ist eine besondere Form von Verlust. Er betrifft nicht ein vergangenes Ereignis, sondern eine nie gelebte Zukunft. Es ist das Nicht-Entstehen eines Lebens, das man sich über Jahre vorgestellt hat: das imaginierte Kind, das gedachte Lachen, der leere Kinderwagen im Flur. Diese Form der Trauer ist nicht weniger real, nur weil sie sich nicht an konkreten Erinnerungen festmachen lässt. Sie ist existenziell, weil sie das eigene Selbstbild, die Biografie und oft auch den Sinnhorizont infrage stellt.

Viele Frauen berichten davon, dass das Ende des Kinderwunschs nicht wie ein abrupter Schnitt erlebt wird, sondern wie ein langsames Verschwinden. Kein dramatischer Bruch, sondern ein leiser Prozess, in dem man die Hoffnung schrittweise loslassen muss. Manche sprechen von einer inneren Leere, andere von einem Leben, das plötzlich infrage steht. Denn wie lebt man weiter, wenn ein Lebenstraum zerbricht?

7.4.1 Die Phasen der Trauer – wenn Abschiednehmen notwendig wird

Der Abschied vom Kinderwunsch ist ein schmerzhafter Prozess, oft vergleichbar mit anderen Formen des Verlusts, auch wenn dieser Verlust unsichtbar bleibt. Psychologisch gesehen handelt es sich um einen tiefgreifenden Umbruch, der das Selbstbild, die Lebensplanung und die emotionale Stabilität infrage stellt. Die psychologische Forschung beschreibt diesen inneren Prozess des Loslassens in mehreren Phasen. Ähnlich wie bei Trauerreaktionen nach Todesfällen verlaufen auch diese Phasen nicht linear, sondern wiederholen sich, überlappen oder kehren in Wellen zurück (Bender 2019).

Die erste Phase ist oft geprägt von Schock und Unglauben. Es ist der Moment, in dem die Erkenntnis durchsickert: Es wird wahrscheinlich nicht mehr klappen, zumindest nicht so, wie man es sich vorgestellt hat. Viele Betroffene berichten von einer inneren Lähmung, einem Zustand zwischen Verdrängung und Ohnmacht. Die Vorstellung, dass der langgehegte Wunsch unerfüllt bleiben könnte, wird zunächst kaum zugelassen. Der Körper funktioniert äußerlich weiter, aber innerlich scheint alles stillzustehen.

In der zweiten Phase kommt es häufig zu Wut und Protest. Die Frage „Warum ich?" tritt in den Vordergrund. Die Wut richtet sich nicht selten gegen den eigenen Körper, der nicht „funktioniert", gegen Ärztinnen und Ärzte, gegen das Schicksal und manchmal auch gegen das soziale Umfeld. Freundinnen mit Kindern, beiläufige Bemerkungen von Bekannten oder vermeintlich gut gemeinte Ratschläge können intensive Gefühle auslösen. Diese Wut ist nicht nur verständlich, sondern auch wichtig: Sie ist ein Versuch, Kontrolle über eine Situation zurückzugewinnen, in der man sich ausgeliefert fühlt.

Es folgt oft eine Phase der Traurigkeit und des Rückzugs. Wenn die Wut nachlässt, entsteht Raum für ein Gefühl tiefer Enttäuschung, oft verbunden mit dem Empfinden von Sinnlosigkeit. Manche Frauen erleben depressive Verstimmungen oder anhaltende Niedergeschlagenheit. Soziale Kontakte werden reduziert, weil sie zu anstrengend oder schmerzhaft erscheinen. Feiertage wie Weihnachten, Ostern oder insbesondere der Muttertag können zu schmerzhaften Erinnerungen an das, was fehlt, werden.

Im weiteren Verlauf beginnt eine langsame, oft zähe Suche nach Bedeutung. Die Frage „Was bleibt, wenn das Ziel wegfällt?" gewinnt an Raum. In dieser Phase wird der Verlust nicht mehr nur beklagt, sondern hinterfragt und neu eingeordnet. Manche entdecken andere Facetten ihres Lebens, die bisher im Schatten des Kinderwunschs standen. Es entsteht ein innerer Dialog darüber, welche Wege jenseits der Mutterschaft gangbar sind, nicht als Ersatz, sondern als alternative Formen von Sinn, Beziehung und Identität.

Die letzte Phase – sofern man überhaupt von einem Ende sprechen kann – ist die der Neuorientierung und Integration. Der Schmerz verschwindet nicht völlig, aber er verändert seinen Platz. Er wird Teil der Biografie, eingebettet in ein neues Selbstverständnis. Neue Träume entstehen, Beziehungen vertiefen sich, die Lebensplanung öffnet sich für andere Möglichkeiten. Manche Frauen finden kreative, soziale oder spirituelle Wege, das Erlebte zu verarbeiten. Andere engagieren sich politisch oder in Selbsthilfegruppen. Was bleibt, ist nicht nur die Erinnerung an den Schmerz, sondern auch eine Form von innerer Reifung.

Diese Phasen lassen sich nicht erzwingen und nicht beschleunigen. Sie verlaufen individuell, manchmal widersprüchlich, oft mit Rückschritten. Vielmehr gleichen sie einem Pendel: Die Betroffenen bewegen sich zwischen den Phasen hin und her, manchmal innerhalb eines Tages, manchmal über Monate hinweg. Es gibt kein lineares Voranschreiten, kein klares „Erreichen" eines Endpunkts und auch keine endgültige Auflösung.

Doch gerade dieses Pendeln ist Teil des Prozesses. Es zeigt, dass Trauer nicht schwächer wird, nur weil sie sich verändert, sie wird oft leiser, feiner, tiefer eingebettet. Die Phasen bieten keine feste Abfolge, aber sie geben Orientierung: Sie machen sichtbar, dass der Schmerz um einen unerfüllten Kinderwunsch nicht nur erlaubt, sondern notwendig ist. Und sie machen Mut, dass es trotz aller Wiederholungen und Umwege möglich ist, Schritt für Schritt wieder Boden unter den Füßen zu gewinnen.

7.4.2 Stimmen der Stille – Erfahrungsberichte von Frauen ohne Kind

Simone, 39 Jahre

„Lange dachte ich, Trauer sei etwas, das man überwindet, wie eine Prüfung, die man irgendwann bestanden hat. Ich wartete auf diesen Moment, an dem alles leichter wird, klarer, abgeschlossen. Aber so ist es nicht gekommen.

Heute weiß ich: Trauer bewegt sich wie ein Pendel. Mal spüre ich sie kaum, dann trifft sie mich wieder mit voller Wucht, an einem Kindergeburtstag, bei einer beiläufigen Bemerkung, manchmal einfach nur im Vorbeigehen an einem Spielplatz.

Es gibt gute Tage, ja, sogar glückliche. Aber sie schließen die anderen nicht aus. Und irgendwann habe ich aufgehört, das Pendel aufhalten zu wollen. Ich habe gelernt, mit seiner Bewegung zu leben. Das ist nicht das, was ich mir gewünscht habe. Aber es ist mein Weg geworden."

Katrin, 43 Jahre

„Ich habe lange gebraucht, um nicht mehr zu googeln. Keine Foren mehr, keine Eizellspende in Spanien. Die ständige Suche hat mich erschöpft, hat die Hoffnung zugleich genährt und zerrieben. Heute bin ich kinderlos, aber nicht leer. Ich arbeite mit Jugendlichen, bin Patentante, habe wieder ein Hobby gefunden, das mich erfüllt. Es war ein Abschied mit Narben, ein Prozess voller Schmerz und Verlust. Aber auch mit neuer Freiheit. Ich habe gelernt, dass mein Leben ohne eigenes Kind nicht weniger wertvoll ist. Das war eine wichtige Erkenntnis auf meinem Weg."

Vanessa, 38 Jahre

„Die letzte IVF-Behandlung war für mich wie ein endgültiger Bruch. Ich bin zusammengebrochen, habe zum ersten Mal wirklich zu trauern begonnen und das nicht allein, sondern mit einer Therapeutin an meiner Seite. Ich schrieb Briefe an das Kind, das nie kommen konnte, um meine Gefühle zu ordnen und einen Dialog zu führen, der mir fehlte. Heute bin ich nicht geheilt, aber ich fühle mich ganz. Ich habe eine Verbindung zu meiner Trauer aufgebaut, die mich nicht mehr lähmt, sondern trägt."

Elena, 41 Jahre

„Wir haben es als Paar geschafft, zu überleben. Nicht jeder schafft das, und es war kein leichter Weg. Für meinen Mann war es eine ganz andere, aber genauso schwere Herausforderung. Monat für Monat diese Leere spüren, der

> Druck, nicht zu wissen, wie er uns beiden helfen kann, das war zermürbend. Die Nächte, in denen er still weinte, weil er sich hilflos fühlte und keinen Ausweg sah, habe ich oft erst später bemerkt. Trotz seiner eigenen Verzweiflung hat er nie aufgegeben, war immer da, hat mich gehalten, ohne viele Worte, mit einer stillen Stärke. Auch für ihn war das kein leichter Weg, aber genau diese gemeinsame Last hat uns letztlich noch enger verbunden."

7.4.3 Partnerschaft im Schatten des unerfüllten Kinderwunschs

Kaum ein anderes Lebensthema greift so tief in die Intimität einer Partnerschaft ein wie der unerfüllte Kinderwunsch. Von der anfänglichen Hoffnung bis zur allmählichen Erkenntnis, dass es nicht so einfach klappt, werden nicht der Körper, sondern die Seele auf eine harte Probe gestellt. Die Sexualität verändert sich, sie wird oft zweckgebunden und verliert damit an Spontanität, Freude und Leichtigkeit. Die Romantik tritt zurück, ersetzt durch den strikten Zeitplan des Zyklus und den Druck, genau zum richtigen Zeitpunkt „funktionieren" zu müssen. Jede Periode wird zur erneuten Enttäuschung, zum stillen Mahnmal für den unerfüllten Wunsch.

Für viele Paare bringt diese Situation enorme psychische Belastungen mit sich, die oft sehr unterschiedlich erlebt und verarbeitet werden (El Hadad et al. 2024). Während Frauen häufig mit intensiven emotionalen Schmerzen, hormonellen Schwankungen und gesellschaftlichem Erwartungsdruck kämpfen, erleben Männer ihre eigene, oft stille Krise. Die Rolle des Mannes wird dabei selten offen thematisiert, doch der Druck ist real und tiefgreifend.

Jürgen, 32 Jahre

„Für uns Männer ist es oft eine Herausforderung, wenn Sex plötzlich nach Plan stattfinden soll, rund um den Eisprung, auf Kommando, unter Erwartungsdruck. Das kann belasten. Und manchmal bleiben dabei Nähe, Spontanität und Lust auf der Strecke. Umso wichtiger ist es, dass wir auch in der Kinderwunschzeit nicht vergessen: Liebe, Intimität und echte Verbindung dürfen Raum behalten, jenseits des Kalenders."

Für viele Männer bedeutet der Kinderwunsch, jeden Monat am fruchtbaren Tag Sex haben zu müssen. Es ist nicht mehr der spontane Ausdruck von Lust und Nähe, sondern eine Verpflichtung, die mit Leistungsdruck, Angst vor Versagen und einer tiefen Hilflosigkeit einhergeht. Die Vorstellung, dass der eigene Körper nicht nur für Intimität, sondern vor allem für den reproduktiven Zweck funktionieren muss, kann die sexuelle Beziehung massiv belasten.

Diese Pflicht-Sexualität ist für viele Männer eine seelische Zerreißprobe: Sie wollen ihre Partnerin unterstützen, wünschen sich ein Kind, doch zugleich fühlen sie sich ausgeliefert zwischen dem eigenen Bedürfnis nach Nähe und der Angst, den Erwartungen nicht gerecht zu werden. Diese Spannung führt häufig zu einem Gefühl der Isolation, da sie selten über diese inneren Kämpfe sprechen. Tränen der Verzweiflung und das Gefühl von Ohnmacht bleiben oft verborgen, werden hinter einer Fassade von Stärke und Zuverlässigkeit versteckt.

> **So beschreibt Thomas, 43 Jahre, seine Erfahrung**
>
> „Es ist, als ob jeden Monat ein unsichtbarer Zähler läuft, am Tag des Eisprungs muss ich ‚funktionieren'. Da gibt es keine Spontanität mehr, keine Lust, nur Pflicht. Ich habe mich oft gefragt, ob ich es schaffen kann, ob ich meiner Partnerin gerecht werde. In manchen Nächten habe ich heimlich geweint, aus Angst, enttäuscht zu haben, oder weil ich mich machtlos fühlte. Gleichzeitig wollte ich nicht, dass sie meine Verzweiflung sieht, ich musste stark sein, der Fels in der Brandung. Diese Einsamkeit im Schmerz war manchmal schwerer als alles andere."

Männer geraten in einen paradoxen Zustand: Sie müssen stark sein und Halt geben, gleichzeitig fühlen sie sich manchmal überfordert und entmutigt. Dieses emotionale Schweigen kann zu Kommunikationsproblemen führen, die Beziehung zusätzlich belasten und eine schmerzhafte Distanz schaffen (Dooley et al. 2014).

Auswirkungen auf die Partnerschaft

Viele Paare erleben durch diese Belastungen immer wieder Kommunikationsschwierigkeiten, eine emotionale Entfremdung und unausgesprochene Schuldgefühle, oft so fein und subtil, dass sie kaum greifbar sind. Auch der Freundeskreis verändert sich, denn Gespräche über Familie oder Kinder werden zunehmend schwieriger, was schnell zu Isolation führen kann. Hinzu kommt, dass die Trauer häufig nicht gleichmäßig verteilt ist, was das gegenseitige Verständnis erschwert.

In solchen schwierigen Phasen kann professionelle Unterstützung (Chamorro et al. 2022), sei es durch Paartherapie oder psychosoziale Beratung dabei helfen, aus der Sprachlosigkeit herauszufinden. Dabei ist es besonders wichtig, dass die Partnerschaft wieder mehr wird als nur ein Projekt zur Zeugung. Manchmal bedeutet das, bewusst loszulassen, sich neu zu definieren und sich selbst sowie der Beziehung Raum für Schmerz und persönliche Entwicklung zu geben.

7.4.4 Neue Wege, andere Perspektiven – Leben jenseits der Mutterschaft

Was, wenn das Kind nicht kommt? Diese Frage ist schmerzhaft und schwer, doch sie öffnet zugleich neue Räume für andere Lebensentwürfe. Ein Leben ohne leibliche Kinder bedeutet kein Scheitern, sondern einfach ein anderes Leben mit neuen Chancen und Möglichkeiten.

Dazu gehören beispielsweise die Rolle als Mentorin oder Patin, das Engagement in Pflegefamilien oder Adoption, sozialer Einsatz in vielfältigen Projekten sowie das Finden von beruflicher Erfüllung und persönlicher Selbstentfaltung. Für viele Frauen wird dieser Weg auch zu einem Prozess der inneren Entwicklung, Heilung und Stärkung.

Sina, 45 Jahre

„Ich habe mein Leben neu gestaltet – neue Wohnung, neue Arbeit, neue Träume. Anfangs dachte ich, ich würde zerbrechen. Doch dann habe ich etwas gefunden, das ich vorher nicht kannte: mich selbst."

Der Weg durch den unerfüllten Kinderwunsch ist schwer, aber er muss nicht einsam sein. Psychotherapeutische Begleitung, Selbsthilfegruppen, Online-Plattformen und authentische Erfahrungsberichte können Halt geben und den Austausch ermöglichen.

Auch Männer brauchen Raum für ihre Gefühle und Erfahrungen, oft sind sie stille Mittrauernde, die Stärke und Stabilität geben wollen. Spezialisierte Angebote für Paare und Männergruppen helfen, auch ihre Perspektive sichtbar zu machen und ihnen Unterstützung zu bieten.

Nicht jede Geschichte endet so, wie wir es uns wünschen. Aber jede Geschichte verdient es, erzählt zu werden. Frauen mit Endometriose, die trotz aller Bemühungen kein Kind bekommen, sind keine Gescheiterten. Sie sind Überlebende, Suchende und Wachsende. Und sie dürfen stolz sein auf den Weg, den sie gegangen sind.

Der unerfüllte Kinderwunsch ist eine tiefe Wunde, die nicht spurlos heilt – aber mit Würde. Und irgendwann kehrt das Leben zurück, anders, aber ganz.

Ein kurzes, liebevolles Ritual kann helfen, dem inneren Abschied symbolisch Ausdruck zu verleihen. Besonders für Frauen, die keinen Ort für ihren Schmerz finden.

Ein Ort für Ihren Abschied: Nehmen Sie sich einen ruhigen Moment. Zünden Sie eine Kerze an. Schreiben Sie einen Brief an das Kind, das Sie sich gewünscht haben oder an sich selbst. Sagen Sie alles, was gesagt werden will.

Wenn Sie bereit sind, können Sie diesen Brief in einem kleinen Ritual verabschieden, vergraben, verbrennen oder aufheben.

Auch zusammen als Paar kann dieses kleine Ritual emotionale Spannungen lösen und für Raum sorgen. Denn es gibt Wege, die nicht zum Ziel führen, aber zu sich selbst. Und manchmal beginnt genau dort ein neues Kapitel.

7.5   Leben ohne Kind – Alternativen zur Elternschaft mit Sinn

Nicht jede Geschichte führt zur Elternschaft. Und manchmal ist das, bei allem Schmerz, in Ordnung.

Es gibt Frauen, die sich bewusst gegen ein Kind entscheiden. Andere lassen irgendwann los, nach langen Jahren der Hoffnung, der Behandlungen, des Bangens. Was bleibt, ist oft nicht Leere, sondern Raum. Raum für neue Perspektiven, für Sinn jenseits von Mutterschaft. Doch wie kann dieser Raum gefüllt werden und wo fängt man am besten an?

Wenn Frauen oder Paare beschließen, den Kinderwunsch nicht weiterzuverfolgen, geschieht das meist nicht abrupt. Es ist selten ein einziger Moment, sondern ein Prozess. Ein schleichender Abschied, der sich oft wie eine stille Erkenntnis anfühlt. Kein lauter Knall, sondern ein innerer Wandel.

Die Arzttermine hören auf. Es gibt keinen nächsten Zyklus, keinen Embryotransfer, kein banges Warten mehr. Stattdessen kehrt Ruhe ein. Und mit ihr kommen Gefühle, die widersprüchlich sein können: Erschöpfung und Erleichterung. Schmerz und Klarheit. Trauer und manchmal auch ein erstes Aufatmen.

> **Nadine, 38 Jahre**
>
> „Ich wusste nach dem vierten IVF-Versuch: Ich kann nicht mehr. Nicht mein Körper, sondern mein Herz war müde. Der Tag, an dem wir es beendeten, war einer der traurigsten, aber auch einer der klarsten meines Lebens."

Der Abschied vom Kinderwunsch ist weit mehr als das Ende eines Lebensabschnitts. Für viele ist es ein echter Verlust, vergleichbar mit einer Trauer um einen nahestehenden Menschen. Denn es stirbt nicht nur ein Wunsch, sondern auch ein Bild von Zukunft, eine Vorstellung von Familie, ein Selbstbild. Was bleibt, ist eine Leerstelle, die erst einmal nichts ersetzt.

Diese Trauer verläuft nicht geradlinig. Sie kommt in Wellen, manchmal unvermittelt, ausgelöst durch ein Gespräch, ein Kinderlachen im Supermarkt oder eine beiläufige Frage. Viele Frauen berichten von Phasen der Leugnung, der Wut, des Rückzugs und irgendwann von Akzeptanz. Es ist ein Prozess der inneren Neuorientierung, der Geduld erfordert. Und Mut.

Dabei ist es wichtig zu verstehen: Trauer ist kein Rückschritt. Sie ist kein Zeichen von Scheitern. Sie ist ein Zeichen von Bedeutung. Dass etwas wirklich wichtig war und dass es Raum braucht, um sich neu zu ordnen.

Mit dem Ende des Kinderwunsches beginnt ein neuer Abschnitt. Einer, der nicht weniger tief, nicht weniger reich ist, nur anders. Viele Frauen berichten im Rückblick, dass sich mit dem Loslassen neue Fragen öffneten: Was gibt meinem Leben Sinn, wenn Mutterschaft nicht Teil davon ist? Wie kann ich Fürsorge, Gestaltung, Weitergabe auf andere Weise leben?

Diese Fragen führen häufig zu neuen Wegen. Manche Frauen entdecken soziale Projekte, engagieren sich ehrenamtlich, werden Patinnen oder Mentorinnen. Andere beginnen zu schreiben, zu reisen, zu lehren, sich politisch oder kreativ auszudrücken. Die Energie, die einst in die Familiengründung floss, verwandelt sich, wird zu Gestaltungskraft in neuen Bereichen.

> **Bettina, 44 Jahre**
>
> „Früher dachte ich, ohne Kind sei mein Leben leer. Heute weiß ich: Es ist anders voll. Ich liebe mein Patenkind, ich bilde aus, engagiere mich in der Frauengesundheit. Ich habe viel verloren, aber auch so viel gefunden."

Auch in der Partnerschaft bleibt dieser Wandel nicht ohne Spuren. Viele Paare stehen nach dem Ende der Kinderwunschzeit an einem Punkt der Neuverhandlung: Wer sind wir, wenn wir keine Eltern werden? Was verbindet uns jenseits dieses gemeinsamen Ziels?

Einige Beziehungen vertiefen sich, gewinnen an Intimität und Resilienz. Andere lösen sich nicht aus Schuld, sondern weil unterschiedliche Wege sichtbar werden. Wieder andere erfinden sich neu. Es ist ein Prozess, der Offenheit erfordert für Trauer, für neue Perspektiven, für gemeinsames Wachstum.

> **Maria und Jens, 42 und 45 Jahre**
>
> „Wir haben irgendwann aufgehört zu fragen, warum es nicht geklappt hat und stattdessen gefragt: Wofür sind wir hier? Heute unterstützen wir ein Kinderheim in Ghana. Früher hätte ich das nie gedacht, heute ist es mein Herz."

7.5.1 Das Tabu der kinderlosen Frau

In einer Gesellschaft, die Mutterschaft als selbstverständliche weibliche Bestimmung darstellt, sind kinderlose Frauen oft mit subtiler Ausgrenzung konfrontiert. Sie hören Sätze wie: „Du hast halt Karriere gemacht" oder „Das tut mir leid" gut gemeint, aber verletzend. Oder sie werden gefragt: „Wolltest du keine Kinder?" eine intime Frage, die viel zu oft gestellt wird.

Nicht selten entsteht daraus ein Gefühl der Unsichtbarkeit. Besonders in sozialen Kontexten, in denen Elternschaft den Takt vorgibt. Viele Frauen berichten von Einsamkeit, obwohl sie mitten im Leben stehen.

Dabei ist Kinderlosigkeit längst kein Ausnahmephänomen mehr. In Deutschland bleibt etwa jede fünfte Frau dauerhaft kinderlos, in Großstädten sogar jede dritte. In Österreich und der Schweiz ist die Tendenz ähnlich (Kinderwunsch, Elternschaft o. J.). Und dennoch fehlt vielerorts ein öffentlicher Raum für dieses Lebensmodell, ebenso wie gesellschaftliche Anerkennung.

7.5.2 Weiblichkeit jenseits von Mutterschaft

Noch immer hält sich hartnäckig der Glaube, eine Frau sei erst mit Kind „ganz". Doch dieses Bild ist unvollständig und vielen realen Biografien nicht gerecht.

Weiblichkeit lässt sich nicht auf Mutterschaft reduzieren. Sie zeigt sich auch in anderen Formen von Fürsorge, Kreativität, Schöpfungskraft. In der Begleitung von Menschen, im Aufbau von Gemeinschaften, im Einsatz für Gerechtigkeit, Gesundheit, Bildung.

Nicht jede Frau gebärt ein Kind. Aber viele gebären Ideen, Bücher, soziale Räume, innere Entwicklungen. Auch das ist Gebären, im weiteren, schöpferischen Sinn.

Viele Frauen spüren nach der Kinderwunschzeit einen tiefen Wunsch, etwas „weiterzugeben". Manchmal entsteht aus einem losgelassenen Kinderwunsch ein neues Bedürfnis: zu wirken, zu nähren, zu begleiten. Das kann bedeuten, sich einer Patenschaft zu widmen. Eine Mentorin für jüngere Frauen zu werden. Sich in sozialen, kreativen oder ökologischen Projekten zu engagieren. Es gibt viele Wege, Fürsorge zu leben, auch ohne eigenes Kind. Was zählt, ist nicht die Form. Sondern die Verbindung.

7.5.3 Ein Leben ohne Kind und trotzdem ganz

Es ist an der Zeit, das Leben ohne Kind nicht mehr als Defizit zu betrachten, sondern als vollwertigen Weg. Einen Weg, der ebenso viel Engagement, Liebe, Kraft und Tiefe erfordert, nur in anderer Form.

Was wir als Gesellschaft brauchen, ist ein neues Verständnis von weiblicher Identität: vielfältig, unabhängig von Rollenbildern, offen für unterschiedliche Lebensmodelle. Wir brauchen Räume für echte Gespräche, für Rituale des Abschieds und Neubeginns, für Anerkennung jenseits von Elternschaft.

Nicht jede Geschichte endet so, wie sie erträumt wurde. Und doch kann sie gut enden. Oder anders gut. Ein Leben ohne Kind ist kein Versagen, sondern ein Weitergehen. In Würde, mit Sinn, mit offenem Herzen.

Die Diagnose Endometriose betrifft nicht nur den Körper, sie wirkt in Beziehungen, Freundschaften, am Arbeitsplatz und in gesellschaftlichen Strukturen. Im Kap. 8 richten wir den Blick auf das soziale Umfeld: Wie lässt sich offen über Endometriose sprechen, mit Kolleg*innen, Arbeitgeber*innen, Freund*innen oder Familie? Wie kann Kommunikation entlasten und Aufklärung zu mehr Verständnis führen? Denn Heilung geschieht nicht nur im Inneren, sondern auch im Miteinander.

> **Aus der Perspektive eines Reproduktionsmediziners**
>
> „Ich erinnere mich noch gut an die ersten Begegnungen mit der Autorin Andrea Falconnier– damals noch als engagierte Teilnehmerin in einem zweijährigen Kurs in Sexualmedizin an der Universität Basel. Schon damals war spürbar, mit welcher Hingabe, Tiefe und Präsenz sie Menschen begegnet – nicht nur mit fachlicher Kompetenz, sondern mit Engagement, Empathie und wohlwollendem Interesse.
>
> Was Andrea Falconnier im Kapitel über Kinderwunsch und Endometriose beschreibt, berührt weit über das Medizinische hinaus. Es ist ein Raum der Anerkennung, des Mitgefühls und der Ermutigung für all jene, die durch die körperlichen und seelischen Herausforderungen der Endometriose gehen – und dabei oft auch durch den tiefgreifenden Schmerz eines unerfüllten Kinderwunsches.
>
> Als Reproduktionsmediziner weiß ich, wie sehr sich der Kinderwunsch manchmal gegen realistische Erwartungen aufrechterhält – und wie belastend der Moment sein kann, wenn das Hoffen auf ein Kind sich verabschiedet. Dieses Kapitel verschweigt nichts – es benennt Hoffnung und Sorgen, aber auch die Trauer, die Leere, die Fragen, die kommen, wenn ein Leben ohne Kind zur Realität wird. Aber es bleibt nicht in der Dunkelheit stehen. Es öffnet Perspektiven. Es zeigt, dass auch jenseits der Elternschaft ein erfülltes, reiches, sinnstiftendes Leben möglich ist – und dass Menschsein und Weiblichkeit viele Gesichter hat.
>
> Mit ihrer Erfahrung aus der Physiotherapie gelingt es der Autorin, sehr einfühlsam und körpernah durch diesen Prozess zu begleiten. Sie schreibt mit Fachwissen, Klarheit – und mit spürbarer Nähe zu den betroffenen Frauen.
>
> Ich wünsche diesem Buch viele Leserinnen. Und allen, die sich in diesem Kapitel wiederfinden, wünsche ich, dass sie sich gesehen fühlen – und ein Stück weniger allein".
>
> **PD Dr. Gideon Sartorius**
> **Leitung Diplomstudiengang Sexualmedizin der Universität Basel (DAS Sexual medicine and sexual therapy)**
> **Reproduktionsmediziner Zentrum fertisuisse Basel und Olten, Schweiz**

Literatur

Alboni, C., Cannoletta, M., Mosca, S., Pasini, S., Farulla, A., & Chiossi, G. (2024). Endometriosis and risk factors in pregnancy, labor and delivery: A case-control study. Minerva Obstetrics and Gynecology, 76(6), 540–547. https://doi.org/10.23736/S2724-606X.24.05527-1

Ata, B., & Somigliana, E. (2024). Endometriosis, staging, infertility and assisted reproductive technology: Time for a rethink. Reproductive Biomedicine Online, 49(1), 103943. https://doi.org/10.1016/j.rbmo.2024.103943

Bender, J. (2019). Praxisbuch Trauerbegleitung: Trauerprozesse Verstehen, Begleiten, Verwandeln. Springer Berlin/Heidelberg.

Busnelli, A., Di Simone, N., Somigliana, E., Greppi, D., Cirillo, F., Bulfoni, A., Inversetti, A., & Levi-Setti, P. E. (2024). Untangling the independent effect of endometriosis, adenomyosis, and ART-related factors on maternal, placental, fetal, and neonatal adverse outcomes: Results from a systematic review and meta-analysis. Human Reproduction Update, 30(6), 751–788. https://doi.org/10.1093/humupd/dmae024

Calagna, G., Della Corte, L., Giampaolino, P., Maranto, M., & Perino, A. (2020). Endometriosis and strategies of fertility preservation: A systematic review of the literature. European Journal of Obstetrics, Gynecology, and Reproductive Biology, 254, 218–225. https://doi.org/10.1016/j.ejogrb.2020.09.045

Carson, S. A., & Kallen, A. N. (2021). Diagnosis and Management of Infertility: A Review. JAMA, 326(1), 65–76. https://doi.org/10.1001/jama.2021.4788

Chamorro, P. P., Herruzo, J., & Pino, M. J. (2022). Study on the Interdependent Relationship between the Marital Satisfaction Variable and the Psychosocial Impact of Infertility and Anxiety Disposition, According to Gender. Journal of Sex & Marital Therapy, 48(5), 461–474. https://doi.org/10.1080/0092623X.2021.2008074

Chiu, K.-L., & Wang, I.-T. (2024). Endometriosis, pregnancy and delivery complications: Evidence from the US nationwide inpatient sample 2005-2018. Taiwanese Journal of Obstetrics & Gynecology, 63(3), 350–356. https://doi.org/10.1016/j.tjog.2023.06.005

Coccia, M. E., Nardone, L., & Rizzello, F. (2022). Endometriosis and Infertility: A Long-Life Approach to Preserve Reproductive Integrity. International Journal of Environmental Research and Public Health, 19(10), 6162. https://doi.org/10.3390/ijerph19106162

Dooley, M., Dineen, T., Sarma, K., & Nolan, A. (2014). The psychological impact of infertility and fertility treatment on the male partner. Human Fertility, 17(3), 203–209. https://doi.org/10.3109/14647273.2014.942390

El Hadad, S., Schwartz, A. S. K., Gassner, C., Haeberlin, F., von Orelli, S., Imesch, P., & Leeners, B. (2024). Partnership and relationship happiness in endometriosis related chronic pelvic pain: A multicenter case-control study. Frontiers in Psychology, 15, 1382067. https://doi.org/10.3389/fpsyg.2024.1382067

Elizur, S. E., Mostafa, J., Berkowitz, E., & Orvieto, R. (2025). Endometriosis and infertility: Pathophysiology, treatment strategies, and reproductive outcomes. Archives of Gynecology and Obstetrics. https://doi.org/10.1007/s00404-025-08124-1

Facchin, F., Buggio, L., Dridi, D., & Vercellini, P. (2021). A woman's worth: The psychological impact of beliefs about motherhood, female identity, and infertility on childless women with endometriosis. Journal of Health Psychology, 26(7), 1026–1034. https://doi.org/10.1177/1359105319863093

Feferkorn, I., Suarthana, E., Kigloo, H. N., Abow-Mohamed, I., Golyari, Y., & Tulandi, T. (2023). Combined effects of age and endometriosis on ovarian reserve in women with infertility. International Journal of Gynaecology and Obstetrics:

The Official Organ of the International Federation of Gynaecology and Obstetrics, 161(1), 129–136. https://doi.org/10.1002/ijgo.14519

Hamilton, K. M., VanHise, K., Truong, M. D., Wright, K. N., & Siedhoff, M. T. (2023). Surgical management of endometriosis to optimize fertility. Current Opinion in Obstetrics & Gynecology, 35(4), 389–394. https://doi.org/10.1097/GCO.0000000000000876

Harb, H. M., Gallos, I. D., Chu, J., Harb, M., & Coomarasamy, A. (2013). The effect of endometriosis on in vitro fertilisation outcome: A systematic review and meta-analysis. BJOG: An International Journal of Obstetrics and Gynaecology, 120(11), 1308–1320. https://doi.org/10.1111/1471-0528.12366

Horton, J., Sterrenburg, M., Lane, S., Maheshwari, A., Li, T. C., & Cheong, Y. (2019). Reproductive, obstetric, and perinatal outcomes of women with adenomyosis and endometriosis: A systematic review and meta-analysis. Human Reproduction Update, 25(5), 592–632. https://doi.org/10.1093/humupd/dmz012

Jaeger, M., Niederkrotenthaler, T., Till, B., & Werneck, H. (2024). Associations between health-related quality of life, infertility-related psychological well-being, and relationship quality in individuals with endometriosis: A cross-sectional study. BMC Women's Health, 24(1), 657. https://doi.org/10.1186/s12905-024-03510-4

Kiesel, L., & Sourouni, M. (2019). Diagnosis of endometriosis in the 21st century. Climacteric: The Journal of the International Menopause Society, 22(3), 296–302. https://doi.org/10.1080/13697137.2019.1578743

Kinderwunsch, Elternschaft. (o. J.). Abgerufen 22. August 2025, von https://www.bfs.admin.ch/content/bfs/de/home/statistiken/bevoelkerung/familien/kinderwunsch-elternschaft.html

Lee, J. W., Hyun, M. K., Kim, H. J., & Kim, D.-I. (2021). Acupuncture and herbal medicine for female infertility: An overview of systematic reviews. Integrative Medicine Research, 10(3), 100694. https://doi.org/10.1016/j.imr.2020.100694

Leone Roberti Maggiore, U., Chiappa, V., Ceccaroni, M., Roviglione, G., Savelli, L., Ferrero, S., Raspagliesi, F., & Spanò Bascio, L. (2024). Epidemiology of infertility in women with endometriosis. Best Practice & Research. Clinical Obstetrics & Gynaecology, 92, 102454. https://doi.org/10.1016/j.bpobgyn.2023.102454

Mahani, I. M., & Afnan, M. (2004). The pregnancy rates with intrauterine insemination (IUI) in superovulated cycles employing different protocols (clomiphen citrate (CC), human menopausal gonadotropin (HMG) and HMG+CC) and in natural ovulatory cycle. JPMA. The Journal of the Pakistan Medical Association, 54(10), 503–505.

Matsuzaki, S., Nagase, Y., Ueda, Y., Kakuda, M., Maeda, M., Matsuzaki, S., & Kamiura, S. (2021). Placenta Previa Complicated with Endometriosis: Contemporary Clinical Management, Molecular Mechanisms, and Future Research Opportunities. Biomedicines, 9(11), 1536. https://doi.org/10.3390/biomedicines9111536

Moutzouroulia, A., Asimakopoulou, Z., Tzavara, C., Asimakopoulos, K., Adonakis, G., & Kaponis, A. (2025). The impact of infertility on the mental health of women undergoing in vitro fertilization treatment. Sexual & Reproductive Healthcare, 43, 101072. https://doi.org/10.1016/j.srhc.2025.101072

Prosperi Porta, R., Sangiuliano, C., Cavalli, A., Hirose Marques Pereira, L. C., Masciullo, L., Piacenti, I., Scaramuzzino, S., Viscardi, M. F., & Porpora, M. G. (2021). Effects of Breastfeeding on Endometriosis-Related Pain: A Prospective Observational Study. International Journal of Environmental Research and Public Health, 18(20), 10602. https://doi.org/10.3390/ijerph182010602

Seyhan, A., Ata, B., & Uncu, G. (2015). The Impact of Endometriosis and Its Treatment on Ovarian Reserve. Seminars in Reproductive Medicine, 33(6), 422–428. https://doi.org/10.1055/s-0035-1567820

Tian, Z., Zhang, Y., Zhang, C., Wang, Y., & Zhu, H.-L. (2021). Antral follicle count is reduced in the presence of endometriosis: A systematic review and meta-analysis. Reproductive Biomedicine Online, 42(1), 237–247. https://doi.org/10.1016/j.rbmo.2020.09.014

Vercellini, P., Viganò, P., Bandini, V., Buggio, L., Berlanda, N., & Somigliana, E. (2023). Association of endometriosis and adenomyosis with pregnancy and infertility. Fertility and Sterility, 119(5), 727–740. https://doi.org/10.1016/j.fertnstert.2023.03.018

Vercellini, P., Viganò, P., Somigliana, E., & Fedele, L. (2014). Endometriosis: Pathogenesis and treatment. Nature Reviews. Endocrinology, 10(5), 261–275. https://doi.org/10.1038/nrendo.2013.255

Veth, V. B., Keukens, A., Reijs, A., Bongers, M. Y., Mijatovic, V., Coppus, S. F. P. J., & Maas, J. W. M. (2024). Recurrence after surgery for endometrioma: A systematic review and meta-analyses. Fertility and Sterility, 122(6), 1079–1093. https://doi.org/10.1016/j.fertnstert.2024.07.033

Yong, P. J., Matwani, S., Brace, C., Quaiattini, A., Bedaiwy, M. A., Albert, A., & Allaire, C. (2020). Endometriosis and Ectopic Pregnancy: A Meta-analysis. Journal of Minimally Invasive Gynecology, 27(2), 352–361.e2. https://doi.org/10.1016/j.jmig.2019.09.778

8

Kommunikation und Teilhabe im Arbeitsleben mit Endometriose

Endometriose ist mehr als eine körperliche Erkrankung, sie wirkt hinein in alle Lebensbereiche. Besonders deutlich zeigt sich das im sozialen Miteinander. Doch was können Sie tun, wenn Sie selbst kaum verstanden werden? Wenn Schmerzen nicht sichtbar sind, Erschöpfung übergangen wird und Rückzug missverstanden wird?

Dieses Kapitel widmet sich den oft unausgesprochenen Seiten der Endometriose, den Herausforderungen im Arbeitsleben. Es bietet Impulse, wie Betroffene ihre Bedürfnisse klarer kommunizieren können, ohne sich erklären zu müssen. Denn je sichtbarer Endometriose wird, desto mehr Räume entstehen für Verständnis, Rücksicht und echte Veränderung.

„Du siehst gar nicht krank aus." Ein Satz, der oft beiläufig fällt, manchmal sogar wohlwollend gemeint ist und doch schmerzt. Denn er bringt auf den Punkt, was viele Betroffene von Endometriose täglich erleben: Die Diskrepanz zwischen der eigenen erlebten Realität und dem Bild, das andere von ihnen haben. Die Erkrankung ist im Inneren präsent, mit Schmerzen, Erschöpfung, Ängsten und Unsicherheiten, aber nach außen hin bleibt sie unsichtbar. Diese Unsichtbarkeit prägt auch die Erfahrungen im Arbeitsleben. Wer trotz Symptomen funktioniert, gilt als leistungsfähig. Wer sich krankmeldet, muss sich rechtfertigen. Wer über seine Beschwerden spricht, riskiert Unverständnis oder gar Nachteile.

Ergänzende Information Die elektronische Version dieses Kapitels enthält Zusatzmaterial, auf das über folgenden Link zugegriffen werden kann https://doi.org/10.1007/978-3-662-72774-4_8. Die Videos lassen sich durch Anklicken des DOI-Links in der Legende einer entsprechenden Abbildung abspielen, oder indem Sie diesen Link mit der SN More Media App scannen.

A. Falconnier und V. Schulte, *Endometriose verstehen und bewältigen*,
https://doi.org/10.1007/978-3-662-72774-4_8

Die Arbeitswelt ist geprägt von Leistung, Verfügbarkeit und Effizienz. In einem solchen Umfeld eine Erkrankung wie Endometriose zu managen, ist für viele eine tägliche Gratwanderung.

Die Symptome sind nicht nur individuell verschieden, sondern oft unvorhersehbar. Sie reichen von krampfartigen Unterleibsschmerzen und chronischer Fatigue bis hin zu Konzentrationsstörungen, Übelkeit oder psychischer Erschöpfung (Cuffaro et al. 2024). Häufig treten sie in Schüben auf, scheinbar aus dem Nichts, oft in Momenten höchster Belastung. Für Aussenstehende ist das schwer nachvollziehbar. Für die Betroffenen bedeutet es: improvisieren, aushalten, erklären oder eben: schweigen.

8.1 Sichtbare Leistung – unsichtbares Leid: Endometriose im Spannungsfeld der Arbeitswelt

Arbeiten mit Endometriose ist oft wie ein Balanceakt auf unsichtbarem Terrain. Die Anforderungen des Berufslebens prallen auf einen Körper, der nicht jeden Tag gleich funktioniert und auf eine Gesellschaft, die sichtbare Leistung höher bewertet als unsichtbares Durchhalten. In vielen beruflichen Kontexten fehlt nicht nur das Wissen über Endometriose, sondern auch die Bereitschaft, sich mit unsichtbaren Erkrankungen auseinanderzusetzen. Während sichtbare Beeinträchtigungen meist klar benennbar und rechtlich verortbar sind, bleibt Endometriose in einer Grauzone.

Kennen Sie das auch? Vor allem im Arbeitsleben berichten viele meiner Endometriose Patientinnen, dass ihre Symptome bagatellisiert werden, oft unter dem Sammelbegriff „Regelschmerzen", oder dass sie sich wiederholt erklären müssen, ohne wirklich verstanden zu werden (Nnoaham et al. 2011). Andere haben gelernt, ihre Beschwerden zu verbergen, aus Angst, als „nicht belastbar" abgestempelt zu werden.

Diese Dynamik kann gravierende Folgen haben: Wenn Sie permanent gegen den eigenen Körper arbeiten, riskieren Sie Überlastungen, psychosomatische Folgeerkrankungen oder einen Burnout. Gleichzeitig entsteht ein emotionales Spannungsfeld zwischen dem Wunsch, authentisch zu sein, und der Notwendigkeit, sich zu schützen. Viele Patientinnen berichten, dass sie das Gefühl haben, „doppelt kämpfen" zu müssen, gegen die Erkrankung und gegen die strukturellen Erwartungen im Beruf.

8.1.1 Leistungsfähigkeit als Währung

Unsere Gesellschaft bewertet Menschen nach ihrer Leistungsfähigkeit und dieser Maßstab spiegelt sich besonders deutlich im heutigen Berufsleben wider. Kranksein gilt dabei häufig als Störung des funktionalen Betriebsablaufs. Diese Haltung trifft chronisch Erkrankte besonders hart. Denn mit Endometriose sind sie nicht vorübergehend krank, sondern leben mit einer dauerhaften gesundheitlichen Herausforderung, die mal stärker, mal schwächer spürbar ist (Hvala & Hammarberg 2025). Für viele bedeutet das: an „guten Tagen" möglichst produktiv sein, um für die „schlechten Tage" einen unsichtbaren Puffer aufzubauen. Dieser innere Druck, stets „kompensieren" zu müssen, ist ein großer Stressfaktor und zugleich Ausdruck einer tiefen Selbstüberforderung.

Gleichzeitig ist der Arbeitsplatz für viele mehr als nur eine ökonomische Notwendigkeit. Arbeit bedeutet Teilhabe, Identität, Selbstwirksamkeit und sozialer Anschluss. Aus diesem Grund ist der Rückzug aus dem Arbeitsleben für viele Betroffene keine einfache Option, auch wenn die Symptome sie an ihre Belastungsgrenze bringen (Fourquet et al. 2011). Die Herausforderung besteht daher nicht darin, sich zwischen Gesundheit und Beruf zu entscheiden, sondern beides in Einklang zu bringen.

8.1.2 Gesellschaftliche Tabus und strukturelle Defizite

Endometriose ist mittlerweile mehr als eine individuelle Herausforderung, sie verweist auf tiefere strukturelle und gesellschaftliche Themen: Tabuisierte Menstruation, fehlende Frauenmedizin in der Arbeitswelt, ungleiche Gesundheitsversorgung. In vielen Betrieben ist das Thema Frauengesundheit entweder gänzlich unsichtbar oder wird auf reproduktive Aspekte wie Schwangerschaft und Mutterschutz reduziert. Chronisch gynäkologische Erkrankungen wie Endometriose fallen dabei durch alle Raster, obwohl sie laut WHO zu den zehn belastendsten Krankheitsbildern bei gebärfähigen Menschen zählt (Endometriosis 2023).

Die betriebliche Gesundheitsförderung, das Arbeitsschutzrecht und das betriebliche Eingliederungsmanagement sind bisher kaum auf Erkrankungen wie Endometriose vorbereitet. Es fehlt an Wissen, aber auch an Willen, diese Realität als relevanten Teil der Arbeitswelt anzuerkennen. Die Folge: Die betroffenen Frauen tragen die Last der Unsichtbarkeit oft allein. Dabei wäre es Aufgabe von Unternehmen, strukturelle Antworten zu entwickeln, etwa durch flexible Arbeitszeitmodelle (Gerlach et al. 2023), transparente Gesprächskulturen und gezielte Führungskräfte-Sensibilisierung.

8.1.3 Das doppelte Unsichtbare

Was Endometriose im Arbeitsleben so besonders herausfordernd macht, ist die Gleichzeitigkeit zweier Unsichtbarkeiten: Die Erkrankung ist im Körper verborgen und ihr Einfluss auf die berufliche Leistung ist schwer objektivierbar. Diese doppelte Unsichtbarkeit kann dazu führen, dass Betroffene sich selbst und ihre Symptome infrage stellen. „Bin ich zu empfindlich?" „Warum schaffe ich nicht, was andere schaffen?" „Liegt es an mir?"

Dieser innere Dialog ist nicht selten von Schuldgefühlen, Scham und sozialem Rückzug geprägt (Matías-González et al. 2022). Besonders, wenn Kolleg*innen skeptisch reagieren oder Führungskräfte wenig Verständnis zeigen, entsteht ein Gefühl der Isolation. Deshalb ist der erste Schritt zu mehr Selbstwirksamkeit oft nicht medizinischer Natur, sondern kommunikativ: die Entscheidung, die eigene Situation sichtbar zu machen. Wie das gelingen kann, welche Risiken und Chancen damit verbunden sind und welche Strategien sich im Berufsalltag bewährt haben, beleuchten wir hier.

Jeder Schritt, den Sie wagen, macht sichtbar, wie viel Stärke in Ihnen steckt.

8.2   Die Entscheidung zur Offenheit – zwischen Selbstschutz und Sichtbarkeit

> Für viele Menschen mit Endometriose stellt sich früher oder später eine zentrale Frage: Soll ich über meine Erkrankung am Arbeitsplatz sprechen und wenn ja, wie? Die Entscheidung zur Offenheit ist nie rein rational. Sie ist eingebettet in persönliche Erfahrungen, Erwartungen, Ängste und in das konkrete Arbeitsumfeld. Wer sich zu erkennen gibt, macht sich verletzlich. Aber wer schweigt, bleibt allein. Zwischen diesen beiden Polen bewegt sich der Balanceakt, den viele Betroffene täglich vollziehen.

Die Unsicherheit, ob ein Gespräch über die eigene Gesundheit sinnvoll oder gar notwendig ist, beginnt oft lange vor dem ersten Wort. Sie selbst haben vielleicht bereits die Erfahrung mit Unverständnis, Bagatellisierung oder sogar Ablehnung gemacht, sei es im medizinischen Kontext oder im sozialen

Umfeld. Diese Erfahrungen prägen Ihre innere Haltung: Offenheit wird als Risiko empfunden, als potenzieller Auslöser für Missachtung oder Benachteiligung.

Hinzu kommt die Unvorhersehbarkeit der Erkrankung: Endometriose verläuft nicht linear. Es gibt gute Tage, symptomfreie Phasen und plötzlich wieder massive Beschwerden. Diese Schwankungen lassen sich schwer vermitteln und passen schlecht in das Raster vieler Arbeitsorganisationen, die auf Planbarkeit und Belastbarkeit setzen.

Zudem steht bei der Entscheidung zur Offenheit oft mehr auf dem Spiel als nur ein einzelnes Gespräch. Es geht um das Selbstbild als leistungsfähige Mitarbeiterin, um berufliche Chancen, um Teamdynamiken und nicht zuletzt um die Frage, wie viel persönliche Information Sie überhaupt preisgeben möchten.

8.2.1 Offenheit als Chance

Trotz dieser Hürden kann Offenheit auch entlastend und stärkend wirken. Wer sich entscheidet, über die eigene Erkrankung zu sprechen, schafft Raum für Verständnis, Nachfragen und im besten Fall: Unterstützung. Studien zur beruflichen Teilhabe von chronisch kranken Menschen zeigen, dass transparente Kommunikation über gesundheitliche Einschränkungen langfristig mit höherer Arbeitszufriedenheit, weniger Präsentismus und größerer Loyalität gegenüber dem Arbeitgeber verbunden ist (Klopfenstein et al. 2025).

Offenheit ist dabei nicht gleichzusetzen mit vollständiger Offenlegung. Es geht nicht darum, alle Details zu schildern oder medizinische Berichte zu übergeben. Vielmehr geht es um eine strategische Offenheit: gezielte Informationen in angemessenem Rahmen, orientiert an den konkreten Auswirkungen auf die Arbeit.

Dadurch öffnen sich oft neue Türen und Wege, wie:

- Eine Entlastung durch Ihr authentisches Auftreten
- Verständnis für tagesformabhängige Leistungsfähigkeit
- Zugang zu betrieblichen Unterstützungsmaßnahmen z.B. Gleitzeit, Homeoffice (Armour et al. 2022)
- Prävention von Fehlinterpretationen (z. B. „unmotiviert", „unzuverlässig")
- Die Möglichkeit, gemeinsam mit Ihrem Vorgesetzten Lösungen zu entwickeln

Aber: Offenheit ist kein Muss

Nicht jede Situation eignet sich für ein Gespräch. Nicht jeder Mensch ist bereit, ein Gegenüber für solch ein sensibles Thema zu sein. Deshalb gilt: Die Entscheidung zur Offenheit liegt allein bei der betroffenen Person. Sie muss nicht begründet werden. Sie kann schrittweise geschehen. Und sie kann auch revidiert werden.

Gerade in leistungsorientierten oder stark hierarchischen Arbeitsumfeldern kann es klug sein, Informationen zunächst zurückzuhalten, oder sie nur einer kleinen, vertrauenswürdigen Personengruppe zugänglich zu machen, um eine Stigmatisierung zu vermeiden (z. B. betriebsärztlicher Dienst, Vertrauensperson im Human-Resources-Bereich (HR).

Ihre Reflexionshilfe: Bin ich bereit, über meine Erkrankung zu sprechen?

Folgende Fragen können Ihnen bei der Entscheidungsfindung helfen, fragen Sie sich:

- In welchen beruflichen Situationen beeinträchtigt mich meine Erkrankung konkret?
- Was würde sich verbessern, wenn mein Umfeld darüber informiert wäre?
- Wem traue ich zu, sensibel mit meinen Informationen umzugehen?
- Welche Reaktionen befürchte ich und wie realistisch sind diese?
- Welche Aspekte meiner Erkrankung *möchte* ich mitteilen – und welche nicht?

Jana, 31 Jahre

Jana arbeitet in einem internationalen Start-up, junges Team, hohe Dynamik, viele Überstunden. Seit Jahren leidet sie unter heftigen Regelschmerzen. Lange versucht sie, „einfach weiterzumachen", nimmt Schmerzmittel, sagt Meetings ab, weicht Nachfragen aus.

Als sich ihre Fehlzeiten häufen und erste Kommentare im Team laut werden, fasst sie sich ein Herz und bittet ihre Vorgesetzte um ein vertrauliches Gespräch. Sie erklärt, dass sie an einer chronischen gynäkologischen Erkrankung leidet, die ihre Belastbarkeit phasenweise einschränkt, ohne in Details zu gehen. Die Reaktion überrascht sie: Verständnis, Unterstützung, die Möglichkeit zu Homeoffice an belastenden Tagen und sogar ein offenes Gespräch im Team über gesundheitliche Diversität.

Für Jana war die Entscheidung zur Offenheit ein Wendepunkt, nicht nur beruflich, sondern auch emotional. Sie fühlt sich entlastet und ernst genommen. „Ich habe gelernt, dass Stärke nicht im Verstecken liegt, sondern im aussprechen", erzählte sie mir.

8.2.2 Strategien für eine kluge Offenheit

Offenheit bedeutet nicht, ungefiltert alles mitzuteilen. Vielmehr kann ein bewusst gestalteter Kommunikationsprozess dazu beitragen, das Vertrauen zu stärken, Missverständnisse zu vermeiden und konkrete Unterstützung anzustoßen.

Hilfreiche Strategien könnten sein:

- Zeitpunkt wählen: Wählen Sie keine Gespräche zwischen Tür und Angel oder in Konfliktsituationen. Suchen Sie lieber einen ruhigen, geplanten Rahmen für ein solches Gespräch.
- Adressat bewusst wählen: Führungskraft, Teamleitung, betriebsärztlicher Dienst oder Vertrauensperson, wählen Sie je nach Anliegen und Arbeitskultur.
- Ziel klären: Möchte ich einfach informieren? Um Verständnis bitten? Konkrete Anpassungen anregen? Klären Sie Ihr Ziel im Vorfeld.
- Inhalte selektiv auswählen: Oft sind keine medizinischen Fachbegriffe oder Diagnoseschilderungen nötig, sondern der Fokus auf die Auswirkungen auf der Arbeit.
- Tonlage professionell halten: Klar, sachlich, ruhig. Sprechen Sie ohne Rechtfertigung oder emotionale Überforderung.
- Vorbereitung nutzen: Stichworte notieren, Gesprächsleitfaden schreiben, ggf. Gespräch üben z. B. mit einer Vertrauensperson kann Wunder wirken.

Lena, 29 Jahre

Lena arbeitet im Einzelhandel mit wechselnden Schichten, was körperlich oft sehr anstrengend ist. Seit einiger Zeit lebt sie mit der Diagnose Endometriose, die ihr regelmäßig starke Schmerzen und Erschöpfung bereitet, besonders zu bestimmten Zeiten ihres Zyklus. Anfangs hat sie versucht, nichts von ihrer Krankheit zu erzählen, weil sie Angst hatte, als „schwach" wahrgenommen zu werden.

Eines Tages entscheidet sie sich jedoch, offen mit ihrer Filialleitung zu sprechen. Lena bittet darum, an Tagen mit starken Beschwerden nicht in Spätschichten eingeteilt zu werden. Die Filialleitung zeigte Verständnis und richtete ein flexibles Schichtsystem ein, das es ihr und anderen Mitarbeitenden mit gesundheitlichen Einschränkungen ermöglicht, leichter ihre Arbeitszeiten anzupassen.

Für Lena ist dieses Gespräch ein großer Schritt. „Es tut gut, ehrlich zu sein und dabei Unterstützung zu bekommen. So fühle ich mich nicht mehr allein mit meiner Krankheit."

Denken Sie daran, Offenheit ist kein einmaliger Akt, sondern ein Prozess. *Vielleicht beginnt er mit einem vagen Hinweis gegenüber einer Kollegin. Vielleicht führt er zu einem intensiven Gespräch mit der Führungskraft. Vielleicht bleibt es bei einer Notiz in der Personalakte.* Jeder dieser Schritte ist legitim. Und jeder kann der Beginn einer neuen Haltung sein: der Haltung, mit sich selbst und mit anderen achtsam und klar umzugehen.

8.3 Kommunikation mit Vorgesetzten: Vorbereitung, Gesprächsführung, Nachsorge

Ein Gespräch mit der eigenen Führungskraft über eine chronische Erkrankung wie Endometriose gehört für viele Betroffene zu den größten Hürden im Berufsleben. Es ist ein Moment der Offenlegung, oft verbunden mit Unsicherheit, emotionaler Anspannung und der Hoffnung auf Verständnis. Gleichzeitig schwingen Befürchtungen mit: Wird mir geglaubt? Verliere ich Ansehen? Muss ich mit Nachteilen rechnen?

Gerade weil Vorgesetzte eine Schlüsselrolle im betrieblichen Gefüge einnehmen, lohnt es sich, solche Gespräche gut vorzubereiten und bewusst zu gestalten. Denn wenn Offenheit gelingt, kann sie ein Türöffner sein, zu struktureller Unterstützung, persönlicher Entlastung und einer tragfähigeren Arbeitsbeziehung.

8.3.1 Warum das Gespräch wichtig sein kann

Vorab: Rein rechtlich besteht keine Pflicht, die Diagnose Endometriose gegenüber dem Arbeitgeber offenzulegen. Auch bei häufigen Krankschreibungen muss in der Regel kein Grund genannt werden. Und dennoch kann ein vertrauliches Gespräch in bestimmten Situationen für Sie sinnvoll oder sogar notwendig sein, zum Beispiel:

- bei regelmäßigen krankheitsbedingten Fehlzeiten,
- wenn Leistungs- oder Konzentrationsschwankungen auftreten,
- wenn Arbeitsplatzanpassungen gewünscht oder erforderlich sind,
- wenn Missverständnisse im Team spürbar werden,
- oder wenn eine Wiedereingliederung nach längerer Erkrankung ansteht.

Ziel ist dabei nicht, „Verständnis zu erbitten", sondern eine gemeinsame Grundlage zu schaffen, auf der tragfähige Lösungen für Sie und Ihr Arbeitsumfeld entwickelt werden können.

Vorbereitung: Klarheit vor Kommunikation
Ein gutes Gespräch beginnt lange vor dem eigentlichen Termin, nämlich mit einer inneren Klärung.

Hilfreiche Vorbereitungsschritte vor allem für das Gespräch mit der Führungskraft können folgende sein:

- Ziele definieren: Möchte ich lediglich informieren oder um konkrete Anpassungen bitten?
- Kernbotschaften formulieren: z. B. „Ich leide unter einer chronischen Erkrankung, die phasenweise meine Arbeitsfähigkeit einschränkt."
- Relevante Beispiele überlegen: Konkrete Situationen schildern, in denen Symptome die Arbeit beeinflusst haben.
- Lösungsmöglichkeiten vordenken: Welche Anpassungen könnten Ihnen helfen? (z. B. Gleitzeit, Homeoffice, flexible Pausen)
- Rechte kennen: Informationen zu Datenschutz, Gleichstellung, Arbeitsplatzschutz einholen.
- Unterstützung sichern: Optional: Vertrauensperson mit ins Gespräch nehmen

Vielleicht empfinden Sie es als hilfreich, sich Stichpunkte zu notieren oder das Gespräch im Vorfeld mit einer Vertrauensperson zu simulieren. Das stärkt Ihre innere Sicherheit, besonders in emotional aufgeladenen Kontexten.

8.3.2 Die Durchführung: Klar, ruhig, lösungsorientiert

Das Gespräch sollte in einem geschützten Rahmen stattfinden, unter vier Augen, mit ausreichend Zeit und ohne Ablenkung. Ziel ist ein Dialog auf Augenhöhe, nicht eine Rechtfertigung, sondern ein sachlicher Austausch:

1. Zuerst könnten Sie einen Einstieg schaffen, in dem Sie Vertrauen aufbauen und Ihre Absicht benennen zum Beispiel: „Ich möchte heute mit Ihnen über etwas Persönliches sprechen, das meine Arbeit betrifft. Es fällt mir nicht leicht, aber ich glaube, es ist wichtig."
2. Danach ist es sinnvoll Ihr Gegenüber klar zu informieren – ohne zu überfordern

Beispiel: „Ich leide an einer chronischen gynäkologischen Erkrankung, die nicht sichtbar ist, aber phasenweise starke Beschwerden verursacht." (Ob der Begriff *Endometriose* verwendet wird, ist optional.)

3. Stellen sie einen konkreten Arbeitsbezug her, mit einem Beispiel, wie: „In den letzten Monaten war es für mich schwierig, an manchen Tagen voll leistungsfähig zu sein. Vor allem körperliche Belastung und lange Sitzzeiten führen zu Schmerzen."
4. Bleiben Sie Lösungsorientiert und beginnen Sie mit neuen Vorschlägen: „Ich habe überlegt, ob folgende Anpassungen helfen könnten …"
5. Zum Schluss halten Sie das Gespräch offen: „Ich möchte weiterhin zuverlässig arbeiten, aber dazu brauche ich an manchen Tagen Spielraum."

- Verwenden Sie *Ich-Botschaften,* keine Vorwürfe.
- Bleiben Sie sachlich, auch bei emotionalen Themen.
- Verzichten Sie auf medizinische Details, es sei denn, sie sind wirklich relevant.
- Wenn Unsicherheit beim Gegenüber entsteht: bieten Sie Informationsmaterial an.

Wir haben für Sie eine Informationsbroschüre vorbereitet, die Sie Ihrem Arbeitgeber geben können.
Broschüre

8.3.3 Rechte und Schutz für Arbeitgeber in Deutschland, Schweiz und Österreich

Was Arbeitgeber wissen (und nicht wissen müssen), Ihr kleiner Überblick:

- Arbeitgeber haben kein Recht auf Einsicht in medizinische Diagnosen. Die Arbeitsunfähigkeitsbescheinigung enthält keine Angaben zur Ursache der Erkrankung.
- Wenn konkrete betriebliche Anpassungen gewünscht werden (z. B. ergonomische Möbel, Rückzugsräume, flexible Arbeitszeiten), kann es hilfreich sein, die gesundheitlichen Hintergründe in allgemeinen Worten zu benennen.

Wichtige rechtliche Hinweise:

- Datenschutz gilt: Informationen über die Erkrankung dürfen nicht an Dritte weitergegeben werden.

- Keine Offenlegungspflicht: Es besteht keine Pflicht, die Erkrankung bei Bewerbung, Probezeit oder Beförderung mitzuteilen.
- Gleichstellung kann schützen: Ab einem Grad der Behinderung (GdB) von 30 kann eine Gleichstellung mit schwerbehinderten Menschen beantragt werden.
- Wiedereingliederung ist freiwillig: In Deutschland gibt es das sogenannte „Hamburger Modell" als freiwilliges Wiedereingliederungsangebot. In der Schweiz und Österreich existieren ähnliche Programme zur Wiedereingliederung, die ebenfalls freiwillig sind.
- Vertrauensbruch ist ein Verstoß: Wird eine mitgeteilte Erkrankung offengelegt oder führt sie zu Benachteiligung, kann das rechtlich verfolgt werden.

Miriam, 45 Jahre

„Trotz Schmerzen bin ich in Vollzeit arbeiten gegangen, übernahm Zusatzaufgaben, war stets präsent." Ihre Erkrankung, Endometriose, hielt sie geheim. „Ich wollte funktionieren. Ich wollte nicht als schwach gelten." Erst ein Burnout führte zum Umdenken.

Im Rahmen einer betrieblichen Wiedereingliederung entschied sie sich für Offenheit. Im Gespräch mit der Personalabteilung sprach sie zum ersten Mal über ihre Krankheit, sachlich, aber ehrlich. Sie beschrieb die Auswirkungen auf ihre Arbeit, die Phasen der Erschöpfung, die Herausforderung, Sitzungen durchzuhalten.

Der Betrieb reagierte professionell: Gemeinsam mit dem Betriebsarzt entwickelte man ein angepasstes Arbeitsmodell mit flexiblen Pausen, klarer Aufgabenstruktur und einem Mobilitätskonzept für lange Wege. „Ich hatte Angst, dass man mich nicht mehr ernst nimmt. Stattdessen hat man mich das erste Mal wirklich gesehen."

8.3.4 Nach dem Gespräch: Transparenz, Nachsorge, Vereinbarungen

Ein gutes Gespräch endet nicht mit dem Verlassen des Raumes. Nachbereitung ist ebenso wichtig wie eine gute Vorbereitung.

Nachsorge bedeutet für Sie:

- Vereinbarungen dokumentieren (ggf. schriftlich oder per Mail),
- Ergebnisse ggf. mit Human Resources (HR) oder betriebsärztlichem Dienst abstimmen,
- bei Bedarf: Rückfragen klären oder Gespräch nach einiger Zeit wiederholen sowie
- regelmäßige Abstimmungen etablieren (z. B. alle 6 Monate).

Wenn keine sofortige Lösung gefunden wird, ist das kein Misserfolg. Viele betriebliche Prozesse brauchen Zeit. Manchmal ist es ein erster Schritt, überhaupt über Ihre Erkrankung gesprochen zu haben. Auch kleine Anpassungen können langfristig große Wirkung entfalten.

8.3.5 Was tun, wenn die Reaktion negativ ausfällt?

Leider reagieren nicht alle Vorgesetzten empathisch oder lösungsorientiert. Manchmal entstehen Missverständnisse, Ablehnung oder gar Vorurteile. Wichtig ist in solchen Fällen:

- Ruhe bewahren: Gehen Sie nicht in die Rechtfertigung und beenden Sie das Gespräch sachlich.
- Unterstützung holen: Betriebsrat, Gleichstellungsstelle, Human Resources (HR) oder Vertrauensperson. Auch diese Stellen können miteinbezogen werden.
- Schriftlich kommunizieren: Dokumentieren Sie Gesprächsergebnisse oder Bedarfe.
- Rechte prüfen lassen: Bei Diskriminierung sollten Sie sich eine rechtliche Beratung holen (z. B. über Sozialverbände oder Fachanwälte für Arbeitsrecht).

Offenheit bedeutet nicht, sich allem auszusetzen. Sie setzt Grenzen und darf Konsequenzen haben, wenn Respekt verletzt wird.

8.4 Kollegiale Kommunikation: Vertrauen, Abgrenzung, Teamkultur

Kolleg*innen prägen nicht nur Projekte und Prozesse, sie prägen auch Atmosphäre. In der Kaffeeküche, in Meetings, zwischen Tür und Angel entstehen täglich viele kleine Begegnungen, die unser Gefühl von Zugehörigkeit stärken oder ins Wanken bringen. Wer mit Endometriose lebt, merkt schnell: Auch auf der Arbeit ist es nicht nur der Körper, der Energie kostet, sondern oft auch das Schweigen. Darf ich mich erklären? Muss ich mich erklären? Wird es verstanden oder hinterfragt?

Gespräche mit Kolleg*innen über Endometriose bewegen sich oft in einem sensiblen Zwischenraum. Anders als Vorgesetzte sind sie nicht formal verantwortlich, aber sie sind emotional nah. Sie sind die Ersten, die bemerken, wenn etwas nicht stimmt: wenn jemand häufiger fehlt, sich zurückzieht, schneller gereizt ist oder plötzlich Unterstützung braucht.

Ob und wie viel man im Team über die eigene Erkrankung teilt, ist eine sehr persönliche Entscheidung. Sie hängt davon ab, wie sicher man sich fühlt und wie die Teamkultur gelebt wird. Nicht jede Information muss geteilt werden. Aber manche Gespräche schaffen genau das, was im Berufsalltag oft fehlt: Menschlichkeit. Und Verständnis, wo vorher nur Fragezeichen waren.

8.4.1 Zwischen Nähe und Distanz: Der richtige Rahmen

Kollegiale Beziehungen können sehr unterschiedlich sein: von eng und freundschaftlich bis distanziert und rein funktional. Entsprechend variiert auch das Vertrauen und das Risiko. Während in einem offenen, respektvollen Teamklima Gespräche über persönliche Themen stärkend wirken können, besteht in konfliktbelasteten oder konkurrenzorientierten Strukturen die Gefahr von Missverständnissen oder gar Abwertung.

Anders als im Gespräch mit Vorgesetzten geht es hier nicht um formale Regelungen oder Anpassungen, sondern um zwischenmenschliches Verständnis. Das macht die Kommunikation oft subtiler, aber nicht weniger bedeutsam.

Wie viel Offenheit ist sinnvoll?
Nicht jede Kollegin, nicht jeder Kollege muss über die Erkrankung informiert werden. Aber wenn bestimmte Verhaltensweisen auffallen, etwa das häufige Fehlen, ein plötzlicher Rückzug oder stille Erschöpfung, kann eine vorsichtige Offenheit hilfreich sein. Sie verhindert Spekulationen, erklärt Ihr Verhalten und entlastet beide Seiten (Gupta et al. 2021).

Wichtig ist, den Grad der Offenheit bewusst zu wählen, hier ein paar verschiedene Beispiele:

- Minimal-informierend: „Ich habe eine chronische Erkrankung, die meine Belastbarkeit an manchen Tagen einschränkt."
- Funktional-kontextualisiert: „Es kann sein, dass ich mich manchmal kurz zurückziehe, das hilft mir, mit wiederkehrenden Schmerzen umzugehen."
- Selbstoffenlegend: „Ich habe Endometriose. Das ist eine chronische gynäkologische Erkrankung mit starken Schmerzen. Es hilft mir, wenn du das weißt, aber ich möchte nicht, dass es Thema im Team wird."

Je nach Vertrauensverhältnis kann das Gespräch persönlich, informell oder auch im Rahmen eines Vieraugengesprächs geführt werden. Wichtig ist: Niemand ist verpflichtet, intime Details zu teilen, aber auch niemand sollte sich gezwungen fühlen zu schweigen.

Reflexionshilfe: Gespräch ja oder nein?

- Habe ich ein Vertrauensverhältnis zu dieser Kollegin/diesem Kollegen?
- Was erwarte ich vom Gespräch? Verständnis? Unterstützung? Einfach einen Erklärungsrahmen?
- Welche Risiken bestehen – z. B. Weitergabe von Informationen, unpassende Kommentare?
- Wie viel möchte ich preisgeben – und wie viel Raum möchte ich lassen?
- Kann ich das Gespräch souverän und klar führen?

Caroline, 38 Jahre

Caroline arbeitet in der Finanzabteilung eines mittelständischen Unternehmens. Sie gilt als zuverlässig, pflichtbewusst, teamorientiert. Als sie nach einer Endometrioseoperation mehrere Wochen ausfällt, fragt eine Kollegin beim Wiedereinstieg vorsichtig: „Geht es dir besser?"

Caroline entscheidet sich, ehrlich zu antworten. „Ich hatte einen Eingriff wegen Endometriose, einer chronischen Erkrankung, die mit starken Schmerzen einhergeht." Die Kollegin zeigt sich einfühlsam. „Meine Schwester hat das auch, ich weiß, wie hart das sein kann." Aus dem kurzen Gespräch entsteht ein neuer Resonanzraum: stille Verbundenheit, gegenseitiges Verständnis, ohne Mitleid, aber mit Mitgefühl.

„Ich habe gelernt: Manchmal lohnt es sich, das Schweigen zu brechen", sagt Caroline später. „Nicht, weil ich Mitleid will, sondern weil ich nicht allein sein möchte."

Formulierungen für sensible Situationen

Nicht alle Gespräche laufen ideal. Manchmal wird man ungefragt auf Symptome angesprochen, manchmal kommen irritierende Kommentare. Für solche Momente kann es hilfreich sein, ein Repertoire an Reaktionen parat zu haben, um ein wenig schlagfertig zu sein:

Bei neugierigen Fragen könnten Sie folgendes sagen:

„Es geht mir nicht so gut, aber ich möchte das Thema lieber privat halten."
„Ich bin gerade gesundheitlich etwas eingeschränkt, mehr möchte ich dazu im Moment nicht sagen."

Bei bagatellisierenden Kommentaren:

„Ich weiß, das ist schwer nachzuvollziehen, aber für mich ist es sehr belastend."
„Nur weil man etwas nicht sieht, heißt das nicht, dass es nicht da ist."

Bei unterstützenden Reaktionen:

„Danke, dass du fragst, das bedeutet mir viel." „Ich weiß das sehr zu schätzen. Es hilft schon, einfach gehört zu werden."

Bei übergriffiger Neugier kann das helfen:

„Ich möchte das lieber für mich behalten, danke für dein Verständnis."
„Das ist ein sensibles Thema. Ich bitte dich, das zu respektieren."

8.4.2 Die Rolle des Teams: Wie Kollegialität Gesundheit fördern kann

Ein unterstützendes Teamklima kann einen großen Unterschied machen. Kolleg*innen, die Rücksicht nehmen, Verständnis zeigen und keine voreiligen Schlüsse ziehen tragen dazu bei, dass Betroffene sich sicherer fühlen und sich weniger verstellen müssen.

Durch einen offenen Austausch kann auch in Ihrem Arbeitsumfeld eine direkte Entlastung entstehen. Es reduziert Ihr Scham- und Schuldgefühl und stärkt die Teamkohäsion (Chui et al. 2012). Nicht zuletzt fördert Ihre Offenheit ein gesundheitsbewusstes Arbeitsklima.

Doch auch umgekehrt gilt: Fehlendes Verständnis, verletzende Kommentare oder informelle Ausgrenzung können enorm belasten. Deshalb lohnt es sich, nicht nur individuell zu kommunizieren, sondern, wenn möglich, auch strukturell im Team für mehr Gesundheitsbewusstsein zu sorgen.

Lea, 36 Jahre

Lea arbeitet mit Sophie in der gleichen Abteilung. Über Monate hatte sie sich gewundert: Warum ist Sophie so oft blass? Warum zieht sie sich zurück? Warum hat sie immer diese Wärmflasche dabei?

„Ich gebe zu, ich habe viel hineininterpretiert", sagt Lea rückblickend. „Ich dachte, sie sei empfindlich oder einfach unmotiviert." Als Sophie eines Tages kollabiert während der Arbeit, erfährt Lea von ihrer Endometriose und ist erschüttert. „Ich habe mich geschämt für meine Gedanken."

> Heute unterstützt Lea aktiv ein betriebliches Gesundheitsprojekt, das sich mit unsichtbaren Erkrankungen beschäftigt. „Ich habe gelernt, dass Mitgefühl nicht voraussetzt, alles zu verstehen, sondern bereit zu sein, zuzuhören."

Was tun bei unangenehmen Reaktionen?

Nicht alle Kolleg*innen reagieren empathisch. Manche sind irritiert, andere abwertend. Auch damit muss man umgehen, ohne sich selbst infrage zu stellen.

Typische unangenehme Reaktionen:

- Bagatellisierung: „Ich habe auch meine Tage – so schlimm kann das nicht sein."
- Misstrauen: „Komisch, dass du immer dann krank bist, wenn's stressig wird."
- Abwertung: „Das klingt eher nach Psyche als nach Krankheit."
- Neugier: „Wie funktioniert das denn bei dir mit Sex/Kinderwunsch/OP?"

In solchen Situationen bleiben Sie ruhig, aber klar. Setzen Sie persönliche Grenzen und auch wenn das bedeutet Gespräche zu beenden, wenn sie nicht guttun. Was in solchen Situationen auch helfen kann ist die Unterstützung einer Vertrauensperson.

Teamkultur gestalten: Sichtbarkeit beginnt im Kleinen

Ein gesundes Teamklima entsteht durch strukturelle Impulse. Wer sich für mehr Sichtbarkeit und Empathie im Team einsetzen möchte, kann auf verschiedenen Ebenen aktiv werden hier ein paar Vorschläge und Beispiele:

- Vorschläge für Teamfortbildungen zum Thema „Chronische Erkrankung am Arbeitsplatz"
- Anregung für Sensibilisierungsmaßnahmen im Rahmen des betrieblichen Gesundheitsmanagements
- Schutzräume schaffen: z. B. Pausenräume mit Rückzugsmöglichkeiten, akzeptierte Zeiten für kurze Erholungsphasen

8.5 Geschichten, die Mut machen, wenn Kommunikation gelingt

Kommunikation über Endometriose ist keine Selbstverständlichkeit. Sie ist eine Entscheidung. Eine mit Risiko, aber auch mit Potenzial.

Die Geschichten in diesem Kapitel zeigen, dass Worte nicht nur verletzen, sondern auch verbinden können. Dass Schweigen Schutz sein kann, aber auch eine Grenze. Und dass Zuhören mehr ist als gutes Benehmen, es ist eine Haltung.

Dort, wo jemand sprechen darf, ohne sich erklären zu müssen, wo jemand zuhört, ohne zu werten und wo jemand antwortet, ohne zu belehren, entsteht etwas, das jede chronische Erkrankung braucht und jedes Team bereichert: Menschlichkeit.

Sarah, 29 Jahre, Bürokauffrau

Sarah saß an ihrem Schreibtisch, wie jeden Morgen. Die Finger auf der Tastatur, der Rücken wie unter Strom. Es ist der zweite Tag ihrer Periode. Die Wärmflasche, die sie sich heimlich von zuhause mitgebracht hat, liegt auf ihrem Bauch, der drückt. Aber der Schmerz ist längst überall. Ein Pochen im Rücken, ein Ziehen bis in die Oberschenkel, ein dumpfer Druck im ganzen Becken.

Und wieder fragt sie sich: *Bin ich einfach nur empfindlich?*

Sie hat sich nie getraut, über ihre Schmerzen zu sprechen. Nicht beim Bewerbungsgespräch, nicht in der Probezeit, nicht danach. Ihr Chef ist freundlich, aber sachlich. Krankmeldungen werden akzeptiert, nicht hinterfragt. Und einmal, als eine Kollegin wegen chronischer Migräne mehrmals ausfiel, sagte er beiläufig: „Wenn das zur Regel wird, muss man sich schon überlegen, ob das hier noch der richtige Job ist."

Der Satz blieb bei Sarah natürlich hängen.

Sie schluckte Tabletten, machte Überstunden nach Krankheitstagen, schrieb Mails vom Sofa, während sie mit einer Wärmflasche im Pyjama lag. Bis zu dem Morgen, an dem es nicht mehr ging.

Sie schaffte es gerade noch in die Büroküche, kippte ein Glas Wasser runter, als der Schmerz wie ein Stich durch den ganzen Körper fuhr. Auf der Toilette setzte sie sich auf den Rand, wollte kurz verschnaufen und verlor das Bewusstsein.

Ihr Kollege Thomas fand sie dort, mit blassem Gesicht, kalter Stirn, zitternden Händen. Er rief den Rettungswagen. Niemand sprach ein Wort auf der Fahrt.

Sie dachte sich nur: *„Jetzt halten sie mich für schwach."*

Zwei Wochen später, nach Krankschreibung und einer weiteren Abklärung, spricht sie zum ersten Mal mit ihrem Chef. Die Diagnose hat sie schon länger: Endometriose. Tief infiltrierend. Die OP ist in Planung. Sie hat lange geschwiegen, aus Angst, was passiert, wenn sie die Wahrheit sagt.

Ihr Chef hört ihr zu. Er ist sichtlich überrascht, nicht abweisend, aber auch hilflos.

„Ich wusste nicht, dass das so schlimm sein kann", sagt er schließlich. „Danke, dass Sie mir das gesagt haben. Sagen Sie bitte Bescheid, wenn Sie Unterstützung brauchen."

Es ist nicht viel. Aber es ist das erste Mal, dass sie das Gefühl hat, nicht komplett allein zu sein.

In der Kantine setzt sich Thomas zu ihr. Er sagt kein großes Wort, aber:

„Wenn du mal was brauchst, auch nur einen Kaffee, sag Bescheid."

Sarah kehrt nach der OP ins Büro zurück. Sie weiß jetzt, wie gefährlich Schweigen sein kann. Und wie sehr ein einziger Satz das Gefühl geben kann, gesehen zu werden.

In einer Sprechstunde sagte sie dann zu mir: „Ich habe alles richtig gemacht, Tabellen, Termine, Leistung. Nur mir selbst habe ich nicht geglaubt. Das kommt nie wieder vor."

Sandra, 41 Jahre, Bauzeichnerin

Sandra ist seit 15 Jahren die Zuverlässigkeit in Person. Erste im Büro, letzte, die geht. Krank? Kaum. Urlaub? Selten. Sie funktioniert immer.

Doch irgendwann lässt sich das Wegdrücken nicht mehr wegdrücken: Rückenschmerzen, starke Regelblutungen, Krämpfe, bleierne Müdigkeit. Trotzdem macht sie weiter. Bis zu dem Dienstagmorgen an dem sie diese Schmerzen nicht mehr aushält.

Zwei Tage später bekommt sie die Diagnose, Endometriose und das Fortgeschritten.

Sandra ist schockiert. Und wütend, auf sich, auf das Schweigen, auf die Jahre des Aushaltens. Schließlich geht sie zum Chef. „Ich habe eine chronische Erkrankung. Und ich brauche Unterstützung." Er sagt nur: „Warum hast du nie was gesagt?"

Sie: „Weil ich dachte, ich darf dann nicht mehr schwach sein."

Seine Antwort: „Stärke ist, sich zu zeigen, nicht, sich kaputt zu machen."

Heute wird im Team offener gesprochen. Aufgaben werden angepasst. Karim, ihr Kollege, hilft beim Umplanen. Niemand stellt Fragen. Sandra weiß jetzt: Man darf nicht nur für andere da sein. Sondern auch für sich selbst.

Jasmin, 37 Jahre, Kollegin im Einzelhandel

Jasmin arbeitet seit acht Jahren in derselben Filiale einer großen Modekette.

Seit gut einem Jahr arbeitet Lea mit ihr zusammen. Jünger, zurückhaltender, sehr korrekt. Lea ist nicht jemand, mit dem man gleich warm wird, sie trinkt ihren Kaffee allein, lacht leise, meldet sich nicht zum After-Work-Bier. Aber sie erledigt ihre Aufgaben sorgfältig. Fast zu perfekt, findet Jasmin. Und ein bisschen steif.

Als Lea anfängt, häufiger zu fehlen, fällt es auf. Zuerst sind es ein paar Tage. Dann eine ganze Woche. Dann wieder nur ein Montag. „Schon wieder krank?", fragt Jasmin die Filialleiterin. Die zuckt mit den Schultern. Kein Attest, keine Details. Einfach abwesend.

„Wir müssen's ausbaden", sagt Jasmin irgendwann zu einer anderen Kollegin. Der Pausenraum wird zum Ort des Getuschels. Bis zu diesem einen Vorfall.

Lea kommt, blass, wortlos, ein wenig zu spät. Während Jasmin an der Kasse steht, bemerkt sie, wie Lea hinten im Lager verschwindet und nicht mehr zurückkommt.

Nach zwanzig Minuten geht Jasmin hinterher. Sie findet sie kauernd zwischen Kartons. Lea weint. Leise, fast lautlos. Jasmin bleibt stehen. Verstummt. Weiß nicht, was sie sagen soll.

„Ich kann nicht mehr", flüstert Lea, ohne aufzusehen. „Ich hab Endometriose. Ich hab's nie gesagt, weil ich dachte, es interessiert eh keinen."

Jasmin schluckt. Und schämt sich. Für jeden Gedanken. Für jedes tuschelnde Wort. Für all das, was sie sich eingeredet hat, über „Teamgeist" und „Mitziehen".

Sie holt ein Glas Wasser. Holt Luft. Und dann setzt sie sich einfach zu ihr auf den Boden, mitten ins Lager. Ohne Worte.

In den Tagen danach verändert sich etwas. Jasmin spricht Lea an. Fragt morgens, wie es ihr geht. Schaut, ob sie an der Kasse oder lieber im Lager eingeteilt werden will. Sie organisiert still ein Tauschsystem mit den anderen Kolleginnen: Wenn's Lea schlecht geht, springen sie ein.

„Wir müssen nicht alles verstehen", sagt Jasmin heute. „Aber wir können aufhören zu urteilen, bevor wir wissen, was los ist. Ich habe gelernt, dass Schweigen oft kein Desinteresse ist, sondern Angst, nicht ernst genommen zu werden."

Lea bleibt leise. Aber ihr Blick ist weicher geworden. Und Jasmin? Die lacht jetzt manchmal mit ihr.

Nora, 32 Jahre, Lehrerin

„Ich hatte Angst, als schwach abgestempelt zu werden", sagte Nora in einer meiner Sprechstunden. Eine engagierte Lehrerin, die ihren Beruf liebt und still leidet. Fünf Schmerztabletten täglich, Unterricht im Stehen oder mit Gruppenarbeit, um ihre Erschöpfung zu verbergen. Korrekturen nachts, Tränen im Bad, Entschuldigungen im Lehrerzimmer. Niemand weiß, was es sie kostet.

Bis sie eines Tages an der Kaffeemaschine steht, tief durchatmet und sagt:

„Ich habe Endometriose. In zwei Wochen werde ich operiert."

Es folgt Schweigen. Dann ein paar Reaktionen, manche verständnisvoll, andere bagatellisierend. Doch Nora bleibt. Sie zeigt sich. Und wird gesehen.

Wenig später spricht sie mit der Schulleitung und erlebt, was sie nicht erwartet hätte: Respekt, Entgegenkommen, Entlastung.

„Ich dachte, ich müsste durchhalten", sagt sie. „Aber stark bin ich erst geworden, als ich aufgehört habe, mich zu verstecken."

Tom, 44 Jahre, Personalleiter

Tom kennt sich aus mit Zahlen, mit Prozessen, mit Paragraphen. Er hat schon hunderte Bewerbungsgespräche geführt, kennt jede Station des Personalwesens: Onboarding, Leistungsbeurteilung, Abmahnung, Kündigungsgespräche. Er mag klare Strukturen und faire Entscheidungen. Er ist kein harter Typ. Aber ein sachlicher.

Bis eine Mitarbeiterin in sein Büro kommt, die Stimme leise, die Hände gefaltet, der Blick etwas abwesend.

„Ich habe Endometriose", sagt sie. „Ich brauche regelmäßig Auszeiten, vor allem rund um meine Periode."

Tom nickt. Macht sich Notizen. Fragt, ob sie schon mit der Teamleitung gesprochen habe. Aber innerlich ist er verunsichert. Endometriose? Das Wort hat er schon mal gehört, vermutlich bei einer Freundin seiner Frau. Ist das überhaupt etwas, das in die Personalakte gehört? Muss er dazu Stellung nehmen?

Am Abend googelt er. Und bleibt lange am Bildschirm. Er liest von Schmerzen, Krankenhausaufenthalten, jahrelangen Fehldiagnosen. Von Frauen, die schweigen, weil sie Angst haben, den Job zu verlieren. Er liest Erfahrungsberichte. Und ist erschrocken.

„Ich habe mich gefragt, wie viele Bewerberinnen wir nie wirklich kennenlernen, weil sie sich nicht trauen, ehrlich zu sein", sagt er später.

Wie viele Frauen in Vorstellungsgesprächen sitzen, zögerlich, vage, nicht aus Unsicherheit, sondern aus Selbstschutz.

Tom ändert etwas. Er organisiert Schulungen für Führungskräfte, zu chronischen Erkrankungen, zu Zyklusgesundheit, zu unsichtbaren Belastungen.

Er führt regelmäßige, vertrauliche Gesundheitsgespräche ein, nicht zur Kontrolle, sondern zum Verstehen. Er lässt flexible Modelle zu: Gleitzeit, Homeoffice in Ausnahmefällen, individuelle Pausenregelungen.

„Das ist keine Extrawurst", sagt er. „Das ist ein Zeichen von Respekt."

Er merkt, dass das Vertrauen wächst. Dass sich Kolleginnen öffnen. Dass die Atmosphäre leiser, aber ehrlicher wird.

Und er merkt auch, wie oft er früher nicht hingesehen hat, obwohl er geglaubt hatte, fair zu sein.

„Manche denken, Rücksicht ist Schwäche", sagt er. „Ich denke, sie ist der Anfang von echter Zusammenarbeit."

Melissa, 16 Jahre, Auszubildende

Melissa erzählte mir ihre Geschichte mit zitternder Stimme. Es war nicht nur der Schmerz, der sie fast an ihrer Ausbildung zur Medizinischen Praxisassistentin zweifeln ließ, es war das ständige Gefühl, sich rechtfertigen zu müssen.

Vor ihrer Periode sackte der Kreislauf ab, der Bauch spannte sich wie ein Ballon, die Schmerzen schnürten ihr die Beine weg. Und trotzdem stand sie in der Praxis: Blut abnehmen, Akten sortieren, lächeln, während es in ihr tobte.

Dreimal musste sie die Schicht abbrechen. „Ich glaub, ich habe was mit dem Magen", murmelte sie. Immer wieder dieselbe Antwort vom Arzt: „Stress. Psyche. Das haben manche Frauen halt."

Sie wurde leiser. Zweifelte. Und dachte ernsthaft ans Aufhören.

Bis ihre Ausbilderin sie eines Tages zur Seite nahm und sagte: „Wenn du was brauchst, sag es. Ich seh doch, dass was nicht stimmt." Da brach alles heraus. Die Tränen. Die Erschöpfung. Die Unsicherheit.

Und ihre Ausbilderin tat das, was viele sich wünschen: Sie hörte zu. Machte einen Termin in einer Endometriose-Sprechstunde. Fuhr mit. Blieb dabei. Und sagte am Ende:

„Du bist nicht hysterisch. Du bist krank. Und du bist stark, weil du dir Hilfe holst."

Melissa bekam die Diagnose und endlich auch Antworten. Heute ist sie immer noch in der Ausbildung. Aber sie ist gewachsen. „Ich dachte, ich flieg raus, wenn ich ehrlich bin", sagte sie mir. „Aber ich bin geblieben. Und zwar ich selbst."

8.6 Kommunikation als Instrument der Selbstfürsorge

Sprache ist weit mehr als nur Mittel zur Verständigung, sie ist ein inneres Werkzeug, das unsere Haltung prägt, unser Selbstbild beeinflusst und unser Umfeld formt. Für Menschen mit Endometriose ist Kommunikation nicht selten ein Balanceakt zwischen Aufklärung und Selbstschutz, zwischen Nähe und Abgrenzung. Sie wird zum Spiegel der eigenen Bedürfnisse und zum Ausdruck von Selbstfürsorge. Hier lade ich Sie dazu ein, Sprache als Ressource zu begreifen und Wege zu finden, sich ehrlich, klar und zugleich schützend mitzuteilen.

Bevor wir mit anderen sprechen, sprechen wir mit uns selbst. Noch bevor ein Wort ausgesprochen ist, laufen innere Dialoge ab: *„Ich will kein Problem sein.", „Ich will nicht schwach wirken.", „Ich sollte mich zusammenreißen."* Diese Sätze sind mehr als Gedanken, sie etablieren Überzeugungen. Wer gelernt hat, sich zu rechtfertigen oder zu verstecken, begegnet seiner eigenen Erkrankung oft mit Misstrauen und verliert dabei den Zugang zum eigenen Erleben.

Selbstfürsorge beginnt genau hier: bei der Erlaubnis, sich selbst mitfühlend zu begegnen. Das bedeutet auch, eine Sprache zu finden, die klar ist, ohne hart zu sein. Die erklärt, ohne sich zu entschuldigen.

Wie wir über uns selbst sprechen, beeinflusst, wie wir uns selbst sehen (Basset et al. 2022). Wer seine Erkrankung als Makel betrachtet, wird Schwierigkeiten haben, authentisch über sie zu kommunizieren. Wer sie hingegen als Teil seines Lebens anerkennt, nicht als Defizit, sondern als Realität, öffnet einen anderen Resonanzraum.

Selbstfürsorge beginnt in der Sprache und entfaltet sich mit jedem Wort, das wir uns erlauben, ehrlich zu sprechen.

Es kann hilfreich sein, sich zunächst selbst einige Fragen zu stellen:

- Wie spreche ich innerlich über meine Erkrankung?
- Nutze ich Wörter wie „krank", „eingeschränkt", „belastet" – oder eher „herausgefordert", „verändert", „achtsam geworden"?
- Fühle ich mich schwach, wenn ich ausfalle – oder erlaube ich mir, Fürsorge für mich selbst zu übernehmen?

Viele berichten, dass der härteste Druck nicht von außen kommt, sondern aus dem Inneren. Gesellschaftliche Idealbilder von Belastbarkeit, Durchhaltevermögen und Perfektion wirken tief und lassen wenig Raum für Schwäche oder Unsicherheit. Doch Selbstfürsorge heißt auch: sich selbst mit anderen Augen sehen, sich selbst Verständnis schenken und eine Sprache entwickeln, die das ausdrückt.

8.6.1 Schweigen schützt und belastet

Manche Patientinnen von mir vermieden Gespräche über ihre Endometriose über Jahre hinweg. Aus Angst, nicht verstanden zu werden. Aus Scham. Oder aus der Erschöpfung heraus, sich immer wieder erklären zu müssen. Schweigen kann kurzfristig entlasten, langfristig jedoch entfremdet es oft von den eigenen Bedürfnissen. Was nicht ausgesprochen werden darf, bleibt innerer Druck. Die Symptome sind da, der Alltag wird mühsam, aber es fehlt das Ventil.

Vermeidung ist nachvollziehbar, aber sie kostet Verbindung: zu anderen und zu sich selbst. Wer seine Geschichte nicht mehr teilt, verliert mit der Zeit auch den Zugang zur eigenen inneren Stimme. Kommunikation ist deshalb nicht nur Ausdruck – sie ist Selbstbindung. Ein bewusst gesetzter Schritt: „Ich nehme mich ernst. Und ich finde Worte, die das zeigen."

Selbstfürsorge bedeutet auch, sich und anderen Grenzen klarzumachen. Nicht jedes Gespräch muss geführt werden. Nicht jede Frage muss beantwortet werden. Und nicht jede Neugier ist berechtigt. Wer mit einer chronischen Erkrankung lebt, hat das Recht, für sich selbst zu entscheiden, wann und wie offen er spricht.

Dabei hilft es, konkrete Formulierungen parat zu haben, wie zum Beispiel:

„Ich möchte darüber gerade nicht sprechen, danke für dein Verständnis.", „Das ist ein persönliches Thema. Oder „Ich hoffe, du kannst akzeptieren, dass ich da nicht ins Detail gehen möchte."

Solche Sätze sind kein Rückzug, sondern Selbstschutz. Und sie ermöglichen Gespräche auf Augenhöhe, ohne sich selbst zu überfordern.

Gefühle haben Platz, auch im Gespräch

Viele Frauen erleben beim Sprechen über ihre Erkrankung starke Emotionen: Wut, Trauer, Scham. Diese Gefühle sind keine Störung, sie sind Teil des Themas und auch Sie dürfen diese fühlen. Denn wer sie unterdrückt, verliert an Authentizität. Wer sie anerkennt, bleibt in Kontakt mit sich selbst.

Es kann auch helfen, Emotionen benennbar zu machen, ohne sich dafür zu entschuldigen, zum Beispiel:

- „Ich merke, dass mich das Thema emotional macht."
- „Das ist ein sensibles Thema für mich, ich brauche einen Moment."

Ihre Gefühle sind keine Schwäche, sie sind Information. Und es ist in Ordnung, im Gespräch verletzlich zu sein. Es ist in Ordnung, nicht perfekt zu formulieren. Und es ist in Ordnung, zu sagen: *Heute kann ich darüber nicht sprechen, aber ich kümmere mich um mich.*

Eigene Sprache finden

Nicht jede*r spricht gern über medizinische Details. Manche wählen abstrakte Beschreibungen, andere bildhafte, wieder andere Humor. Entscheidend ist nicht das *wie*, sondern das *wer* dahintersteht. Sprache muss zur eigenen Identität passen, sonst wird sie zur Maske statt zur Brücke.

Eine hilfreiche Übung kann sein, sich eigene Formulierungen zurechtzulegen. Etwa:

„Was sage ich, wenn jemand fragt, warum ich häufig fehle?"
„Wie erkläre ich meine Erkrankung in wenigen Sätzen, ohne mich zu rechtfertigen?"
„Was wünsche ich mir von meinem Umfeld, wenn es mir schlecht geht?"
„Welche Reaktionen tun mir gut und welche verletzen mich?"

Diese Sätze müssen nicht perfekt sein. Sie dürfen sich verändern und an Ihre Situationen anpassen.

Elisa, 30 Jahre

Elisa arbeitet in einer Kreativagentur und ist ehrgeizig, zuverlässig, leistungsstark und lange still. Ihre Endometriose verschwieg sie, aus Angst vor Stigmatisierung. Doch nach einer Operation, die sie für mehrere Wochen aus dem Arbeitsalltag riss, veränderte sich etwas in ihr.

„Ich wollte nie Schwäche zeigen. Aber plötzlich wurde mir klar: Ich brauche nicht die Stärke, sondern Wahrheit."

In einem offenen Gespräch mit ihrem Vorgesetzten sprach sie zum ersten Mal über ihre Erkrankung, nicht nur sachlich, sondern auch emotional. „Ich habe dabei auch meine emotionale Narbe gezeigt, nicht nur die am Bauch." Die Reaktionen waren heilsam: Respekt, Verständnis, Flexibilität. Heute arbeitet Elisa hybrid, zwei Tage im Büro, drei Tage von zuhause. „Ich arbeite nicht weniger. Ich arbeite nachhaltiger für mich."

Sprechen will geübt sein. Nicht nur mit anderen, sondern auch mit sich selbst. Selbstgespräche, Schreibübungen, Gespräche im Coaching oder in der Therapie, all das kann helfen, dass Sie Ihre eigene Sprache entwickeln. Es geht nicht um Rhetorik, sondern um Ihre Selbstverbindung.

Als hilfreiche Methode schlage ich Ihnen folgendes vor:

- Sich laut oder schriftlich mitteilen: Was möchte ich mir selbst sagen?
- Sprachmuster erkennen: Wie spreche ich über meine Erkrankung und wie würde ich gerne sprechen?
- Rückmeldung einholen: Wie wirkt das, was ich sage, auf andere?
- Pausen erlauben: Nicht jedes Schweigen ist Flucht, manchmal ist es Fürsorge.

Wenn Sie eine klare Sprache für sich finden, schafft das die Grundlage für mehr Verständnis, im beruflichen wie im privaten Umfeld.

Doch Kommunikation allein reicht nicht immer aus. Gerade im Arbeitsalltag braucht es oft konkrete, praktische Unterstützungsangebote, um mit den Herausforderungen einer chronischen Erkrankung wie Endometriose gut umgehen zu können. Denn Selbstfürsorge darf nicht allein Aufgabe der Betroffenen bleiben, sie braucht Strukturen, die Lebensqualität ermöglichen und Erwerbsfähigkeit erhalten.

Wie Sie über Ihre Erkrankung sprechen, beginnt in Ihrem Inneren. Ihre Worte dürfen achtsam sein, auch im Kopf. Begegnen Sie sich selbst wie Ihrer besten Freundin und hören Sie sich und Ihrem Körper zu!

8.7   Hilfsmittel zur Unterstützung von Patientinnen mit Endometriose im Arbeitsalltag – Lebensqualität und Erwerbsfähigkeit stärken

Endometriose verschwindet nicht, nur weil der Wecker klingelt. Schmerzen, Erschöpfung und emotionale Erschütterungen begleiten viele Betroffene Tag für Tag, auch am Arbeitsplatz. Und doch versuchen unzählige Frauen, weiter zu funktionieren, sich nichts anmerken zu lassen, mitzuhalten. Bis es irgendwann nicht mehr geht.

Aber: Es geht auch anders. Hier erfahren Sie, wie gezielte Unterstützung den Unterschied machen kann, durch kleine, konkrete Hilfen, die entlasten, stärken und neue Spielräume schaffen. Für mehr Lebensqualität und ein Berufsleben, das der Realität chronisch erkrankter Frauen gerecht wird.

8.7.1   Mobile Wärmetherapie – diskrete Schmerzlinderung im Arbeitsalltag

Wärme ist eine der ältesten und zugleich wirksamsten Methoden zur Linderung von Regelschmerzen und für viele Betroffene mit Endometriose unverzichtbar (Kirsch et al. 2024). Sie entspannt die Muskulatur, fördert die Durchblutung und wirkt beruhigend auf das vegetative Nervensystem. Was früher ausschließlich an die heimische Wärmflasche gebunden war, lässt sich heute dank moderner Technologien auch im Arbeitsalltag nutzen, ganz diskret, mobil und ohne Medikamente.

Tragbare Wärmegürtel, selbstaktivierende Wärmepflaster oder beheizbare Unterwäsche sind so konzipiert, dass sie direkt unter der Kleidung getragen werden können, diese sind hautfreundlich, geruchslos und unauffällig. Einige Modelle sind wiederverwendbar oder per App steuerbar, andere funktionieren mit Einmalpacks, die sich durch Kontakt mit Luft automatisch erwärmen. Allen gemeinsam ist: Sie ermöglichen konstante Wärme im Unterbauch oder Lendenbereich, ohne die Bewegungsfreiheit einzuschränken.

Für viele Patientinnen sind diese Tools ein stiller, aber effektiver Begleiter im Berufsalltag. Gerade an Tagen, an denen Schmerz, Erschöpfung und Konzentrationsprobleme sich überlagern, können sie einen Unterschied machen.

> **Eva, 32 Jahre**
>
> Eva steht täglich acht Stunden auf der Verkaufsfläche, berät Kund*innen, dekoriert, organisiert. Ihre Periode war lange ein Grund für Fehlzeiten, die Schmerzen machten es ihr unmöglich, durchzuarbeiten, erzählte sie. Seit einiger Zeit nutzt sie jedoch ein diskretes Wärmepflaster, das sie unter der Kleidung trägt, fast unsichtbar, aber spürbar wohltuend.
>
> „Ich fühle mich nicht mehr ausgeliefert", sagt sie. „Es ist nicht perfekt, aber es hilft. Ich bleibe im Job, ohne mich zu quälen." Ihre Kolleginnen wissen Bescheid und springen ein, wenn nötig. „Selbstfürsorge ist für mich kein Zeichen von Schwäche mehr, sondern mein Weg, im Beruf zu bleiben, ohne den ständigen Schmerz."

8.7.2 Ergonomische Hilfsmittel – Entlastung für Rücken, Becken und Konzentration

Viele Patientinnen mit Endometriose berichten über sekundäre Beschwerden, die über die reinen Unterbauchschmerzen hinausgehen: Rückenverspannungen, Haltungsprobleme, Spannungskopfschmerzen oder ein allgemeines Gefühl körperlicher Instabilität (Rahmioglu et al. 2023). Besonders bei sitzender Tätigkeit im Büroalltag kann eine ungünstige Arbeitsumgebung diese Symptome verstärken.

Ein ergonomisch gestalteter Arbeitsplatz ist daher keine Luxuslösung, es ist eine sinnvolle Unterstützung im Umgang mit Ihrer chronischen Erkrankung. Ein höhenverstellbarer Schreibtisch ermöglicht den Wechsel zwischen Sitzen und Stehen, eine Entlastung für Wirbelsäule und Beckenboden. Individuell anpassbare Bürostühle mit Lordosenstütze oder beweglicher Sitzfläche fördern eine aktive Haltung und können muskuläre Verspannungen reduzieren.

Eine oft unterschätzte Hilfe, ist ein Gewichtskissen, also ein beschwertes, weiches Polster, das auf dem Schoß oder direkt auf dem Unterbauch liegt. Es wirkt durch gleichmäßigen, sanften Druck beruhigend auf das Nervensystem, kann krampfartige Schmerzen mildern und vermittelt ein Gefühl von Halt und Sicherheit, gerade an stressreichen Tagen oder bei akuten Beschwerden.

> **Leonie, 29 Jahre**
>
> Lange hatte Leonie das Gefühl, sich durch den Tag kämpfen zu müssen. Ihre Symptome sprach sie nicht an, zu groß war die Angst, als „kompliziert" zu gelten. Erst als sie in einem vertraulichen Gespräch mit ihrer Teamleitung offen wurde, änderte sich etwas. Heute nutzt sie, ganz selbstverständlich ein Gewichtskissen, das sie sich bei Schmerzen auf den Bauch legt. In ihren Pausen zieht sie sich, wenn nötig, in einen kleinen Ruheraum zurück, schließt für ein paar Minuten die Augen und atmet durch. „Diese kleinen Inseln retten mich durch den Tag", sagt sie.

8.7.3 Faszienrollen, Noppenbälle und Massagepistolen – aktive Mikropausen zur myofaszialen Entlastung

Viele der Betroffenen leiden zusätzlich zu den zyklusabhängigen Beschwerden unter myofaszialen Schmerzen (Jarrell, 2011). Diese tiefsitzenden Muskelverspannungen im Becken, Rücken oder in den Oberschenkeln, entstehen häufig durch dauerhafte Schonhaltungen, chronische Anspannung oder kompensatorische Bewegungsmuster. Gerade im Arbeitskontext, sei es im Sitzen, Stehen oder bei körperlicher Belastung, können solche Spannungen zunehmen und sich dauerhaft festsetzen.

Faszienrollen, Noppenbälle und Massagepistolen (z. B. von Blackroll®) bieten hier eine niedrigschwellige Möglichkeit zur Selbstbehandlung. Durch gezielten Druck, rhythmische Impulse und achtsame Bewegung kann die Durchblutung verbessert, Muskeltonus reduziert und die Körperwahrnehmung gestärkt werden.

Schon kleine Routinen, etwa zwei Minuten sanftes Rollen über den unteren Rücken, das gezielte Ausmassieren verspannter Oberschenkel mit der Massagepistole oder kreisende Bewegungen auf einem Noppenball unter dem Fuß, können entlastend und regenerierend wirken. Diese Tools lassen sich leicht in den Arbeitsalltag integrieren: in kurzen Mikropausen, während einer Bildschirmunterbrechung oder auch diskret vor einem wichtigen Termin, um Spannung und Nervosität zu regulieren.

Praktische Tipps für Ihre Umsetzung:

- Eine Mini-Faszienrolle im Büro verstaut, greifbar für zwischendurch.
- Ein Noppenball unter dem Schreibtisch, für unauffällige Fußmassage im Sitzen.
- Eine leise Massagepistole, zur gezielten Anwendung bei muskulären Brennpunkten.

Diese Hilfsmittel und Tools sind noch sinnvoller in Kombination mit einer bewussten Atmung oder kurzen Mobilisationsübungen zur nachhaltigen Entspannung.

Regelmäßig angewendet, können solche aktiven Mikropausen helfen, nicht nur körperliche Beschwerden zu lindern, sondern auch mentale Anspannung zu reduzieren und so Ihre Konzentration, Leistungsfähigkeit und Selbstwahrnehmung spürbar zu stärken.

> **Silvia, 28 Jahre**
>
> Silvia hatte eine wirklich schöne Idee: Sie hatte sich einen kleinen „Selfcare-Korb" eingerichtet, darin eine Faszienrolle, ein Noppenball, ein Lavendelspray. In stressigen Momenten zieht sie sich zurück, setzt sich auf die Rolle, atmet tief durch.
>
> „Das dauert drei Minuten. Aber danach bin ich wieder handlungsfähig", erzählt sie mir. Ihr Chef fand das anfangs „etwas esoterisch", heute fragt er manchmal: „Hast du deine Rolle dabei?" Und lächelt dabei. Es ist ein Zeichen von Respekt und Normalisierung.

8.7.4 TENS-Geräte – elektrische Schmerzmodulation im Berufsalltag

TENS steht für „Transkutane Elektrische Nervenstimulation", eine anerkannte Methode zur Schmerzlinderung über elektrische Impulse, die über Hautelektroden an schmerzende Areale geleitet werden. Moderne TENS-Geräte sind klein, tragbar, diskret unter der Kleidung zu verstecken und individuell steuerbar.

Die Wirkung basiert auf der Reizüberflutung der Nerven, das Schmerzempfinden wird moduliert, gelindert. Viele Patientinnen berichten von deutlich reduzierter Schmerzintensität, mehr Konzentrationsfähigkeit und einem erhöhten Wohlbefinden (Guy et al. 2022).

In der Schweiz werden die Kosten für ein TENS-Gerät teilweise von der Krankenkasse übernommen. Vor der Anwendung sollte jedoch unbedingt eine Einweisung durch ärztliches oder physiotherapeutisches Fachpersonal erfolgen, damit Platzierung und Dosierung korrekt erlernt werden. Ist man damit vertraut, kann das TENS-Gerät zu einem zuverlässigen Begleiter im Alltag werden – ob im Büro, in Meetings oder sogar unterwegs im Außendienst. Anbieter wie Parenn Produkte AG bieten hierfür moderne, kompakte Geräte, die sich gut in den Alltag integrieren lassen.

8.7.5 Digitale Tools – Selbstorganisation und Stressmanagement

Der Alltag mit Endometriose erfordert nicht nur körperliche Anpassung, sondern auch Ihre mentale Stärke. Digitale Hilfsmittel wie Zyklus-Tracking-Apps, achtsamkeitsbasierte Tools oder Pausentimer können die Selbstorganisation erleichtern und helfen, den Überblick zu behalten.

Viele Apps bieten Tagebuchfunktionen, mit denen sich Symptome, Stressoren und Belastungsphasen dokumentieren lassen. Sie erinnern an Pausen, helfen bei der Vorbereitung auf Gespräche mit Ärzt*innen oder Vorgesetzten und geben Kontrolle zurück.

> **Chiara, 35 Jahre**
>
> Chiara nutzt eine Kombination aus Zyklus-App, Meditations-App und digitalem Kalender. Sie plant ihre wichtigsten Termine in zyklusfreundlichen Phasen, blockt bewusst kleine Pausen und nutzt kurze Atemübungen am Schreibtisch.
> „Ich bin nicht mehr getrieben. Ich bestimme mit, nicht gegen meinen Körper."

8.7.6 Sensorische Selbsthilfen – innere Stabilität in belastenden Phasen

Kleine sensorische Hilfsmittel wie Anti-Stress-Knetobjekte, taktile Ringe, beschwerte Decken oder Duftöle unterstützen die emotionale Regulation am Arbeitsplatz. Sie wirken über gezielte Reize auf das vegetative Nervensystem: beruhigen, zentrieren, reduzieren Reizüberflutung.

In Momenten starker Schmerzen, innerer Unruhe oder hoher Anspannung können sie Ihnen helfen, präsent zu bleiben und das auch ohne Medikamente und ohne Rückzug. Sie sind kein Ersatz für eine Therapie, aber ein niedrigschwelliger Weg zu Ihrer Selbstfürsorge.

> **Flava, 27 Jahre**
>
> Flava hat oft mit stressigen Anrufen zu tun. Wenn die Schmerzen einsetzen, verliert sie schnell den Faden. Dann greift sie unauffällig in ihre Schublade, nimmt ihren kleinen Anti-Stress-Ball zur Hand, atmet dreimal tief ein und aus. „Es wirkt vielleicht banal", sagte sie in meiner Sprechstunde. „Aber in diesen Sekunden bin ich wieder bei mir."

Hilfsmittel können kein Wunder bewirken. Aber sie können den Alltag erleichtern, Schmerzen lindern, Selbstwirksamkeit stärken und Rückzug verhindern. Vor allem erinnern sie daran, dass es erlaubt und wichtig ist, auf den eigenen Körper zu hören – auch im Berufsleben.

Der erste Schritt ist jedoch nicht das richtige Kissen oder die passende App, sondern die innere Haltung: *Ich darf für mich sorgen. Und ich bin nicht allein.*

Nicht jedes Hilfsmittel wirkt für jede Frau gleich. Nicht jeder Arbeitsplatz lässt sich sofort anpassen. Und nicht jede Führungskraft weiß auf Anhieb, wie sie reagieren soll. Aber eines gilt immer: Zuhören kann vieles verändern.

Endometriose verschwindet nicht, wenn man schweigt. Doch das Schweigen verschwindet, wenn man spricht.

Wenn Betroffene spüren, dass ihre Beschwerden nicht hinterfragt, sondern ernst genommen werden.

Wenn Kolleg*innen begreifen, dass Rücksicht kein Bonus, sondern gelebte Fairness ist.

Wenn Arbeitgeber*innen erkennen, dass Gesundheit kein Gegensatz zu Produktivität ist, sondern ihre Grundlage.

Wer Endometriose sichtbar macht, macht auch Menschlichkeit sichtbar. Vielleicht ist das die wichtigste Botschaft dieses Kapitels: *Es geht nicht nur um Schmerztherapie – es geht um Würde. Um Teilhabe. Um das Recht, dazuzugehören.*

Ein Arbeitsplatz, an dem Frauen mit Endometriose frei atmen dürfen, wird zu einem Ort, an dem alle Menschen aufatmen können.

Nach all den Herausforderungen, die Endometriose mit sich bringt, richtet sich der Blick im nächsten Kapitel auf das, was stärkt. Die Gemeinschaft, Wissen und gelebte Resilienz. Kap. 9 zeigt Ihnen, wo Sie als Betroffene Unterstützung finden und wie Selbsthilfegruppen, spezialisierte Anlaufstellen und echte Erfahrungen neue Wege zu Ihrer Lebensqualität eröffnen können.

Literatur

Armour, M., Ciccia, D., Stoikos, C., & Wardle, J. (2022). Endometriosis and the workplace: Lessons from Australia's response to COVID-19. The Australian & New Zealand Journal of Obstetrics & Gynaecology, 62(1), 164–167. https://doi.org/10.1111/ajo.13458

Basset, F. A., Kelly, L. P., Hohl, R., & Kaushal, N. (2022). Type of self-talk matters: Its effects on perceived exertion, cardiorespiratory, and cortisol responses during an iso-metabolic endurance exercise. Psychophysiology, 59(3), e13980. https://doi.org/10.1111/psyp.13980

Chui, M., Manyika, J., Bughin, J., Dobbs, R., Roxburgh, C., Sarrazin, H., Sands, G., & Westergren, M. (2012). The social economy: Unlocking value and productivity through social technologies. https://www.mckinsey.com/~/media/mckinsey/industries/technology%20media%20and%20telecommunications/high%20tech/our%20insights/the%20social%20economy/mgi_the_social_economy_full_report.pdf

Cuffaro, F., Russo, E., & Amedei, A. (2024). Endometriosis, Pain, and Related Psychological Disorders: Unveiling the Interplay among the Microbiome, Inflammation, and Oxidative Stress as a Common Thread. International Journal of Molecular Sciences, 25(12), 6473. https://doi.org/10.3390/ijms25126473

Endometriosis. (2023, März 23). https://www.Who.Int. https://www.who.int/news-room/fact-sheets/detail/endometriosis

Fourquet, J., Báez, L., Figueroa, M., Iriarte, R. I., & Flores, I. (2011). Quantification of the impact of endometriosis symptoms on health-related quality of life and work productivity. Fertility and Sterility, 96(1), 107–112. https://doi.org/10.1016/j.fertnstert.2011.04.095

Gerlach, M., Siegenthaler, T., & Blättler, R. L. (2023). Presenteeism at Work Occupational Health Management and Presenteeism among employees. https://www.bfh.ch/de/forschung/referenzprojekte/presenteeism-at-work/

Gupta, J., Cardoso, L., Kanselaar, S., Scolese, A. M., Hamidaddin, A., Pollack, A. Z., & Earnshaw, V. A. (2021). Life Disruptions, Symptoms Suggestive of Endometriosis, and Anticipated Stigma Among College Students in the United States. Women's Health Reports, 2(1), 633–642. https://doi.org/10.1089/whr.2021.0072

Guy, M., Foucher, C., Juhel, C., Rigaudier, F., Mayeux, G., & Levesque, A. (2022). Transcutaneous electrical neurostimulation relieves primary dysmenorrhea: A randomized, double-blind clinical study versus placebo. Progres En Urologie: Journal De l'Association Francaise D'urologie Et De La Societe Francaise D'urologie, 32(7), 487–497. https://doi.org/10.1016/j.purol.2022.01.005

Hvala, T., & Hammarberg, K. (2025). The impact of reproductive health needs on women's employment: A qualitative insight into managing endometriosis and work. BMC Women's Health, 25(1), 216. https://doi.org/10.1186/s12905-025-03726-y

Jarrell, J. (2011). Endometriosis and abdominal myofascial pain in adults and adolescents. Current Pain and Headache Reports, 15(5), 368–376. https://doi.org/10.1007/s11916-011-0218-y

Kirsch, E., Rahman, S., Kerolus, K., Hasan, R., Kowalska, D. B., Desai, A., & Bergese, S. D. (2024). Dysmenorrhea, a Narrative Review of Therapeutic Options. Journal of Pain Research, 17, 2657–2666. https://doi.org/10.2147/JPR.S459584

Klopfenstein, F. A., Golz, C., Blättler, R. L., eißler, C., & Peter, K. A. (2025). Presenteeism and team culture: A qualitative study of health care and office professionals/Präsentismus und Teamkultur: eine qualitative Befragung von Gesundheit- und Bürofachpersonen. International Journal of Health Professions, 12(1), 1–14. https://doi.org/10.2478/ijhp-2025-0001

Matías-González, Y., Sánchez-Galarza, A., Rosario-Hernández, E., Flores-Caldera, I., & Rivera-Segarra, E. (2022). Stigma and social support and their impact on quality of life and self-esteem among women with endometriosis in Latin-America and the Caribbean. PLOS Global Public Health, 2(12), e0001329. https://doi.org/10.1371/journal.pgph.0001329

Nnoaham, K. E., Hummelshoj, L., Webster, P., d'Hooghe, T., de Cicco Nardone, F., de Cicco Nardone, C., Jenkinson, C., Kennedy, S. H., Zondervan, K. T., & World Endometriosis Research Foundation Global Study of Women's Health consortium. (2011). Impact of endometriosis on quality of life and work productivity: A multicenter study across ten countries. Fertility and Sterility, 96(2), 366-373.e8. https://doi.org/10.1016/j.fertnstert.2011.05.090

Rahmioglu, N., Mortlock, S., Ghiasi, M., Møller, P. L., Stefansdottir, L., Galarneau, G., Turman, C., Danning, R., Law, M. H., Sapkota, Y., Christofidou, P., Skarp, S., Giri, A., Banasik, K., Krassowski, M., Lepamets, M., Marciniak, B., Nõukas, M., Perro, D., … Zondervan, K. T. (2023). The genetic basis of endometriosis and comorbidity with other pain and inflammatory conditions. Nature Genetics, 55(3), 423–436. https://doi.org/10.1038/s41588-023-01323-z

9

Ressourcen, Selbsthilfe und Unterstützung

Dieses Kapitel widmet sich einem zentralen Thema im Umgang mit Endometriose: der Aktivierung persönlicher Ressourcen. Für mehr Orientierung, Lebensqualität und Selbstbestimmung zeigen wir praxisnah, wie Betroffene neue Kraftquellen entdecken, sich gegenseitig stärken und konkrete Wege im Alltag finden können, um die Herausforderungen der Erkrankung besser zu bewältigen – und wie auch Angehörige und Partner*innen darin eingebunden werden können.

Endometriose betrifft weit mehr als den Körper – sie hat Auswirkungen auf Beziehungen, Familienstrukturen, das Berufsleben und oft auch auf das seelische Gleichgewicht. Deshalb ist es besonders wichtig, Räume zu schaffen, in denen Betroffene wie auch ihr Umfeld sich verstanden, unterstützt und gestärkt fühlen. Dieses Kapitel verfolgt einen ganzheitlichen Ansatz: Heilung wird nicht nur medizinisch gedacht, sondern auch im psychosozialen Kontext – mit einem klaren Fokus auf Resilienz, Selbstwirksamkeit und Verbundenheit.

„Gemeinsam statt einsam" – dieser Leitgedanke steht im Zentrum.

Von bewährten Selbsthilfegruppen über digitale Netzwerke bis hin zu innovativen Projekten für Aufklärung und Empowerment: Kapitel 9 bietet einen umfassenden Überblick über vielfältige Unterstützungsangebote in Deutschland, Österreich und der Schweiz. Es enthält konkrete Anlaufstellen, Impulse zur Selbstreflexion und praxisnahe Tipps – für Betroffene ebenso wie für Partner*innen, Freund*innen und Angehörige. Denn Unterstützung wirkt am stärksten, wenn alle mitgemeint sind – und alle davon profitieren.

© Der/die Autor(en), exklusiv lizenziert an Springer-Verlag GmbH, DE, ein Teil von Springer Nature 2026
A. Falconnier und V. Schulte, *Endometriose verstehen und bewältigen*,
https://doi.org/10.1007/978-3-662-72774-4_9

9.1 Selbsthilfegruppen und Online-Communities

Die Diagnose Endometriose bringt oft eine lange Geschichte von Schmerzen, Fehldiagnosen, Unsicherheit und sozialem Rückzug mit sich. Viele Betroffene berichten, dass sie sich über Jahre allein gelassen fühlten – nicht nur medizinisch, sondern auch emotional. Hier setzen Selbsthilfegruppen und Communities an: Sie schaffen Räume des Verständnisses, der Entlastung und der Selbstermächtigung.

Selbsthilfe bedeutet, sich mit anderen auf Augenhöhe auszutauschen, Erfahrungen zu teilen und gemeinsam Wege zu finden, mit der Erkrankung besser umzugehen. Sie kann das Gefühl geben: *„Ich bin nicht allein. Andere erleben Ähnliches. Und es gibt Wege, damit zu leben – und sogar zu wachsen.“*

Selbsthilfegruppen bieten:

- Austausch auf Augenhöhe – ehrlich, ohne Tabus,
- emotionale Entlastung – das Gefühl, verstanden zu werden,
- Alltagstipps – für Beruf, Partnerschaft, Ernährung, Umgang mit Ärzt*innen,
- Informationen zu Therapien und Anlaufstellen – aus erster Hand,
- Motivation zur Selbstfürsorge – gemeinsam stärker werden sowie
- Impulse für neue Perspektiven – Hoffnung und Handlungsspielraum gewinnen.

Viele Gruppen kombinieren persönliche Treffen mit digitalen Angeboten – etwa über Zoom, WhatsApp, Discord oder Telegram –, um Betroffenen ortsunabhängig und barrierearm Austausch und Unterstützung zu ermöglichen.

9.1.1 Angebote in Deutschland

In Deutschland hat sich in den letzten Jahren ein starkes, verlässliches Netzwerk rund um das Thema Endometriose etabliert – getragen von Betroffenen, Fachleuten und engagierten Initiativen. Es sorgt nicht nur für Aufklärung und Bewusstsein, sondern bietet Betroffenen konkrete Unterstützung und ein Gefühl von Gemeinschaft.

Eine zentrale Rolle nimmt dabei die *Endometriose-Vereinigung Deutschland e. V.* ein. Als gemeinnützige Organisation ist sie eine wichtige Anlaufstelle für Menschen mit Endometriose und Adenomyose im gesamten Bundesgebiet.

Die Vereinigung vereint Beratung, praktische Hilfestellungen und politisches Engagement. Sie bietet umfassende Informationen, unterstützt Selbsthilfegruppen, Fachveranstaltungen und setzt sich auf verschiedenen Ebenen für eine bessere Versorgung und gesellschaftliche Anerkennung der Erkrankung ein.

Mit ihrem vielfältigen Angebot unterstützt die Endometriose-Vereinigung Deutschland e. V. Betroffene dabei, ihre Erkrankung besser zu verstehen, selbstbestimmt damit umzugehen und den Alltag mit mehr Lebensqualität zu meistern.

Endometriose-Vereinigung Deutschland e. V.

Adresse:
Bernhard-Göring-Straße 152, 04277 Leipzig
Webseiten:

- www.endometriose-vereinigung.de
- www.jung-und-endo.de (für Jugendliche)
- E-Mail: info@endometriose-vereinigung.de
- Telefonische Beratung: 0341 3065304
- Das Geschäftsstellentelefon ist unter 0341 3065305 erreichbar.

Angebote:

- Kostenfreie Beratung zu medizinischen, sozialen und emotionalen Themen. Seit August 2025 wird auch eine kostenfreie Beratung zum Thema Kinderwunsch bei Endometriose/Adenomyose angeboten.
- Vermittlung regionaler Selbsthilfegruppen.
- Informationsmaterialien, Podcasts, Webinare, zusätzlich werden auf YouTube Aufklärungsvideos angeboten.
- Online-Veranstaltungen mit Expert*innen.
- Aufklärung junger Betroffener über „jung-und-endo.de."

Regionale Selbsthilfegruppen & digitale Netzwerke in Deutschland

Viele Betroffene mit Endometriose berichten: Der Austausch mit anderen hat ihnen nicht nur emotional geholfen, sondern auch ganz konkret neue Wege im Umgang mit der Erkrankung eröffnet. In ganz Deutschland engagieren sich daher zahlreiche regionale Selbsthilfegruppen – von Betroffenen für Betroffene.

Diese Gruppen schaffen geschützte Räume für Gespräche, gegenseitige Unterstützung und den Austausch von Erfahrungen. Sie sind in Städten ebenso aktiv wie in ländlichen Regionen und bieten regelmäßige Treffen vor Ort, zunehmend aber auch digital.

Eine aktuelle Übersicht aller Gruppen findest du hier:
www.endometriose-vereinigung.de/selbsthilfegruppen

Schwerpunkte der Gruppenarbeit:

- Austausch über medizinische Behandlungswege.
- Unterstützung nach Operationen oder Rückfällen.
- Gesprächsangebote für Angehörige und Partner*innen.

Präsenz- und Onlineformate – flexibel und niedrigschwellig
Die Digitalisierung hat neue Formen der Selbsthilfe möglich gemacht – unabhängig von Wohnort, Zeit oder Mobilität. Viele Betroffene finden online genau den Austausch, der ihnen im Alltag oft fehlt.
Empfehlenswerte digitale Plattformen und Netzwerke sind:

- www.forum-endometriose.de/forum – unabhängiger Wissens- und Erfahrungsaustausch
- Facebook-Gruppen wie „Endometriose-Vereinigung Deutschland e.V" oder „Endometriose - Austausch unter Betroffenen, deutschsprachiger Länder"
- Instagram-Accounts wie @endometriose_vereinigung oder @endopowerment
- Discord- & WhatsApp-Gruppen – oft vermittelt über Selbsthilfegruppen oder Social Media

EndoMarch Deutschland
Einmal im Jahr wird das Thema Endometriose ganz sichtbar: Mit Aktionen im öffentlichen Raum, Bewegungsinitiativen und digitalen Veranstaltungen setzt das deutsche Team der internationalen Bewegung EndoMarch ein kraftvolles Zeichen für mehr Aufklärung, bessere Versorgung und die Rechte von Betroffenen.

Ob durch gemeinsame Märsche, kreative Mitmachaktionen oder Online-Events – der EndoMarch bringt Menschen zusammen, macht Mut und schafft Aufmerksamkeit.

Mehr Infos: Home – Worldwide EndoMarch

9.1.2   Angebote in Österreich

Ein Statement von Endometriose Österreich (EndÖ):

„Endometriose ist echt mies. Punkt. Niemand kann es schönreden. Diese Erkrankung greift tief in alle Lebensbereiche und Lebensphasen ein. Die Diagnose dauert oft viel zu lange – und bis dahin wird häufig vermutet, es sei ‚nur die Psyche' oder ‚Überempfindlichkeit'. Wir setzen uns deshalb konsequent für mehr Sichtbarkeit und gesellschaftliche Anerkennung dieser Erkrankung ein. Denn: Je mehr Wissen über dieses Chamäleon unter den systemischen Erkrankungen zugänglich ist, desto mehr können Betroffene selbstwirksam werden."

In Österreich wächst das Engagement für mehr Sichtbarkeit und bessere Versorgung von Menschen mit Endometriose. Neben Einzelpersonen engagieren sich vor allem Patientinnen-Organisationen, Fachpersonen und vernetzte Gruppen dafür, bestehende Versorgungslücken zu schließen und Betroffenen eine stärkende Gemeinschaft zu bieten.

Eine zentrale Rolle spielt dabei Endometriose Österreich (EndÖ): Die bundesweit aktive Organisation engagiert sich sowohl in der direkten Begleitung von Betroffenen als auch auf gesundheitspolitischer Ebene – für mehr Anerkennung, Aufklärung und konkrete Verbesserungen im Alltag. EndÖ arbeitet mit weiteren Vereinen und Gruppen im Netzwerk Endometriose Österreich zusammen und veröffentlicht im eigenen Terminkalender alle zugesandten Veranstaltungen. Darüber hinaus verweist EndÖ bei Bedarf auf regionale Angebote in Bundesländern – und erreicht Teilnehmende nicht nur in ganz Österreich, sondern auch im D/CH-Raum sowie darüber hinaus (z. B. Italien, Ungarn).

Endometriose Österreich:
Patientinnen-Organisation für Aufklärung und Unterstützung
Adresse: Hamerlingstraße 8, c/o Treffpunkt Wels, 4600 Wels
Webseite: www.endometriose-oesterreich.at
Telefon: 0660/534 57 70
E-Mail: endo.oesterreich@endoe.at
Instagram: @endo.oesterreich
Facebook: EndÖ – Endometriose Österreich
WhatsApp: EndÖ-Endometriose Österreich

EndÖ bietet umfassende Informationen, Unterstützung und Hilfsangebote für Menschen mit Endometriose und deren Angehörige.

Zentrales Ziel ist es, Betroffene sichtbar zu machen, gesellschaftliche Aufklärung zu fördern und die Interessen von Menschen mit Endometriose auf politischer Ebene wirksam zu vertreten.

Angebote von Endometriose Österreich

- Monatliche Online-Austauschtreffen: Offen, niederschwellig, moderiert – für alle, die sich mit anderen Betroffenen vernetzen möchten, unabhängig vom Wohnort.
- Regionale Ansprechpersonen und mit EndÖ vernetzte Gruppen in mehreren Bundesländern. Informationen und Termine sind auf der Website verfügbar.
- Vielfältiges Veranstaltungsprogramm: Workshops, Vorträge, Infoabende, Online-Seminare, Gesundheitsimpulse sowie Wissensvermittlung durch Fachärzt*innen und Spezialist*innen – laufend aktualisiert auf der Website.
- Mitgliedschaft für nur € 10 jährlich: Jeder Mitgliedsbeitrag unterstützt die Betroffenenarbeit und stärkt die politische Stimme von EndÖ.
- Ziel: Die Zahl der Betroffenen sichtbar machen – denn Sichtbarkeit schafft Veränderung.

*Auf der Website von Endometriose Österreich findest du aktuelle Termine, Gruppenangebote, Materialien für Ärzt*innen und Betroffene sowie hilfreiche Downloadbereiche.*

Regionale Selbsthilfe & digitale Netzwerke in Österreich

Neben EndÖ gibt es in Österreich weitere Vereine, Selbsthilfegruppen und digitale Communities, die gemeinsam mit EndÖ im Netzwerk Endometriose Österreich aktiv sind. Sie schaffen geschützte Räume für Austausch, gegenseitige Unterstützung und Information – in Präsenz und online. Die Treffen werden von Betroffenen für Betroffene organisiert und befassen sich sowohl mit medizinischen Fragen als auch mit mentaler Stärke, Alltagsbewältigung und dem Gefühl, verstanden zu werden.

Schwerpunkte lokaler Gruppen:

- Austausch zu Diagnostik und Therapiewegen
- Unterstützung nach Operationen oder in schwierigen Phasen
- Themengruppen zu Familie, Beruf, Kinderwunsch, Partnerschaft

- Präsenz- und Onlineformate in verschiedenen Regionen (z. B. Wien, Wels, Graz, Innsbruck, Klagenfurt, Linz)
- Vorträge und Fragerunden mit Ärzt*innen und Spezialist*innen

Digitale Angebote und Kanäle:

- Online-Selbsthilfegruppen: Regelmäßige Treffen via Zoom oder Messenger-Dienste – oft ohne Moderation – ermöglichen niederschwelligen Austausch.
- Instagram: Offizieller Kanal @endo.oesterreich mit Informationen, Vernetzung und Community-Formaten.
- Facebook: EndÖ – Endometriose Österreich – offizielle Seite mit Terminen, News und Community-Inhalten.
- WhatsApp: Die Community EndÖ-Endometriose Österreich bietet einen niederschwelligen Austauschkanal für Betroffene. Es gibt einzelene Untergruppen, die nach Themen eingeteilt sind.
- Webinare & Live-Talks: Endometriose Österreich und andere Vereine organisieren regelmäßig kostenfreie digitale Veranstaltungen mit Fachpersonen und Betroffenen.

9.1.3 Angebote in der Schweiz

> „Von Betroffenen – für Betroffene. Wir unterstützen betroffene Personen mit Endometriose/Adenomyose auf ihrem Weg vor, während und nach der Diagnose. Uns liegt es am Herzen, eine Anlauf- und Informationsstelle zu bieten, wo man Unterstützung und Ratschläge findet."

Für viele ist Endo-Help Schweizerische Endometriose-Vereinigung ein Wendepunkt: eine Anlaufstelle, die nicht nur informiert, sondern auch etwas bewegt. Die stärkt, statt zu bewerten – und zeigt: Du bist nicht allein. Denn Veränderung beginnt dort, wo Betroffene ernst genommen und sichtbar werden.

Endo-Help Schweizerische Endometriose-Vereinigung
Adresse:
Endo-Help Schweizerische Endometriose-Vereinigung
Schweiz
E-Mail: info@endo-help.ch
Webseite: www.endo-help.ch

Die schweizweit aktive, gemeinnützige Organisation engagiert sich mit Herzblut für Menschen mit Endometriose. Ziel ist es, Betroffene zu informieren, zu vernetzen und zu stärken – und gleichzeitig das Bewusstsein für die Erkrankung in Medizin, Gesellschaft und Politik zu schärfen.

Durch Selbsthilfegruppen in verschiedenen Regionen, digitale Austauschformate, Fachvorträge und umfassende Aufklärungsarbeit schafft Endo-Help geschützte Räume für Verständnis, Begegnung und neue Perspektiven. Gleichzeitig wirkt der Verein als starke Stimme für bessere Strukturen in der Versorgung.

Kernangebote von Endo-Help Schweizerische Endometriose-Vereinigung:

- Selbsthilfegruppen in zahlreichen Kantonen
- Fachvorträge, Workshops, Info- und Aufklärungskampagnen
- Mehrsprachige Infomaterialien (Deutsch, Französisch, Italienisch)
- Zusammenarbeit mit Fachärzt*innen, Kliniken und Zentren
- Bildungsarbeit in der Öffentlichkeit sowie in Kliniken

Regionale Selbsthilfe & digitale Netzwerke in der Schweiz

In mehreren Kantonen bestehen stabile Selbsthilfegruppen, die von Endo-Help koordiniert oder unterstützt werden. Sie bieten Raum für Begegnung, Erfahrungsaustausch und gegenseitige Hilfe – mit dem Ziel, Isolation zu überwinden und Selbstwirksamkeit zu stärken.

Aktuelle Gruppen und regionale Angebote finden Sie unter:
www.endo-help.ch
Auch in der Schweiz wächst die digitale Selbsthilfe:

- Discord-Chanel als Austausch für Mitglieder
- Instagram: z. B. @endo_help_schweiz
- Online-Vorträge, Webinare, Interviews und digitale Themenabende

Diese Formate ermöglichen Austausch unabhängig von Ort oder Mobilität – und erleichtern vielen Betroffenen den Einstieg in die Community.

Weitere Plattform: Selbsthilfe Schweiz

Die zentrale Vernetzungsplattform für Selbsthilfe im Allgemeinen – mit einer Suchfunktion für bestehende Gruppen oder zur Gründung neuer Initiativen.

www.selbsthilfeschweiz.ch

9.1.4 Internationale Plattformen (englischsprachig)

Endometriose betrifft weltweit Millionen von Menschen – dennoch fühlen sich viele Betroffene oft allein mit ihrer Erkrankung. Umso wertvoller sind internationale Plattformen, die verlässliche Informationen bereitstellen, den Austausch über Grenzen hinweg ermöglichen und Betroffene stärken. Sie bieten fundiertes Wissen, fördern Vernetzung und setzen sich weltweit für eine verbesserte Versorgung sowie mehr Aufmerksamkeit für Endometriose ein. Diese Plattformen sind wichtige Begleiter auf dem Weg mit Endometriose – unabhängig von Herkunft, Sprache oder Wohnort. Sie zeigen: Niemand muss diesen Weg alleine gehen.

Endometriosis Foundation of America (EndoFound)
Die Endometriosis Foundation of America zählt zu den international führenden Organisationen auf diesem Gebiet.

- Evidenzbasierte und medizinisch geprüfte Informationen zur Erkrankung
- Bildungsarbeit für Fachpersonal
- Erfahrungsberichte von Betroffenen
- Jährliche Veranstaltungen wie der „Blossom Ball" oder das wissenschaftliche Symposium
- Website: www.endofound.org

Endometriosis.org
Eine global ausgerichtete Plattform mit umfangreichen Informationen für Betroffene, Angehörige und Fachleute. Besonders hilfreich:

- Gut strukturierte Inhalte zu Diagnostik, Behandlung und Alltagsbewältigung
- Wissenschaftliche Artikel
- Weltweite Verlinkung zu lokalen Supportgruppen
- Website: www.endometriosis.org

Nancy's Nook Endometriosis Education (Facebook)
Diese stark moderierte Informationsplattform auf Facebook bietet einen wissenschaftlich fundierten Raum für Austausch mit Fokus auf chirurgische Expertise.

- Über 80.000 Mitglieder weltweit
- Kuratierte Informationssammlung zu Endometriose
- Liste spezialisierter Fachärzt*innen rund um den Globus
- Plattform: Facebook-Gruppe „Nancy's Nook Endometriosis Education".

Reddit – r/endometriosis

Ein offenes Forum, in dem täglich neue Beiträge von Betroffenen gepostet werden – ehrlich, direkt und vielfältig.

- Austausch zu Therapie, Alltag, Beziehungen
- Diskussion über Symptome, Erfahrungen und Tipps
- Anonyme, niedrigschwellige Beteiligung
- Plattform: www.reddit.com/r/endometriosis

MyEndometriosisTeam

Eine spezialisierte Online-Community mit zehntausenden Nutzer*innen weltweit

- Soziales Netzwerk für Betroffene
- Austausch zu Diagnostik, Lebensstil, OP-Erfahrungen
- Möglichkeit, Kontakte in der Nähe zu knüpfen
- Plattform: www.myendometriosisteam.com

EndoQueer & EndoBlack

Zwei wichtige Initiativen, die marginalisierte Gruppen sichtbar machen und stärken:

- *EndoQueer*: setzt sich für eine respektvolle, diskriminierungsfreie medizinische Betreuung von Menschen aus der LGBTQIA+ Community ein.
- *EndoBlack*: kämpft für mehr Sichtbarkeit und bessere Versorgung von Schwarzen Frauen und People of Color, die bei der Diagnose und Behandlung oft benachteiligt sind.
- Mehr Informationen und Berichte u. a. über Health Central: www.healthcentral.com

Nationale Strategien und Initiativen

Neben Plattformen der Zivilgesellschaft gibt es Länder, die Endometriose auch auf staatlicher Ebene strategisch angehen:

- *Frankreich:* Frankreich hat 2022 eine nationale Endometriose-Strategie gestartet, politisch unterstützt durch den Präsident Emmanuel Macron. Er betonte öffentlich die Bedeutung einer besseren Versorgung von Betroffenen. Ein nationaler Aktionsplan zur Endometriose wurde initiiert.
  Le plan de Macron pour (enfin) lutter contre l'endométriose
  Endofrance: Association Française de lutte contre l'Endométriose
  Endometriosis foundation • Fondation pour la Recherche sur l'Endométriose

- *Australien:* Das Land hat eine der umfassendsten nationalen Strategien zur Endometrioseversorgung entwickelt. Die *Endometriosis Australia* setzt sich stark für Forschung, Aufklärung und politische Maßnahmen ein.
- *Vereinigtes Königreich (UK):* Mit Kampagnen wie *"Ending endometriosis starts by saying it"* und Initiativen von *Endometriosis UK* wurde ein staatlicher Aktionsplan auf den Weg gebracht. Informationen: www. endometriosis-uk.org

9.2   Spezialisierte Anlaufstellen und Unterstützung

Inzwischen gibt es im deutschsprachigen Raum zahlreiche Gynäkolog*innen mit Spezialisierung auf Endometriose, die fundierte Diagnostik und individuelle Behandlungspläne anbieten. Für komplexere Verläufe, für die Diagnose und ärztliche Beratung sowie Therapiemöglichkeiten stehen sogenannte Endometriose-Zentren zur Verfügung.

Diese Zentren sind auf die Erkrankung spezialisiert und arbeiten interdisziplinär – also mit Fachleuten aus verschiedenen Bereichen wie Gynäkologie, Radiologie, Schmerzmedizin, Psychologie, Physiotherapie, Osteopathie und Chirurgie. Sie bieten umfassende Versorgung: von der Diagnose über operative Eingriffe, Hormontherapie und Kinderwunschberatung bis hin zu psychologischer Begleitung.

In Deutschland, Österreich und der Schweiz gibt es spezialisierte Zentren, erfahrene Fachärzt*innen, psychosoziale Angebote sowie engagierte Selbsthilfeorganisationen. Sie bieten Orientierung, fundierte Informationen und konkrete Hilfe im Alltag.

Warum spezialisierte Zentren wichtig sind

Endometriose kann unterschiedliche Organe und Systeme betreffen – die Diagnose ist oft nicht einfach. Spezialisierte Zentren verfügen über interdisziplinäre Teams (z. B. Gynäkologie, Radiologie, Schmerztherapie, Psychologie) und bieten:

- fundierte Diagnostik (z. B. Ultraschall, MRT, evtl. Bauchspiegelung),
- individuell angepasste Behandlungspläne,
- chirurgische Eingriffe sowie
- Hormontherapie, Kinderwunschberatung, Schmerz- und Psychotherapie, Osteopathie, Physiotherapie.

Psychosoziale Unterstützung
Viele Betroffene erleben nicht nur körperliche Beschwerden, sondern auch Erschöpfung, Ängste, depressive Symptome oder Probleme in Beziehung und Sexualität. Psychologische Begleitung – z. B. Schmerzpsychotherapie, Paarberatung, körperorientierte Verfahren wie Yoga, Atemarbeit oder Achtsamkeit – kann helfen, die Lebensqualität deutlich zu verbessern.

Soziale Absicherung und Beratung
Endometriose kann die Erwerbsfähigkeit einschränken. In allen drei Ländern gibt es Unterstützung wie Krankengeld, Reha, Pflegeleistungen, berufliche Wiedereingliederung oder Schwerbehindertenstatus. Sozialdienste, Beratungsstellen und Selbsthilfeorganisationen helfen dabei, Ansprüche zu klären und Anträge zu stellen.

Zentrale Anlaufstellen mit umfassenden Informationen
Diese Seiten bieten aktuelle Übersichten über spezialisierte Ärzt*innen, Kliniken, Therapieangebote, Selbsthilfegruppen und rechtliche Hilfen:

- Deutschland:
  www.endometriose-vereinigung.de
- Österreich:
  www.endometriose-oesterreich.at
- Schweiz:
  www.endo-help.ch

Viele dieser Seiten bieten auch Arztsuchfunktionen, Downloadmaterialien, Veranstaltungshinweise und Onlineberatung – ein guter erster Schritt auf dem Weg zu einer besseren Versorgung.

9.3 Wege zu mehr Lebensqualität und Resilienz aus Freude am Leben

Ein persönlicher Beitrag von Prof. Dr. Volker Schulte.

Wir kommen langsam zum Abschluss unseres Ratgebers. Das heißt jedoch nicht, dass Ihnen nicht noch zentrale Impulse mit auf den Weg gegeben werden sollen. Dieses abschließende Kapitel soll eine Orientierung bieten für ein gelingendes Leben trotz und mit Endometriose. Dabei stehen folgende Fragen im Zentrum:

Wie gelingt es, Lebensfreude zurückzugewinnen – oder neu zu entdecken?
Wie lässt sich langfristig eine tragfähige Lebensqualität aufbauen?
Und: Wie kann Resilienz gezielt gestärkt werden?

Als Experte für Resilienz möchte ich Ihnen nicht nur wissenschaftliche Erkenntnisse, sondern vor allem konkrete Denkimpulse und Strategien an die Hand geben – aus der Praxis für die Praxis. Denn Resilienz ist keine angeborene Eigenschaft, sondern eine innere Kraft, die sich entwickeln und pflegen lässt. In schwierigen Lebensphasen, wie sie bei einer chronischen Erkrankung häufig auftreten, kann diese innere Stärke zur entscheidenden Ressource werden. Sie hilft, sich nicht zu verlieren – sondern sich selbst wiederzufinden.

Dieses Kapitel lädt dazu ein, sich bewusst mit den eigenen Einstellungen, Werten und Handlungsmöglichkeiten auseinanderzusetzen – und neue Wege zu entdecken: hin zu mehr Lebensfreude, Selbstwirksamkeit und innerer Balance.

9.3.1 Ein positives Mindset – Wege zu mehr Lebensqualität

Ein positives Mindset ist kein naiver Optimismus oder Schönreden von Dingen, die gar nicht schön sind. Es ist vielmehr die bewusste Entscheidung, den Blick auf das zu lenken, was in Ihrem Leben, mit Ihren Optionen und Voraussetzungen möglich, heilsam und stärkend ist. Diese Überlegungen sollten Sie auch – und gerade – dann anstellen, wenn vieles nur suboptimal läuft. Es gibt im Leben kaum jemanden, der nicht auch seinen eigenen schweren Rucksack trägt. Uns jedenfalls ist ein solcher Mensch noch nicht begegnet. Wichtig ist, sich nicht als Opfer der Lebensumstände zu sehen, sondern sich als aktive Gestalterin oder aktiven Gestalter des eigenen Lebens zu verstehen. Wenn Sie diese innere Haltung kultivieren, stärken Sie nicht nur Ihre psychische Gesundheit, sondern auch Ihre Lebensfreude, Widerstandskraft und soziale Verbundenheit.

Was bedeutet „positives Mindset" konkret?
Ein positives Mindset ist geprägt von wichtigen Attributen, die Sie im Leben beherzigen sollten. Es hat keinen Sinn, bei anderen die Schuld für Ihre nicht zufriedenstellenden Lebensumstände zu suchen. Sie sollten Verantwortung für sich selbst übernehmen und Schuldzuweisungen vermeiden. Auf diese Weise werden Fehler zu Lerngelegenheiten und Krisen zu Entwicklungsschritten. Definieren Sie immer, dass Ihr Glas bereits halb voll ist – und

nicht halb leer. Erkennen Sie, was bereits da ist – und bauen Sie darauf auf. Richten Sie Ihre Energie auf das, was Sie selbst gestalten können, was Sie in der Hand haben. Fixieren Sie sich nicht auf das Negative, sondern auf zukunftsorientierte Lösungen.

Wege zu einem positiven Mindset

1. *Achtsamkeit kultivieren*
Regelmäßige Achtsamkeitsübungen helfen dabei, den gegenwärtigen Moment bewusst wahrzunehmen. Wer achtsam lebt, kann Gefühle annehmen, ohne sich von negativen dominieren zu lassen.
2. *Dankbarkeit üben*
Nehmen Sie sich am Abend für fünf Minuten an Ihrem Lieblingsplatz Zeit und notieren Sie drei Dinge, für die Sie heute dankbar sind. Dankbarkeit verändert nachhaltig die Wahrnehmung und stärkt das emotionale Wohlbefinden.
3. *Selbstgespräche überprüfen*
Beobachten Sie sich selbst: Neigen Sie zum Grübeln? Achten Sie einmal auf Ihre inneren Dialoge. Sprechen Sie wertschätzend mit sich selbst – oder machen Sie sich klein? Gehen Sie auch in Gedanken liebevoll mit sich um?
4. *Vision entwickeln*
Was ist Ihnen wirklich wichtig? Welche Werte möchten Sie leben? Was gibt Ihnen Orientierung? Wo möchten Sie noch hin? Überlegen Sie auch, ob diese Ziele realistisch sind, was Sie dafür noch benötigen und wann Sie diese Reise beginnen möchten.
5. *Kraftquellen pflegen*
Finden Sie heraus, was Ihnen Energie gibt, und planen Sie diese Quellen bewusst in Ihren Alltag ein. Das können ganz einfache Dinge sein – wie ein Spaziergang, Fahrradfahren oder ein Treffen mit Freundinnen.

„Lebensqualität ist nicht Glück auf Knopfdruck – sondern eine Haltung, die erarbeitet wird.“

Ein positives Mindset ist kein Zustand, sondern ein Weg. Dieser Weg verlangt Übung, Geduld und mitunter auch den Mut, alte Denkgewohnheiten loszulassen. Doch er lohnt sich: Wer das Leben mit Offenheit, Selbstfreundlichkeit und Gestaltungskraft betrachtet, entdeckt mehr Spielräume – und mehr Sinn. Auf diesem Weg entsteht ein ganz persönlicher Raum, in dem gesagt werden darf: *Es ist mein Leben – und es darf gut sein.*

9.3.2 Was Resilienz bedeutet, und warum sie so wichtig ist

Resilienz ist die innere Stärke, mit der wir Krisen bewältigen, Rückschläge verarbeiten und Belastungen standhalten, ohne daran zu zerbrechen. Resilienz hilft uns, auch unter Druck handlungsfähig, hoffnungsvoll und verbunden zu bleiben. Resilienz bedeutet nicht, dass man immer stark sein muss oder nie leidet. Im Gegenteil: Resiliente Menschen dürfen traurig, wütend, erschöpft sein – aber sie verlieren sich nicht darin. Sie finden nach schwierigen Erfahrungen wieder in ihre Kraft zurück, lernen daraus und wachsen oft sogar daran.

Warum ist Resilienz so zentral für unsere Lebensqualität?

Wir müssen unser ganzes Leben anpassungsfähig bleiben. Wir können nie davon ausgehen, dass alles schon so bleibt wie es ist. Dafür gibt es viele Beispiele. Eine Person, die 50 Jahre in den eigenen vier Wänden gewohnt hat und plötzlich in ein Alters- oder Pflegeheim muss, ist gezwungen, sich auch noch im höheren Alter einer neuen Situation anzupassen. Bleibe ich starr und bockig, baue ich Widerstände auf, dann werde ich an den Lebensrealitäten scheitern. Das Leben ist nicht planbar und – bei aller Hoffnung auf gute Zeiten, das Leben ist kein Ponyhof. Wir wissen aus wissenschaftlichen Studien, Menschen mit hoher Resilienz entwickeln seltener Depressionen oder Angststörungen – und sie haben mehr Ressourcen für Heilung und Regeneration. Dabei ist das Vertrauen in die eigene Handlungsfähigkeit, in die Selbstwirksamkeit wichtig. Ich nehme Herausforderungen an und hole mir Hilfe, wenn es nötig ist. Resiliente Menschen pflegen soziale Kontakte, achten auf ihre Bedürfnisse und erleben oft ein tiefes Gefühl von Sinn und Zusammenhalt – selbst in schwierigen Lebensphasen.

Die gute Nachricht: Resilienz ist trainierbar!

Durch Achtsamkeitsübungen, Selbstreflexion, konstruktive und realistische Bewältigungsstrategien und soziale Verbundenheit kann Resilienz entwickelt und gestärkt werden – in jedem Alter. Wir schauen uns im Folgenden an, auf welche Bausteine Resilienz aufbaut:

9.3.3 Die sieben Bausteine der Resilienz

(Abb. 9.1).

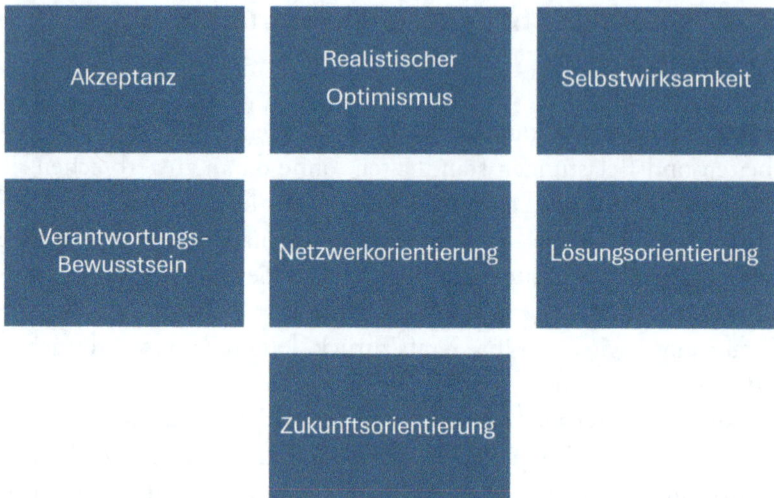

Abb. 9.1 Eigene Darstellung

Baustein 1: Akzeptanz & Realitätssinn

Zunächst braucht es eine Portion Mut – nämlich den Mut, sich in das Leben einzufinden, das gerade da ist. Dies ist der Ausgangspunkt für jede Veränderung und Verbesserung. Entscheidend ist, ob die Realität als Ausgangslage akzeptiert werden kann. Dazu gehört auch, sich selbst mit allen Stärken und Schwächen anzunehmen. Vergangene Lebenswelten loszulassen und den Blick bewusst nach vorn zu richten, ist Teil dieses Prozesses. Denn an der Vergangenheit lässt sich ohnehin nichts mehr ändern. Aussagen wie „früher war alles besser" bringen im Hier und Jetzt keinen Schritt weiter – vielmehr führen sie in eine nostalgische Flucht in Sehnsuchtsorte, die nicht mehr existieren.

Loslassen bedeutet jedoch keineswegs, klein beizugeben oder zu kapitulieren. Es geht nicht darum zu sagen: „Da kann man eh nichts machen." Vielmehr ist diese Haltung der Ausgangspunkt für persönliche Entwicklung und Wachstum.

Tipp – Stellen Sie sich folgende Fragen

1. Welche Dinge in meiner Lebenswelt sind gegeben und nicht veränderbar?
2. Welche Dinge in meiner Lebenswelt sind veränderbar?
3. Was will ich konkret anpacken, um Dinge zu verändern?

Baustein 2: Realistischer Optimismus & Dankbarkeit

Ein Optimist betrachtet die Welt mit einem positiven Blick – ohne dabei die Augen vor schwierigen Realitäten zu verschließen. Realistischer Optimismus bedeutet nicht Wegsehen, sondern die Überzeugung, dass das Gute und Schöne im Leben überwiegt. Es ist eine Haltung der Zuversicht, auch angesichts von Herausforderungen. Wer sich an kleinen Momenten erfreuen kann, stärkt seine seelische Widerstandskraft.

Dazu gehören auch Demut und Dankbarkeit. Selbst in Niederlagen oder enttäuschenden Situationen sieht ein realistischer Optimist die Möglichkeit zur Veränderung und Erneuerung.

Tipp – Stellen Sie sich folgende Fragen

1. Ist für mich das Glas halb voll oder halb leer?
2. Hadere ich manchmal mit Luxusproblemen?
3. Habe ich – mit Blick auf das große Ganze – wirklich Grund zu klagen?
4. Sollte ich nicht dankbar sein für das, was ich habe?

Baustein 3: Selbstwirksamkeit

Nahezu jeder Mensch trägt den Wunsch in sich, das eigene Leben selbst in die Hand zu nehmen. Mal gelingt das besser, mal schlechter. Äußere Zwänge, berufliche Anforderungen oder familiäre Verpflichtungen können das Gefühl der Selbstbestimmung erschweren. Gleichzeitig lohnt es sich, zu hinterfragen: Was gibt mir mein soziales Umfeld zurück? Habe ich mir nicht vielleicht genau das Leben aufgebaut, das ich mir einst gewünscht habe? Und wenn nicht – welche Anpassungen könnten notwendig sein, um mehr Zufriedenheit und Lebensfreude zu empfinden? Gibt es noch etwas Wesentliches, das fehlt?

Tipp – Stellen Sie sich folgende Fragen

1. Lebe ich mein Leben so, wie ich es möchte?
2. Wo sollte ich Anpassungen vornehmen, um mehr Energie und Lebensfreude zu spüren?
3. Welche mittelfristigen Ziele habe ich mir gesetzt?
4. Bin ich überzeugt davon, dass ich mein Leben selbst planen und gestalten kann?

Baustein 4: Verantwortungsbewusstsein für sich selbst und das Umfeld

Der Mensch lebt nie nur für sich allein. Wer Verantwortung für sich übernimmt, übernimmt meist auch Verantwortung in den Lebensbereichen, die mitgestaltet werden können. Es gilt, sich nicht von äußeren Ereignissen treiben zu lassen, sondern aktiv zur Problemlösung beizutragen – besonders im eigenen Leben.

Verantwortung übernehmen heißt auch, auf die eigenen Stärken zu vertrauen. Statt auf Hilfe von außen zu warten, lohnt es sich, selbst aktiv zu werden. Denn selbst gestaltete Erfolge stärken das Selbstvertrauen – und das Gefühl, das eigene Leben in der Hand zu haben.

Tipp – Stellen Sie sich folgende Fragen

1. Habe ich mich aus Bequemlichkeit zurückgezogen – oder stehe ich für meine Meinung ein?
2. Welches Gefühl löst es in mir aus, wenn ich Verantwortung übernommen und bei der Lösung eines Problems mitgewirkt habe?
3. Wo kann ich Verantwortung übernehmen, weil ich mich kompetent fühle?
4. Wo sollte ich mich eher zurückhalten, weil andere über stärkere Kompetenzen verfügen?

Baustein 5: Lösungsorientierung

Zunächst gilt es, einen grundlegenden Unterschied in der Herangehensweise von Frauen und Männern zu erkennen, wenn es um Konfliktlösung geht. Frauen neigen – insbesondere bei zwischenmenschlichen und partnerschaftlichen Themen – dazu, dem Ursprung eines Problems auf den Grund zu gehen. Sie möchten Zusammenhänge verstehen und verschiedene Perspektiven einbeziehen, bevor sie sich der Lösung widmen. Männer hingegen vermeiden in solchen Situationen häufig die Diskussion – und wenn sie sich darauf einlassen, präsentieren sie gerne direkt einen Lösungsvorschlag, ohne lange über Ursachen zu sprechen.

Unabhängig davon, welcher Zugang bevorzugt wird: Wichtig ist, den Schritt zur Lösung tatsächlich zu gehen. Denn nichts ist frustrierender, als ein Problem immer wieder neu zu diskutieren, ohne jemals zu einer zufriedenstellenden Veränderung zu gelangen.

Tipp – Stellen Sie sich folgende Fragen

1. Neige ich dazu, Probleme zu tabuisieren – oder spreche ich Missstände offen an?
2. Nehme ich mir ausreichend Zeit, um tragfähige Lösungen zu entwickeln?
3. Nutze ich mein soziales Umfeld und meine Kompetenzen, um Probleme konstruktiv zu bewältigen?
4. Sollte ich mir nicht einen konkreten Plan machen, um Lösungen gezielt anzugehen?
5. Bin ich bei der Problemlösung eher Bremser oder Treiber?

Baustein 6: Netzwerksorientierung

Nicht jeder Mensch ist ein geborener Netzwerker – und das muss auch nicht sein. Selbst Menschen mit einem eher zurückgezogenen Lebensstil wissen, wie wertvoll es ist, sich auf andere verlassen zu können. Abhängig davon, wie intensiv eine freundschaftliche Beziehung aufgebaut wurde, können über dieses Netzwerk Lebenserfahrungen, Erkenntnisse, Reflexionen und Herausforderungen geteilt werden. Das erweitert die Perspektive und schafft emotionale Sicherheit.

Netzwerke müssen gepflegt werden. Das bedeutet nicht, täglich Einladungen auszusprechen oder ständig auf Veranstaltungen präsent zu sein. Doch eine kontinuierliche Beziehungspflege – auch in kleinen Gesten – gibt Rückhalt. Sie vermittelt das Gefühl: Ich bin nicht allein. Je nach Tiefe einer Beziehung – sei es im privaten oder beruflichen Kontext – spricht man heute auch von „Komplizenmanagement". Dieser Begriff soll keineswegs etwas Illegales andeuten, sondern betont die Vertrautheit einer Verbindung, in der auch Schwächen, Träume und persönliche Gedanken geteilt werden können.

Tipp – Stellen Sie sich folgende Fragen

1. Pflege ich mein Netzwerk aktiv?
2. Kann ich auf Freundinnen, Freunde oder Kolleginnen zurückgreifen, wenn ich sie brauche?
3. Könnte ich mein Netzwerk erweitern? Wenn ja – wo und wie gehe ich das an?

Baustein 7: Zukunftsorientierung

Viele Menschen hängen der Vergangenheit nach – oft begleitet von der Überzeugung, dass früher alles besser gewesen sei. Doch dieser Eindruck ist häufig ein Trugschluss. Die Vergangenheit wird im Rückblick idealisiert, während Gegenwart und Zukunft kritisch betrachtet werden. Dabei wird oft vergessen, was auch in früheren Zeiten schiefgelaufen ist.

Wer jedoch davon ausgeht, dass die Zukunft gestaltet werden darf, richtet den Blick nach vorn – und beginnt, die kommenden Lebensabschnitte aktiv zu beeinflussen. Dieses Gestalten schafft Befriedigung und Selbstwirksamkeit. Denn so wird der Mensch vom Getriebenen zum Gestaltenden des eigenen Lebens.

Tipp – Stellen Sie sich folgende Fragen

1. Mache ich mir ernsthaft Gedanken darüber, was ich noch erreichen möchte?
2. Was nehme ich aus meinen bisherigen Erfahrungen mit, das mir in der Zukunft helfen kann?

> 3. Wo möchte ich in fünf Jahren stehen – mit mir selbst, in meiner Beziehung, in der Familie?
> 4. Was möchte ich loslassen – und was stärker leben?

9.3.4 PERMA Modell

Ein weiteres hilfreiches Modell, mit Bausteinen für ein gelingendes Leben auf Zeit ist das PERMA-Modell von Martin E. P. Seligman, einem der Begründer der Positiven Psychologie. Es ist ein Modell, welches die Elemente für menschlichen Wohlbefinden beschreibt.

Wofür steht PERMA?
Der Begriff PERMA ist ein Akronym und steht für die fünf zentralen Elemente, die laut Seligman zu einem erfüllten und gelingenden Leben beitragen:

1. *P – Positive Emotionen (Positive Emotions)*
   Freude, Dankbarkeit, Hoffnung, Genuss und Inspiration sind positive Emotionen, die das subjektive Glück erhöhen. Sie verbessern das psychische und körperliche Wohlbefinden.
2. *E – Engagement (Vertieftes Engagement/Flow)*
   Das völlige Aufgehen in einer Tätigkeit – oft als *Flow* bezeichnet – sorgt für intrinsische Motivation und tiefe Erfüllung. Menschen erleben Flow bei Aufgaben, die sie fordern, aber nicht überfordern.
3. *R – Positive Beziehungen (Positive Relationships)*
   Soziale Verbundenheit und unterstützende Beziehungen gelten als Grundpfeiler menschlichen Wohlbefindens. Freundschaft, Liebe, Empathie und Teamgeist fördern Resilienz und Lebensfreude.
4. *M – Sinn (Meaning)*
   Das Empfinden, Teil von etwas Größerem zu sein – sei es eine Gemeinschaft, Religion, Natur oder ein Lebensziel – verleiht dem Leben Tiefe und Richtung.
5. *A – Zielerreichung/Erfolg (Accomplishment)*
   Zielgerichtetes Handeln, persönliches Wachstum und das Erreichen selbstgesteckter Ziele stärken das Selbstvertrauen und fördern langfristige Zufriedenheit.

Ihnen wird auffallen, dass sich zentrale Elemente unserer Resilienzbausteine wiederfinden. Das PERMA-Modell ist ein umfassender und praxisnaher Ansatz zur Stärkung des subjektiven und kollektiven Wohlbefindens. Es geht davon aus, dass Wohlbefinden trainierbar und entwickelbar ist – durch bewusste Lebensgestaltung, Beziehungspflege, Selbstwirksamkeit und Sinnorientierung. In Bildung, Therapie und Organisationsentwicklung bietet es zahlreiche konkrete Anwendungsmöglichkeiten.

Wie komme ich zu diesen Kompetenzen?

Tipp

a. P – Positive Emotionen stärken
   Ziel: Häufiger Freude, Dankbarkeit, Hoffnung oder Inspiration erleben.
   Praktische Wege:
   - Dankbarkeitstagebuch führen: Schreibe jeden Abend 3 Dinge auf, für die du dankbar bist.
   - Genussmomente bewusst erleben (Savoring): Iss langsam, höre Musik achtsam, genieße Naturmomente mit allen Sinnen.
   - Positive Rückschau (Positive Journaling): Notiere wöchentlich schöne Ereignisse und reflektiere, was dazu beigetragen hat.
   - Humor kultivieren: Comedy schauen, gemeinsam lachen oder humorvolle Perspektiven entwickeln.

b. E – Engagement erleben (Flow fördern)
   Ziel: Tätigkeiten finden, in denen du völlig aufgehen kannst
   Praktische Wege:
   - Flow-Aktivitäten identifizieren: Was lässt dich die Zeit vergessen? (z. B. Musik, Schreiben, Sport, Handwerk).
   - Stärken einsetzen: Mache einen Stärkentest, von denen es viele erprobte gibt und fokussiere auf diese.
   - Aufgaben balancieren: Finde herausfordernde, aber nicht überfordernde Tätigkeiten.
   - Achtsamkeit üben: gehe in die Meditation und in Wahrnehmungsübungen.

c. R – Positive Beziehungen fördern
   Ziel: Soziale Kompetenzen stärken und tragfähige Beziehungen aufbauen
   Praktische Wege:
   - Aktives Zuhören praktizieren: Präsenz zeigen, ausreden lassen, nachfragen.
   - Anteilnehmende Kommunikation lernen: Bringe dich bewusst ein, wenn du etwas Konkretes mitzuteilen hast. Schweige, wenn du eigentlich nichts zu sagen hast.
   - Soziale Unterstützung geben und annehmen: Anderen helfen – und selbst um Hilfe bitten.
   - Wertschätzung zeigen: Bewusst Komplimente machen, sich bedanken, Mitfreude ausdrücken („Freuden teilen verdoppelt sie").

d. M – Sinn erleben
   Ziel: Lebenssinn und Werteorientierung stärken.
   Praktische Wege:

- Werte klären: Welche Werte sind dir besonders wichtig? Beachte hier auch unsere Ausführungen weiter unten zu den Kardinaltugenden.
- Sinnvolle Ziele setzen: Was willst du beitragen? Wer möchtest du sein?
- Engagement in sozialen Kontexten: Gemeinschaft erleben im Sport, in der Freizeit und im sozialen Engagement.
- Biografische Reflexion: In welchen Momenten hast du dich lebendig und bedeutungsvoll erlebt?

e. A – Zielerreichung & Selbstwirksamkeit fördern.
Ziel: Eigene Ziele umsetzen, Kompetenzerleben stärken.
Praktische Wege:

- Ziele aufschreiben: halte kurz-, mittel, und längerfristige Ziele schriftlich fest und diskutiere sie mit Freunden, lass sie Anteil nehmen an deinen Plänen.
- Erfolge feiern: Auch kleine Fortschritte anerkennen.
- Lösungsorientiertes Denken trainieren: Fokus auf „Was funktioniert?" statt „Was fehlt?"
- Selbstdisziplin & Routinen etablieren: Gewohnheiten bewusst aufbauen und in den Alltag einfließen lassen. Solche Rituale geben dir eine Struktur für den Tag. Versuche, Dinge, die unangenehm sind, nicht zu lange aufzuschieben.

Das PERMA-Modell und Achtsamkeitsübungen bieten starke Werkzeuge zur Stärkung der psychischen und emotionalen Gesundheit bei Endometriose. Sie unterstützen Betroffene darin, trotz chronischer Schmerzen und Einschränkungen ein erfülltes Leben zu gestalten, das nicht von der Krankheit dominiert wird.

9.3.5 Warum PERMA & Resilienz bei Endometriose?

Endometriose ist nicht nur eine körperliche Erkrankung – sie beeinflusst auch das psychische Wohlbefinden, die soziale Teilhabe, das Selbstbild und den Alltag. Chronischer Schmerz, Erschöpfung, Unverständnis im Umfeld oder Kinderlosigkeit können zu Stress, Angst, Frustration oder sogar Depression führen.

Das PERMA-Modell und Achtsamkeitstechniken bieten hilfreiche Wege, um:

- Lebensqualität zu steigern,
- Kraftquellen bewusst zu aktivieren,
- Schmerzen und Belastungen anders zu begegnen sowie
- Selbstwirksamkeit und Hoffnung zurückzugewinnen.

Das PERMA-Modell kann Frauen mit Endometriose helfen, das Leben nicht auf die Krankheit zu reduzieren, sondern aktiv neue Zugänge zu Kraft, Sinn und Freude zu finden. Achtsamkeit ist dabei ein Schlüssel, um im Jetzt anzukommen, statt im Schmerz zu kämpfen oder in Sorgen zu versinken.

Sie sind nicht „trotz" der Krankheit wertvoll und wirksam – sondern auch mit ihr. PERMA & Achtsamkeit zeigen Wege, den Fokus wieder auf das Lebendige, Erfüllende und Stärkende zu lenken.

9.3.6 Die Kardinaltugenden – Ein Koordinatensystem für ein gelingendes Leben

Als letztes möchten wir Sie in die Tugendlehre einführen. Warum machen wir das? Die Tugendlehre bildet ein Grundgerüst zum Aufbau bzw. zur Verfestigung eigener Werte und Haltungen. Die sogenannten Kardinaltugenden geben dir einen Orientierungsrahmen, auf welche Werte Sie im Alltag bauen können und welche ethischen und moralischen Grundlagen Sie durch das Leben bringen. Sie sind Grundlage einer Tugendethik der abendländischen Kultur, die unser Leben bis heute prägt.

Die Kardinaltugenden – Klugheit, Maß, Gerechtigkeit und Tapferkeit – bilden seit der Antike einen ethischen Orientierungsrahmen, der bis heute nichts an Relevanz verloren hat. Der Begriff „kardinal" stammt vom lateinischen *cardo*, was „Türangel" oder „Drehpunkt" bedeutet – diese vier Tugenden sind also tragende Achsen, mit denen sich ein gutes Leben umspannen lässt. Sie bilden ein inneres Koordinatensystem, mit dem Menschen ihr Denken, Fühlen und Handeln ausrichten können, um ein gutes, verantwortungsvolles und gelingendes Leben zu führen.

Klugheit (*prudentia*)
Klugheit ist nicht bloß Intelligenz, sondern die Fähigkeit, mit Weitblick und Urteilskraft zwischen gut und schädlich zu unterscheiden. Sie prüft, was in einer konkreten Situation angemessen ist, und integriert Erfahrung, Intuition und Wissen. Sie steht am Anfang jeder Tugend, denn wer klug handelt, kann andere Tugenden bewusst verwirklichen. Damit ist sie auch die wichtigste der Kardinaltugenden.

Gerechtigkeit (*iustitia*)
Gerechtigkeit ist das Streben nach Ausgleich, Fairness und Respekt gegenüber dem anderen. Sie ordnet die Beziehung zwischen Ich und Du, zwischen Individuum und Gemeinschaft. Gerechtigkeit verlangt, jedem das

Tab. 9.1 Mesotes-Tabelle

Zu wenig	Goldene Mitte	Zu viel
Feigheit	Mut	Tollkühnheit
Gefühlslosigkeit	Besonnenheit	Zügellosigkeit
Geiz	Grosszügigkeit	Verschwendung
Heuchelei	Authentisch sein	Taktlosigkeit
Unterwürfigkeit	Selbstachtung	Eitelkeit
Stumpfheit	Begehren	Permanente Geilheit

Seine zu geben – und Ungleiches auch ungleich zu behandeln, wenn es fair ist. In ihr verkörpert sich die soziale Verantwortung gegenüber der Welt.

Maß (*temperantia*)

Maßhalten bedeutet, die Mitte zu finden – zwischen Zuviel und Zuwenig. Sie steht für Besonnenheit, Selbstkontrolle, Genügsamkeit und bewussten Genuss. Maß schützt vor Übermaß, das oft in Zerstörung umschlägt, und schafft innere Ordnung. Sie ist die Tugend der Balance – besonders in einer Zeit der Reizüberflutung ein hochaktuelles Ideal. Bereits Aristoteles hatte vor etwa 2500 Jahren die sogenannte Mesotes-Lehre (mesotes- die Mitte) entwickelt. Sie besagt, dass du zwischen Extremen immer die Mitte suchen sollst, um gut durchs Leben zu kommen. Hier geben wir Ihnen einen Überblick mit Beispielen Tab. 9.1:

Tapferkeit (*fortitudo*) – neu gedacht als Zivilcourage oder Autonomie

Der Begriff der Tapferkeit ist heute etwas veraltet, hat aber durchaus seine Berechtigung im Hinblick auf seine Anwendung. Wir sind heute nicht mehr tapfer wie ein Ritter oder Soldat. In einer modernen Deutung wird Tapferkeit zur Zivilcourage. Im Zweifel handle ich nach meinem Gewissen. Ich fälle autonome Entscheidungen, auch wenn sie der Mehrheitsmeinung nicht entsprechen. Tapferkeit kann heute heißen, *ich tue das Richtige, auch wenn es unbequem ist.*

Die vier Kardinaltugenden lassen sich wie Himmelsrichtungen verstehen:

- Klugheit gibt dir die Richtung,
- Gerechtigkeit fördert die Beziehung,
- Maß gibt dir den inneren Takt,
- Tapferkeit gibt dir die Kraft zum Handeln.

In Kombination bilden sie ein inneres Navigationssystem, mit dem wir auch in komplexen Zeiten integer, selbstbestimmt und verantwortlich leben können. Gerade in Verbindung mit modernen Konzepten wie Resilienz, Achtsamkeit und Selbstführung bieten sie eine wertebasierte Grundlage, um das eigene Leben zu gestalten – im Privaten wie im Beruflichen, in Beziehungen wie im Umgang mit Krankheit oder gesellschaftlichen Herausforderungen.

Die Erfahrungen vieler Betroffener zeigen: Auch wenn Endometriose das Leben in tiefgreifender Weise beeinflussen kann, entstehen mit der Zeit persönliche Strategien, innere Stärke und neue Formen von Selbstfürsorge. Resilienz bedeutet nicht, alles aushalten zu müssen. Sie wächst dort, wo Menschen ernst genommen werden – medizinisch, gesellschaftlich und persönlich.

Zugang zu kompetenter Behandlung, unterstützenden Netzwerken und psychischer Entlastung sind entscheidende Bausteine auf diesem Weg. Niemand muss alles allein tragen. Wissen, Verbindung und Mitgefühl können viel verändern – und sie sind vorhanden. Manchmal verborgen, manchmal schwer zugänglich, aber niemals unerreichbar.

Dieses Kapitel möchte Mut machen, sich auf die Suche nach dem zu machen, was stärkt – Schritt für Schritt, im eigenen Tempo.

Literatur

Berndt, C. (2023). *Resilienz: Das Geheimnis der psychischen Widerstandskraft – Was uns stark macht gegen Stress, Depressionen und Burn-out.* Deutscher Taschenbuch Verlag.

Brendtro, L. K., & Steinebach, C. (2012). Positive Psychologie für die Praxis. *Positive Psychologie in der Praxis: Anwendung in Psychotherapie, Beratung und Coaching*, 18–26.

Heller, J. (2021). Resilienz: 7 Schlüssel für mehr innere Stärke. Gräfe und Unzer.

Kabat-Zinn, J., & Kabat-Zinn, M. (1997). Achtsamkeit. *Freiburg: Herder.*Maehrlein, K. (2012). *Die Bambusstrategie: den täglichen Druck mit Resilienz meistern.* Gabal Verlag GmbH.

Kabat-Zinn, J. (2019). *Meditation ist nicht, was Sie denken: Warum Achtsamkeit so wichtig ist.* Arbor Verlag.

Mündle, T. (2024). Von den drei Happy Mindsets zum fünfteiligen PERMA-Modell. In *Glück und Happy Mindsets: Ein Leitfaden für (junge) Erwachsene* (pp. 85–102). Berlin, Heidelberg: Springer Berlin Heidelberg.

Rönnau-Böse, M., & Fröhlich-Gildhoff, K. (2023). *Resilienz und Resilienzförderung über die Lebensspanne.* Kohlhammer Verlag.

Seligman, M. (2012). *Flourish - Wie Menschen aufblühen: die positive Psychologie des gelingenden Lebens.* Kösel-Verlag.

Pieper, J., & Rau, J. (2004). *Über die Tugenden: Klugheit – Gerechtigkeit – Tapferkeit – Mass.* Kösel.

Schulte, V. (2019). Immanenz der Achtsamkeit im Spannungsfeld von spirituellen Traditionen und säkularisierter Postmoderne. In *Angewandte Psychologie: Beiträge zu einer menschenwürdigen Gesellschaft* (pp. 157–169). Berlin, Heidelberg: Springer Berlin Heidelberg.

Schulte, V., Steinebach, C., & Veth, K. (2021). Achtsame Führung. *Stuttgart: Schäffer-Poeschel Verlag.*

Steinebach, C., & Gharabaghi, K. (2013). *Resilienzförderung im Jugendalter.* Springer Berlin Heidelberg.

Buchnachspann

Schlusswort

Vielleicht haben Sie sich in diesen Seiten wiedergefunden – in der Erfahrung, nicht ernst genommen worden zu sein, im langen Weg zur Diagnose oder in den Einschränkungen, die Endometriose im Alltag mit sich bringt. Vielleicht haben Sie neue Perspektiven gewonnen oder einfach das Gefühl, endlich verstanden zu werden.

Dieses Buch möchte Ihnen eines mitgeben: Ihre Erfahrungen sind real. Ihr Körper verdient Respekt. Sie haben das Recht auf eine medizinische Versorgung, die Sie ernst nimmt – mit all Ihren Symptomen, Sorgen und Bedürfnissen.

Sie sind nicht allein. Immer mehr Menschen setzen sich für Aufklärung, bessere Forschung und tiefgreifende Veränderungen ein. Ein neues Bewusstsein wächst – und Sie sind ein Teil davon.

Wir wünschen Ihnen von Herzen Kraft, Klarheit und Verbundenheit auf Ihrem Weg. Und die richtigen Menschen an Ihrer Seite.

Persönlicher Nachsatz

Wenn Sie bis hierher gelesen haben, haben Sie sich selbst ein Geschenk gemacht: Zeit, Aufmerksamkeit – und den Mut, sich Ihrem Körper und Ihrem Erleben zuzuwenden.

Als Sexualtherapeutin und Beckenbodenphysiotherapeutin weiß ich, wie tief Endometriose wirkt. Sie betrifft nicht nur Organe oder den Zyklus, sondern auch das Vertrauen in den eigenen Körper, die Sexualität, Beziehungen – und oft das ganze Selbstgefühl.

Ich weiß auch, wie leicht es ist, sich im Schmerz zu verlieren. Und wie oft Betroffene hören, sie würden „übertreiben" – obwohl sie längst über ihre Grenzen hinausgehen.

Darum wünsche ich Ihnen von Herzen, dass Sie nicht verzweifeln – auch dann nicht, wenn der Weg mühsam oder lang erscheint.

Ihre Beschwerden sind real. Ihre Wahrnehmung ist richtig – auch wenn andere sie in Frage gestellt haben.

Es gibt Hilfe. Es gibt Wissen. Es gibt Menschen, die zuhören, die Sie ernst nehmen und Ihnen auf Augenhöhe begegnen.

Sie dürfen Schmerz benennen. Sie dürfen fordern. Sie dürfen sich zeigen – mit allem, was ist.

Ich hoffe, dieses Buch konnte Ihnen Orientierung geben – vielleicht auch Trost, Bestätigung oder ein Stück mehr Klarheit.

Vor allem aber wünsche ich Ihnen: mehr Leichtigkeit. Mehr Vertrauen. Und eine liebevolle Rückverbindung zu sich selbst.

Sie sind nicht „zu empfindlich". Sie sind nicht „übertrieben". Ihre Erfahrungen verdienen Gehör und Respekt.

Und: Sie dürfen ein Leben führen mit weniger Schmerz – und mit mehr Selbstachtung, Klarheit und Verbundenheit.

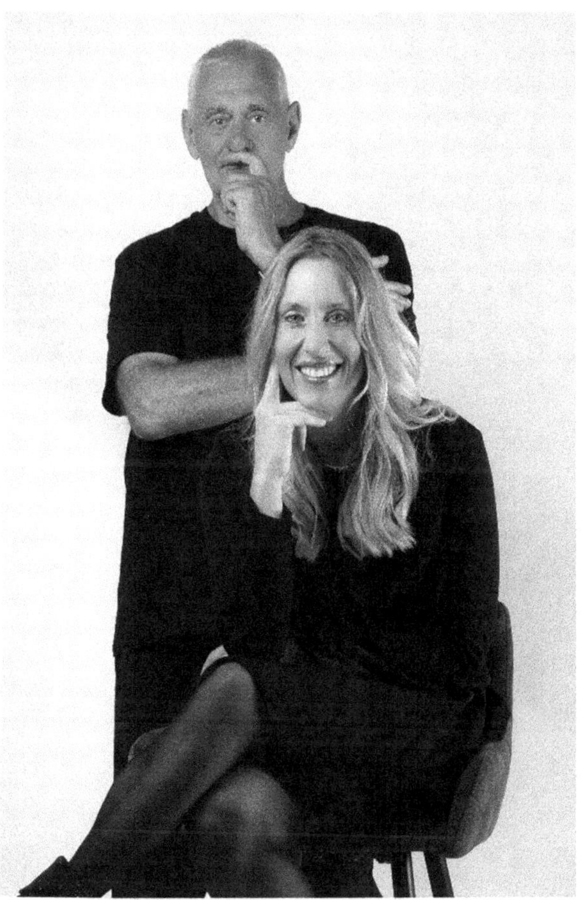

In Verbundenheit
Andrea Falconnier und Prof. Dr. Volker Schulte

GPSR Compliance
The European Union's (EU) General Product Safety Regulation (GPSR) is a set
of rules that requires consumer products to be safe and our obligations to
ensure this.

If you have any concerns about our products, you can contact us on

ProductSafety@springernature.com

In case Publisher is established outside the EU, the EU authorized
representative is:

Springer Nature Customer Service Center GmbH
Europaplatz 3
69115 Heidelberg, Germany